儿科急危重症抢救与护理技能

主 编 褚忠霞 仇 杰 姬生芹

四川科学技术出版社

图书在版编目(CIP)数据

儿科急危重症抢救与护理技能/褚忠霞,仇杰,姬
生芹主编. —成都:四川科学技术出版社,2022.8
ISBN 978 – 7 –5727 – 0653 – 0

Ⅰ.①儿… Ⅱ.①褚…②仇…③姬… Ⅲ.①小儿疾
病—急性病—急救②小儿疾病—险症—急救③小儿疾病—
急性病—护理④小儿疾病—险症—护理
Ⅳ.①R720.597②R473.72

中国版本图书馆 CIP 数据核字(2022)第 149789 号

儿科急危重症抢救与护理技能

ERKE JIWEIZHONGZHENG QIANGJIU YU HULI JINENG

主　　编　褚忠霞　仇　杰　姬生芹

出 品 人　程佳月
责任编辑　吴晓琳
封面设计　刘　蕊
责任出版　欧晓春
出版发行　四川科学技术出版社
　　　　　成都市锦江区三色路 238 号　邮政编码 610023
　　　　　官方微博:http://weibo.com/sckjcbs
　　　　　官方微信公众号:sckjcbs
　　　　　传真:028 – 86361756
成品尺寸　185mm×260mm
印　　张　22
字　　数　510 千
印　　刷　成都博众印务有限公司
版　　次　2022 年 8 月第 1 版
印　　次　2022 年 8 月第 1 次印刷
定　　价　88.00 元

ISBN 978 – 7 –5727 – 0653 – 0

邮　　购:成都市锦江区三色路 238 号新华之星 A 座 25 层　邮政编码:610023
电　　话:028 – 86361770

本书编委会

前　言

　　近年来，随着医学科学的进步，基础医学及临床医学发展迅速，小儿重症疾病预防、诊断、治疗及护理理论与技术不断更新，广大儿科医护人员迫切需要不断补充新知识，提高临床诊治及护理水平。为此作者结合国内外临床及科学研究的最新资料编写了《儿科急危重症抢救与护理技能》一书。

　　全书共分22章，内容包括新生儿呼吸系统、循环系统、消化系统、血液系统、神经系统、内分泌系统和儿科急危重症的病因和发病机制、病情评估、急救和监护技能。

　　本书编写以科学性、先进性、指导性和实用性为原则，力求反映儿科重症监护与治疗的新进展，使读者能更全面、系统地领会和掌握儿科急重症的基础理论、基本知识和临床监护与治疗的基本技能。本书可供儿科医护人员、医学院师生参考使用。书中疏漏与不足之处恳请同行和广大读者批评指正，为该书的再版提供宝贵的意见。

编　者

2022 年 3 月

目 录

第一章　新生儿的特点与护理

第一节 概 述

自出生到满 28 天内的婴儿称新生儿。其是胎儿的延续，又是人类发育的基础阶段。

围生期是指产前、产时和产后的一个特定时期。在我国围生期一般指从妊娠 28 周（此时胎儿体重约 1 000 g）至出生后 7 天的一段时间。国际上常以新生儿死亡率和围生期死亡率作为衡量一个国家卫生保健水平的标准。

新生儿分别根据胎龄、出生体重、出生体重和胎龄的关系及出生后周龄等有不同的分类方法。

（一）根据胎龄分类

胎龄（gestational age, GA）是从最后 1 次正常月经第 1 天起至分娩时为止，通常以周表示。①足月儿：37 周≤GA <42 周（259~293 天）的新生儿；②早产儿：GA < 37 周（<259 天）的新生儿；③过期产儿：GA≥42 周（≥294 天）的新生儿。

（二）根据出生体重分类

出生体重（birth weight, BW）指出生 1 小时内的体重。①低出生体重（low birth weight, LBW）儿：BW <2 500 g，其中 BW <1 500 g 称极低出生体重（very low birth weight, VLBW）儿，BW <1 000 g 称超低出生体重（extremely low birth weight, ELBW）儿。LBW 儿中大多是早产儿，也有足月或过期小于胎龄儿；②正常出生体重（normal birth weight, NBW）儿：BW≥2 500 g 和≤4 000 g；③巨大儿：BW >4 000 g。

（三）根据出生体重与胎龄关系分类（图 1-1）

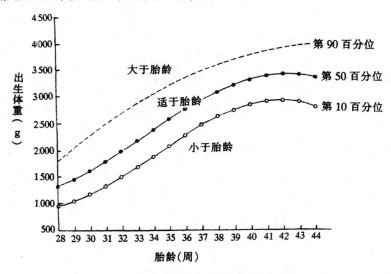

图 1-1 新生儿命名与胎龄及出生体重的关系

1. 小于胎龄儿

指出生体重在相同胎龄平均体重的第 10 百分位以下者。我国将胎龄已足月而体重在 2 500 g 以下者称足月小样儿，是小于胎龄儿中发生率最高的一种。

2. 适于胎龄儿

指出生体重在相同胎龄平均体重的第 10～90 百分位者。

3. 大于胎龄儿

指出生体重在相同胎龄平均体重的第 90 百分位以上者。

（四）根据出生后周龄分类

1. 早期新生儿

指出生后 1 周以内的新生儿。早期新生儿属于围产儿，发病率和病死率高，是护理、治疗和检测的重点。

2. 晚期新生儿

指出生后第 2 周开始至第 4 周末的新生儿。

（五）高危新生儿

高危新生儿是指出生后有可能发生或已经发生危重情况的新生儿。一般见于有异常妊娠史、异常分娩史的产妇所分娩的新生儿或者异常分娩的新生儿。应严密监护高危新生儿的病情变化，做好监护记录。

定为高危新生儿的有：

1. 母亲妊娠前或妊娠期间有高危因素。

2. 多胎妊娠或本次妊娠与上次妊娠仅相隔 3 个月以内的新生儿。

3. 母亲妊娠或分娩过程中有羊水、胎盘、脐带及产程异常。

4. 分娩情况不良，出生时 Apgar 评分低于 7 分者。

5. 同胞中患有严重新生儿疾病或死亡者。

6. 早产儿、过期产儿、低体重儿、巨大儿、小于胎龄儿及大于胎龄儿。

7. 患严重先天性畸形者及患有疾病的新生儿。

8. 需要外科手术的新生儿。

（方敏　董秋华　李平）

第二节 足月新生儿的特点与护理

新生儿出生后脐带结扎至满第 28 日的这一段时间称为新生儿期，其中绝大多数为足月分娩的正常新生儿，其胎龄超过 37 周，出生体重超过 2 500 g。由于新生儿具有特殊的生理特点，对新生儿的护理应遵循其生理特点及其规律，以保证新生儿的健康成长。

一、外观特点

皮肤红润，胎毛少。头部约占身长的 1/4，头围 33.5 ~ 34 cm，前囟 2.0 cm × 2.0 cm ~ 2.5 cm × 2.5 cm，耳软骨发育较好。颈相对较短，胸围约 32 cm，较头围小 1 ~ 2 cm，乳晕清楚，乳头突起，乳房可扪及 7 mm 的结节，脊椎平直。腹围与胸围等同，肝常在肋缘下 1 ~ 2 cm，脾不能触及。四肢呈屈曲状，肌肉紧张度好，整个足底有较深的足纹，指（趾）甲已达指端皮肤边缘，男婴睾丸下降至阴囊内，女婴大阴唇覆盖小阴唇。

二、各系统生理特点

（一）呼吸系统

胎儿有微弱的呼吸运动，肺内充满液体，出生时经产道挤压有 1/2 ~ 2/3 肺液由口鼻排出，其余由肺间质吸收。出生时由于机体感受器及皮肤温度感受器受到刺激，出生后数秒内开始呼吸。由于新生儿呼吸中枢及肋间肌发育不成熟，呼吸主要靠膈肌升降而呈腹式呼吸，呼吸浅表，节律不匀，睡眠时更为明显。呼吸频率 40 ~ 45 次/分。

（二）循环系统

足月新生儿出生后血液循环动力学发生重大变化：①胎盘—脐血循环终止；②肺循环阻力下降，肺血流增加；③回流至左心房血量明显增多，体循环压力上升；④卵圆孔、动脉导管功能上关闭。严重肺炎、酸中毒、低氧血症时，肺血管压力升高，当压力等于或超过体循环时，可致卵圆孔、动脉导管重新开放，出现右向左分流，称持续胎儿循环（persistent fetal - circulation，PEC）或持续肺动脉高压。临床上出现严重发绀，低氧血症，且吸入高浓度氧发绀不能减轻。新生儿心率波动范围较大，通常为 90 ~ 160 次/分。足月儿血压平均为 70/50 mmHg*。

（三）消化系统

足月儿消化道面积相对较大，肌层薄，蠕动快，肠壁通透性高，能分泌多种消化酶，适合大量流质食物的消化吸收。但新生儿胃呈水平位，贲门括约肌松弛，幽门括约

---

* 1 mmHg = 0.133 kPa。

肌发达，故易溢乳或呕吐。由于肠道相对较长，吸收面积相对较大，肠壁通透性较高，有利于吸收初乳中免疫球蛋白，但也易吸收肠腔内毒素及消化不全产物进入血循环，引起中毒或过敏反应。新生儿生后 12 ~ 24 小时开始排出墨绿色黏稠胎粪（由脱落肠黏膜上皮细胞、浓缩的消化液及吞下羊水组成），3 ~ 4 天排完。若生后 24 小时无大便，应检查有无消化道畸形。

新生儿肝脏酶系统活力较低，其中葡萄糖醛酸转移酶的活力低是新生儿生理性黄疸的主要原因之一。此酶不足也影响对某些药物的解毒，剂量稍大即可引起严重的毒性反应。

新生儿每日所需热能在第一周为 251 ~ 334 kJ，以后每周增加 83.6 kJ 直至 502.1 kJ。其体液占总体重 65% ~ 75%，每日液体总需：出生后 1 ~ 3 天 60 ~ 100 mL/kg，第 3 天后需 100 ~ 150 mL/kg，钠、钾的需要量为每日 1 ~ 2 mmol/kg，出生后 3 天内因红细胞大量破坏，不需补钾。

（四）血液系统

新生儿出生时脐血平均血红蛋白值为 170 g/L（140 ~ 200 g/L），生后数小时由于不显性失水及排出小便等，血红蛋白值上升，约于第 1 周末恢复至脐血水平，以后逐渐下降，早产儿下降幅度大而迅速。血红蛋白中胎儿血红蛋白（HbF）约占 70%，成人血红蛋白（HbA）占 30%。网织红细胞分数在生后 3 天内为 0.04 ~ 0.06，4 ~ 7 天后下降至 0.005 ~ 0.015。出生时足月新生儿白细胞计数为（15 ~ 20）×10^9/L，3 ~ 10 天降为（10 ~ 12）×10^9/L；早产儿较低，为（6 ~ 8）×10^9/L；分类计数中以中性粒细胞为主，4 天后以淋巴细胞为主，但大多数早产儿在第 3 周末出现嗜酸性粒细胞增多，持续 2 周左右。血小板计数均在（150 ~ 250）×10^9/L。足月新生儿血容量平均为 85 mL/kg（50 ~ 100 mL/kg），早产儿血容量范围在 89 ~ 105 mL/kg。

（五）泌尿系统

新生儿肾脏功能尚可，因此新生儿出生的当日即能排尿，少数到第 2 天才开始排尿，如生后 48 小时仍无尿，需要检查原因。新生儿肾脏浓缩功能较差，最大浓缩能力为 700 mmol/L，而成人可达 1 800 mmol/L，因此，排出同等量的溶质，新生儿所需水分比成人多 2 ~ 3 倍，故对新生儿宜适当喂温开水，特别是对牛乳喂养的新生儿更为重要。新生儿肾脏排磷功能差，牛乳喂养者血磷偏高，血钙偏低，是新生儿易发生晚期低血钙的重要原因之一。

（六）神经系统

新生儿脑相对大，占体重 10% ~ 20%，脊髓相对较长，其下端在第 3 ~ 4 腰椎下缘，故腰椎穿刺时，进针位置应在第 4 ~ 5 腰椎间，脑脊液量较少，压力较低，卧位时为 3 ~ 8 cmH$_2$O*。新生儿克氏征、巴氏征、佛斯特征均可呈阳性反应。

足月新生儿具备下列几种特殊的原始反射：

觅食反射：新生儿一侧面颊被触及时，头即转向该侧，呈觅食状。正常情况下于生后 3 ~ 4 个月此反射消失。

---

* 1 cmH$_2$O = 0.098 kPa。

吸吮反射：将物体放入口中或触及口唇时，即引起吸吮动作。于生后 4 个月此反射消失（睡眠中或自发的吸吮活动可维持较久）。

握持反射：将手指或笔杆触及手心时，立即握住不放。于生后 3 个月此反射消失。

拥抱反射：将小儿放于床上用手猛击头侧床面，或检查者手托住伸在检查台一侧外面的头及颈后，突然放低头部（手仍托住头颈部），使头向后倾 10°~15°，则小儿两臂外展，继而屈曲内收到胸前，呈抱球状。于生后 3~4 个月此反射消失（怀疑颅内出血者禁做此反射检查）。

颈肢反射：将仰卧小儿的头突然转向一侧，则该侧上下肢体伸直，对侧上下肢屈曲。于生后 3~6 个月此反射消失。

上述反射均为非条件反射。如有颅内出血、核黄疸、神经系统损伤或其他颅内疾病者，这些反射可能消失。有脑发育不全或脊髓运动区病变者常延迟消失。

（七）皮肤、黏膜、脐带

新生儿出生时皮肤上覆有胎脂，有保护皮肤的作用，生后数小时开始逐渐吸收，不必洗去，但头皮、耳后、腋下及腹股沟等皱褶处的血迹和胎脂宜轻轻擦去。新生儿皮肤薄嫩，易擦伤导致皮肤感染，重者可发生败血症。

新生儿上腭中线和齿龈切缘上常有黄白色小斑点称上皮珠及包氏结节，俗称"板牙"或"马牙"，此系上皮细胞堆积和黏液腺分泌物积留所致，均属正常，于生后数周、数月自行消失。新生儿两颊部有脂肪垫，对吸吮有利，属正常现象，不应挑割，以免发生感染。

脐带经无菌操作结扎后，渐渐干燥，残端在 3~7 天脱落。脐带脱落后脐窝内有少许分泌物，并非感染，可用无菌棉签涂 75% 酒精清除分泌物，保持局部干燥即可。

（八）体温

新生儿体温调节中枢发育尚未完善，皮下脂肪薄，体表面积相对较大，容易散热，早产儿尤甚，所以体温不稳定，应注意保温。出生时，随环境温度的降低，出生后 1 小时内体温下降约 2℃，以后逐渐回升，12~24 小时稳定在 36~37℃。新生儿无颤抖反应，受冷时通过增加氧耗，提高代谢率以增加产热。室温过高时，早产儿因汗腺发育差，体温易升高；足月新生儿虽能通过增加皮肤水分蒸发散热。但若水分不足，则血液浓缩，体温骤然上升，可发生"脱水热"。

（九）能量和体液代谢

新生儿总热能需要量取决于维持基础代谢和生长的能量消耗，第一天 418.4~502.1 kJ/kg。其中基础代谢热能需要量为每日 209.2 kJ/kg，母乳、配方乳或牛乳的正确喂养都能达到这些要求。

新生儿体液总量占体重的 65%~75%，第 1~2 天液体需要量为每日 50~80 mL/kg，3 天后每日 80~120 mL/kg，电解质 Na$^+$ 为每日 1~2 mmol/kg，K$^+$ 为每日 0.5~1.0 mmol/kg。新生儿疾病时易发生酸碱失衡，特别易发生代谢性酸中毒，需及时纠正。

（十）免疫系统

新生儿对多种传染病有特异性免疫，主要是胎儿通过胎盘从母体获得 IgG，从而在出生后 6 个月内对麻疹、风疹、白喉等有免疫力。但新生儿的特异性和非特异性免疫功能均不成熟，屏障功能又弱，皮肤、黏膜娇嫩，易擦伤；脐部为开放伤口，细菌易繁殖并进入血液，由于新生儿巨噬细胞对抗原的识别能力差，免疫反应不及时，缺乏 IgA，新生儿易患大肠杆菌败血症和呼吸道及消化道感染。新生儿自身产生的 IgM 有限，又缺少补体等，因而粒细胞对细菌，特别是革兰阴性细菌的杀灭能力差，容易发生败血症。血中的溶菌体和粒细胞对真菌的杀灭力也较差。在新生儿的护理工作中，应注意做好必要的消毒隔离，避免不必要的接触，以防感染。出生 24 小时内，可接种卡介苗和乙型肝炎疫苗。

三、几种常见的特殊生理状态

（一）生理性黄疸

新生儿生理性黄疸是单纯由新生儿胆红素代谢的特点所致而无各种致病因素的存在，除黄疸外无临床症状，肝功能正常，血清未结合胆红素的增加在一定范围以内。但由于有些极低出生体重儿在胆红素水平不甚高的情况下仍有可能发生胆红素脑病，因而此情况下不能仅仅认为是生理性的；而且生理性黄疸和病理性黄疸在某些情况下难以截然分开，故有人建议将生理性黄疸改为发育性高胆红素血症，也有人认为应命名为"新生儿暂时性黄疸"。

有 50% ~60% 的足月新生儿和 80% 的早产儿出现生理性黄疸，一般于生后 2 ~3 天出现，4 ~5 天达高峰，足月新生儿于生后 7 ~10 天消退，早产儿可延续到 2 ~4 周。传统的诊断标准为足月新生儿血清胆红素不超过 220.6 μmol/L，早产儿不超过 255 μmol/L。近年来国内外许多学者通过大量的临床研究和调查，认识到生理性黄疸的程度受许多因素的影响，不仅有个体差异，也与种族、地区、遗传、性别、喂养方式等有关。我国有不同地区的学者通过对正常新生儿血清胆红素水平的动态监测，证实我国正常新生儿生理性黄疸时其血清胆红素峰值高于传统的诊断水平，故需要进行更大样本的前瞻性研究，才能得出我国新生儿生理性黄疸的诊断标准。

（二）新生儿脱水热

部分新生儿在生后 3 ~4 天有一过性发热，体温可骤升至 39 ~40℃，除烦躁外，一般状况无特殊变化，补足水分（喂糖水或静脉滴注 5% ~10% 葡萄糖液）后，体温可在短时间内降至正常。否则应找致病原因。

（三）生理性体重下降

生后 2 ~4 天体重可下降 6% ~9%，最多不超过 10%，约 10 天即可恢复到出生时体重。主要是最初几天进食、饮水少，肺与皮肤不显性失水及排出大小便等。若下降过多或恢复慢者，应考虑病理因素或喂养不当。

（四）阴道流血（假月经）

部分女婴于生后 5 ~7 天可见阴道流出少量黏液和血性分泌物，持续 1 ~3 天自止。此因孕妇妊娠后期雌激素进入胎儿体内，生后突然中断而形成类似月经的出血，一般不必处理。若出血较多，且不止，则应按新生儿出血症处理。

（五）乳腺肿大

男、女足月新生儿皆可发生。生后 3 ~ 5 天出现。如蚕豆或鸽卵大小，有的可有初乳样分泌物。亦是孕妇雌激素对胎儿影响所致。经 2 ~ 3 周自然消退，不需处理，切勿挤压，以免感染。

四、护理

（一）娩出后护理

婴儿娩出后应放在有保温设施的操作台上，迅速清除口、咽、鼻腔内黏液，使呼吸道通畅，建立正常呼吸。脐带结扎后立即用消毒纱布蘸温开水擦去婴儿身上的血渍。胎脂有保护皮肤作用，不必全部擦净，如耳后、腋下、腹股沟及其他皮肤皱褶处有过多胎脂时可用消毒植物油轻轻擦去。清洁皮肤时注意检查婴儿有无畸形。注意检查有无产伤。测量身高和体重后用预热好的包被包裹。双眼各滴入 0.25% 氯霉素眼药水 2 ~ 3滴，预防新生儿化脓性结膜炎。

目前，国际上提倡正常新生儿应与母亲同室，并强调婴儿娩出后，即让新生儿睡在母亲身边，并立即吮吸乳汁，产妇既能看到，并可抚摸自己的孩子，有时还让父亲陪在旁边，在这和谐气氛中，母婴能很快入睡，以后不仅使产妇乳汁分泌丰富，且由于母子感情的密切交往，可促进小儿精神与智能的发育。

（二）保暖

出生后立即采取保暖措施，产房室温可根据新生儿出生时的体温维持在 27 ~ 31℃。新生儿居室的温度宜保持在 18 ~ 22℃，湿度保持在 50% 左右。冬季环境温度低，更应注意保暖；夏季环境温度高，应随气温高低随时调节衣被和室温。保暖时注意事项：①新生儿头部占体表面积 20.8%，经头颅散热量大，低体温婴儿应戴绒布帽；②体温低或不稳定的婴儿不宜沐浴；③室温较低时，可在暖箱内放置隔热罩，减少辐射失热，暖箱中的湿化装置容易滋生"水生菌"，故应每日换水，并加 1:10 000 硝酸银 2 mL；④使用热水袋时应注意避免烫伤；⑤放置母亲胸前保暖时，应注意避免产妇因疲劳熟睡而致新生儿口、鼻堵塞，窒息死亡。

（三）日常观察

应经常注意观察新生儿精神、哭声、哺乳、皮肤、面色、大小便及睡眠等情况。如有异常及时查明原因并及时处理。

（四）喂养

正常足月儿生后 4 ~ 6 小时即可试哺母乳（近年来国际上提倡早哺乳，生后半小时左右即可抱至母亲处给予吸吮）。提早哺乳可促进母乳分泌，对哺乳成功可起重要作用。在无法母乳喂养的情况下，先试喂 10% 葡萄糖水 10 mL，吸吮及吞咽功能良好者可给配方乳。乳量根据所需热量及婴儿的耐受情况，遵循由少量逐渐增加的原则。初生 1 ~ 2 周内可用 1:1 或 2:1 乳（鲜牛奶 2 份加水 1 份），逐渐增加至 3:1 或 4:1。按需喂养，根据患儿需要，不定时、定量（人工喂养的可在初生 2 ~ 3 天每日喂 4 ~ 5 次，3 天后可每隔 3 小时 1 次，午夜停一次，每天共 7 次）。

新生儿生后应立即肌内注射维生素 K_1 1 mg，早产儿连续用 3 天。生后 4 天加维生素 C 50 ~ 100 mg/d；10 天后加维生素 A 500 ~ 1 000 IU/d 和维生素 D 400 ~ 1 000 IU/d，早产儿用量偏大。4 周后添加铁剂，足月儿每日给元素铁 2 mg/kg；出生体重 < 1500 g 的早产儿每日给 3 ~ 4 mg/kg，并同时加用维生素 E 25U 和叶酸 2.5 mg，1 周 2 次。

（五）呼吸管理

保持呼吸道通畅，早产儿仰卧时可在肩下置软垫避免颈部屈曲。如有发绀则间断供氧，以维持血氧分压在 50 ~ 80 mmHg。呼吸暂停早产儿可采用拍打足底、托背呼吸、放置水囊床垫等法；无效时可给氨茶碱静脉滴注，负荷量为 5 mg/kg，维持量 2 mg/kg，每日 1 ~ 2 次，血浆浓度维持在 5 ~ 10 mg/L；亦可用枸橼酸咖啡因静脉注射，负荷量为 20 mg/kg，维持量 5 mg/kg，每日 1 ~ 2 次，血浆浓度应为 5 ~ 20 mg/L。严重呼吸暂停时需用面罩或机械正压通气。

（六）皮肤黏膜护理

衣服应柔软、宽适、不褪色。尿布用吸水性强的软布。出生后可用消毒植物油轻拭皱褶处和臀部。应注意脐部清洁，保持干燥，观察有无渗血、感染。渗血较多者，可重新结扎止血。脐带一般 2 ~ 7 天自行脱落，脐带脱落后脐窝有渗出液可涂 75% 酒精保持干燥；如有肉芽形成，可用硝酸银溶液点灼。

（七）体位

不宜长时间仰卧，要经常变换体位。

（八）预防感染

尽量减少不必要的人接触新生儿。凡患有皮肤病、呼吸道感染及其他传染病者，不能接触新生儿。母亲若患感冒或发热，喂乳时应戴口罩，必要时可用吸乳器将乳汁吸出，消毒后再喂婴儿。

（九）预防接种

出生后 24 小时内接种卡介苗。出生 1 天、1 个月和 6 个月应各注射乙肝疫苗 1 次，每次 5 ~ 10 μg。

（十）新生儿筛查

有条件地区在出生 72 小时开展先天性甲状腺功能减退症、苯丙酮尿症等先天性代谢缺陷病和先天性斜颈、先天性髋关节脱位和先天性马蹄内翻足的筛查，早诊断、早治疗，减少残疾儿的产生。

（方敏　李平　董秋华）

第二章　早产儿的特点与护理

凡胎龄未满 37 周（小于 259 天）的活产婴儿，不论其出生体重的高低，均称为早产儿。根据 2019 年的调查数据显示，早产儿的发生率在全球为 11%，每年约有 1 500 万名早产儿出生。我国每年有 200 万早产生出生，出生率为 10%，因而防止早产是降低围生儿死亡率的重要环节。

一、早产的因素

早产推测可能与下列因素有关，但仍有约 30% 早产原因尚未明。

（一）母体方面

1. 孕妇合并子宫畸形如双角子宫、纵隔子宫等，宫颈内口松弛，子宫峡部功能不全，子宫肌瘤等。

2. 合并急性或慢性疾病如传染性肝炎、流行性感冒、急性泌尿道感染、高热、心脏病、慢性肾炎、严重贫血、糖尿病、甲状腺功能亢进症等。

3. 妊娠并发症如孕妇合并妊娠高血压综合征等。

4. 其他如妊娠中晚期的性生活或其他原因所致的生殖道感染等。

（二）胎儿、胎盘方面的原因

1. 多胎妊娠。

2. 前置胎盘和胎盘早期剥离。

3. 胎死宫内、胎儿畸形。

4. 胎膜早破、绒毛膜羊膜炎等。

5. 羊水过多或过少，胎位不正。

（三）原因不明

约 30% 的早产找不到明显的原因。

二、外观特点

（一）头面部特点

早产儿头大，头部与身体的比值高于正常新生儿达 1∶3；前后囟宽大，骨缝明显分离（非脑水肿或颅压增高的表现）；头发呈短绒毛状，色黄，且缺乏光泽；耳郭软，缺乏软骨，可以紧贴在头颅上，部分低胎龄早产儿的耳郭可以呈折叠状。

（二）皮肤

早产儿皮肤薄嫩，呈鲜红色，部分早产儿皮肤有明显的水肿，胎龄愈小的早产儿皮肤下血管愈清晰可见；胎脂多于正常足月儿，胎龄愈小，胎脂愈多；皮下脂肪少，并与胎龄大小成正比；指趾甲软，并且不超过指趾端。足底纹少，仅在足前部可见少数跖纹，足根光滑。

（三）胸腹部

胸部呈明显的圆筒状，肋间肌无力，吸气时可以出现明显的胸壁凹陷，呼吸主要依靠膈肌的升降，呈明显腹式呼吸；乳晕浅，乳房小结难以触及，并于胎龄大小成正比；腹部呈较明显的蛙状腹，腹壁肌层薄，部分早产儿有明显的脐疝，进食后的早产儿可见明显的肠形（非腹胀或肠梗阻的表现）。

（四）生殖器

男婴的睾丸可完全未降或单侧未降，女婴的大阴唇不能遮盖小阴唇。

（五）四肢

早产儿的四肢肌张力明显低下，很少呈正常足月儿的屈曲状，随着胎龄的增加，四肢肌张力逐渐增加。

三、各系统生理病理特点

（一）神经系统

其完善程度与胎龄有关，并与生活日龄呈正相关，胎龄越小，各种反射越差，长期似睡非睡状；哭声低微、哭时无泪、不舒服时仅示皱眉或苦脸；吸吮、吞咽、觅食反射不敏感，拥抱反射不完全，前臂弹回无或慢。

（二）体温调节

体温易波动，乃中枢发育未成熟之故。棕色脂肪少，基础代谢低，产热不足，体表面积相对大，皮下脂肪缺乏，散热增多，汗腺发育差或尚未发育，易受环境温度变化而变化，尤其在抢救时，暴露于室温中，体温可迅速下降，常造成不可逆损害。

（三）呼吸系统

早产儿肺泡数少，肺泡表面活性物质少，呼吸肌软弱无力，使气体交换率低，呼吸浅、快、不规则，易发生呼吸暂停（指呼吸停止达15秒，并伴有心动过缓，心率<100次/分和出现发绀）和肺透明膜病。咳嗽反射无或很差，呼吸道分泌物不能清除而引起窒息或吸入性肺炎。

（四）消化系统

早产儿吸吮和吞咽反射差，且与呼吸不能很好协调，容易出现呛咳而发生乳汁吸入；胃容量小，贲门括约肌松弛，而幽门括约肌对痉挛，极易发生溢乳使入量不足；早产儿生长发育快，所需营养物质多，但各种消化酶分泌不足影响消化与吸收。故喂养一定要细致，奶量必须逐步增加。其次，早产儿肝功能差，肝酶不足，肝糖原储存及合成蛋白质功能均不足，因而生理性黄疸重而持续时间长，易引起核黄疸。

（五）循环系统

早产儿心音钝，有时可有期前收缩和杂音。不同胎龄、出生体重及日龄，其心率及血压各不相同。毛细血管脆弱，在无外伤情况下，有缺氧或凝血障碍时，即现出血，尤以脑和肺的血管为甚（容易患脑室出血和肺出血）。由于微循环不畅，故早产儿在地心引力作用下，不同体位时出现不同的皮肤色泽变化。

（六）泌尿系统

肾小球滤过率低，对尿素、氯、钾、磷的清除率也低。因缺乏抗利尿激素，故肾小管浓缩功能较差，尿渗透压偏低。早产儿出生后从尿中排出水分较多，体重下降较剧。因肾功能不完善，稍有感染、吐泻，环境温度变化或喂养不当，常出现酸碱平衡失调。如健康早产儿在生后第2~3周可出现代谢性酸中毒，称为"晚期代谢性酸中毒"，系由于在此期间，每日蛋白质摄入量都达最高水平，引起非挥发性酸负荷增加，超过了肾对氢离子的排泄能力，加上体内 HCO_3^- 储量不足，造成暂时性酸碱平衡失调，特别是牛奶喂养者，发生晚期酸中毒者可 4 倍于母乳喂养儿。

（七）肝脏功能

由于早产儿肝脏葡萄糖醛酸转移酶的不足，胆红素代谢不完善，故易出现高胆红素血症及核黄疸，生理性黄疸延迟；肝脏内合成 II、VII、IX、X 凝血因子较低，凝血机制不全，易引起颅内出血、肺出血；肝糖原储备量少，易致低血糖；铁及维生素 D 储备不足，肝脏羟化酶少易致佝偻病；肝脏合成蛋白质不足，形成低蛋白血症致水肿。

（八）血液系统

刚出生早产儿的周围血红细胞计数和血红蛋白并不低，但几天后迅速下降；出生体重越低，就越早出现数值下降，有核红细胞持续时间也越长，并逐步呈现贫血。血小板数略低于足月儿，且常因维生素 E 缺乏而呈轻度溶血性贫血。

（九）免疫

因早产，来自母体的 IgG 量及补体少，故免疫功能差，对各种感染抵抗力低下，易患败血症。

（十）生长发育

出生后生长发育较足月新生儿迅速，一岁时体重为出生时的 5～7 倍。

四、早产儿的护理

早产儿抵抗力低下，需加强护理，严密观察病情，早发现异常及时处理，是提高成活率的关键。

（一）日常护理

1. 保持呼吸道通畅

早产儿断脐后，应先保持安静 4 小时，头侧向一边，使口内黏液流出，以后每 2～3 小时更换体位一次，密切注意有无呕吐，以防误吸引起窒息。

2. 测体温

早产儿体温中枢发育不完善，体温常升降不定，应每 4 小时测体温 1 次，若体温稳定在 36～37℃ 3 天以上，改为每天测体温 2 次。

3. 称体重

每天测 1 次以了解体重增长情况及营养是否充足，如体重不增反而下降，要找出原因。

4. 沐浴

应根据每个早产儿的情况决定是否沐浴。沐浴时室温应保持在 28℃ 左右，水温 38℃ 左右。沐浴时可做全身检查，注意皮肤颜色，有无损伤、皮疹、黄疸等。

（二）保暖

1. 早产婴儿出生时应在辐射式保暖床上护理，生后即擦干全身，用温暖柔软的衣被包裹，包被外用热水袋保暖，1～2 小时换水一次，以保持温度的恒度。注意防止烫伤。

2. 提供合适的环境温度，保持室温在 24～27℃，相对湿度 55%～65%。体重 < 2500 g 者应尽早置于暖箱中，暖箱温度视小儿体重情况及生后天数决定，体重越轻箱温

越高。保持体温在 36 ~ 37℃，昼夜波动勿超过 1℃。当能维持正常的体核温度，而蒸发散热量最少，代谢需要和氧耗量最低的环境温度称适中温度（又称中性温度）。

3. 注意早产儿头部保暖，因其头部散热比例大，故应戴上帽子，防止散热过多。

（三）给氧

给氧方式依缺氧和呼吸衰竭程度而定，有呼吸困难、发绀，一般情况不佳者可给氧，但给氧并非常规，一般给氧数小时后，发绀消失、呼吸正常时便可停用。

给氧需注意以下几点：①持续给氧以不超过 3 天为宜，最好间断给氧。②氧浓度保持在 30% ~ 40%。③避免给氧过速、浓度过高、时间过长，以免发生早产儿视网膜病变综合征及肺发育不良。④如喂奶时出现发绀可在喂奶前后给氧。⑤鼻导管法氧流量为 0.3 ~ 0.6 L/ min，需经常检查，勿使分泌物堵塞管口。如发生呼吸暂停，可用氨茶碱，每次 4 ~ 6 mg/kg，加入 10% 葡萄糖溶液稀释后静脉点滴。

（四）喂养

对早产儿的喂养时间一般应在生后 3 ~ 6 小时开始，此前是否给予糖水尚有争论。体重过低或一般情况差的早产儿可以推迟喂养，但应防止低血糖的发生。喂养量：应根据早产儿的出生体重，确定每次喂养量，一般以每次 2 ~ 5 mL 开始喂养，以后逐步增加，每次增加 1 ~ 2 mL，直至达到每日需要热能。喂养频率可以是每 2 ~ 3 小时 1 次，过密的喂养频率并未显示其优势。早产儿对热能和水分的需求根据其出生体重各不相同：一般最高热能不能超过 752 kJ，水分最多不超过 150 ~ 200 mL/（kg·d）。胎龄愈小，其肾脏对机体摄入溶质的代谢能力愈低，胎龄愈小对水分的要求愈高，因为其水代谢更为旺盛。早产儿喂养以母乳为佳，若无母乳，则可以选择适合早产儿的配方奶。早产儿奶方中蛋白质含量一般不超过 4 g/（kg·d），其中乳清蛋白与酪蛋白之比为 3 : 2。

（五）预防感染

早产儿因免疫系统不成熟、皮肤薄且具通透性，抵抗力比足月儿更低，因此容易受到感染。一些侵入性的治疗和检查，例如插脐导管和使用呼吸器，以及长期住院，都会使早产儿处于更大的感染危险中。因此，在护理上应注意：

1. 严格执行洗手，接触早产儿前后皆应洗手。

2. 工作人员应注意无菌技术的操作。

3. 早产儿皮肤尽量维持干净、干燥及完整。

4. 每位早产儿应有单独的用物，例如安抚奶嘴、听诊器。听诊器共用时，使用前应以酒精消毒。

5. 暖箱每日以温水清洁并每周更换，且须经紫外线消毒方可使用。水槽中的蒸馏水应每日更换。

6. 所有使用的仪器应保持干净及干燥。

7. 限制访客，并要求访客洗手、穿隔离衣、戴口罩及帽子。

8. 静脉输液管及液体、呼吸器接管等应定时更换，以避免革兰阴性细菌生长。

9. 注意脐带、眼睛、伤口及输液部位的感染先兆，如有发红、分泌物或体温不稳等感染征兆时，应立即通知医师处理。

（六）维生素及铁剂供给

因早产儿各种维生素及矿物质贮存量少，生长又快，极易致缺乏。出生初3天可给维生素 K_1 1~3 mg，维生素C从生后开始每日 50~100 mg。生后10天起给浓鱼肝油滴剂，从每日1滴开始，逐渐增加到每日 7~8 滴。生后1月起加铁剂，给10%枸橼酸铁胺每日 2 mL/kg。出生体重 <1 500 g 者，生后10天起另加服维生素E每日 5~20 mg，共两个月。

（七）常见并发症处理

感染、呼吸暂停、呼吸窘迫综合征、脑室内出血、高胆红素血症、新生儿坏死性小肠结肠炎、动脉导管重新开放和低血糖是早产儿常见的并发症，均需高度警惕，并予以相应的防治措施。

五、出院标准

如婴儿吃奶良好，在一般室温中保持体温稳定，体重每日增加 10~30 g，体重达 2 000 g，无并发症，可以考虑出院。

六、预后

适于胎龄早产儿如护理得当，一般2岁左右赶上正常足月儿，体格及智能发育完全正常。小于胎龄早产儿则可能出现体格发育障碍和智能落后。

七、预防

做好围生期保健工作，减少早产儿发生率，在我国已具成效。胎内预防方法之一是使用抑制宫缩药物或使用宫颈环扎等；之二是促使胎肺成熟，在羊膜腔中注射地塞米松，从而有效地防止早产儿发生呼吸窘迫综合征。

（陈晨　陈玲　朱晓云）

第三章　小于胎龄儿、大于胎龄儿的特点与护理

第一节 小于胎龄儿

小于胎龄儿（SGA）是指出生体重在同胎龄儿平均体重的第 10 百分位以下，或低于平均体重 2 个标准差的新生儿。有早产、足月、过期产小于胎龄儿是正常的，但从整体上来看，其围生期死亡率以及出生后直至成人发病率均明显高于适于胎龄儿，尤其是出生体重在第 3 个百分位以下者。

一、病因

（一）母亲因素

①孕母年龄过大或过小、身体矮小；②孕母营养不良、严重贫血。由营养供给不足而影响胎儿生长发育主要发生在孕晚期，因为孕早期胎儿所需营养少，因此并不影响其生长发育；③缺氧或血供障碍：如原发性高血压、晚期糖尿病、妊娠高血压综合征，慢性肺、肾疾患，居住在海拔较高处等，均可因子宫、胎盘血流减少而影响胎儿生长；④孕母吸烟、吸毒，应用对胎儿有损伤的药物、接触放射线等。

（二）胎儿方面

胎儿宫内感染性疾病（如病毒感染等）、先天畸形、遗传代谢性疾病等，均可影响胎儿正常生长发育。

二、病情评估

根据影响因素发生的早晚可分为：

（一）匀称型

在妊娠早期胎儿生长发育就受影响，其体重、头围和身长都较小，但比较匀称，有的伴有先天畸形，预后较差。

（二）非匀称型

影响因素在晚期才发生，胎儿已成型，身长头围不受影响，但营养差，皮下脂肪少，显得不匀称，精神与同胎龄儿相仿。

由于多数小于胎龄儿体重在 2 500 g 以下，故应正确评估其胎龄以便与早产儿鉴别，现介绍一下简易评分法（表 3-1）：

表3-1 简易胎龄评估法

体征	0分	1分	2分	3分	4分
足底纹理	无	前半部红痕不明显	红痕见于前半部，褶痕小于前1/3	褶痕见于前2/3	明显深的褶痕见于前2/3
乳头形成	难认、无乳晕	明显可见，乳晕淡而平，直径小于0.75 cm	乳晕呈点状，边缘不突起，直径小于0.75 cm	乳晕呈点状，边缘突起，直径大于0.75 cm	乳晕呈点状，边缘突起，直径大于0.75 cm
指甲		未达指尖	已达指尖	超过指尖	
皮肤组织	很薄，胶冻状	薄而光滑	光滑，中等厚度，皮疹或表皮翘起	稍厚，表皮皱裂和翘起，以手足为最明显	厚羊皮纸样，皱裂深浅不一

三、并发症

（一）低血糖症

由于宫内营养不良，糖原储备少，出生后如不及时喂奶或糖水则容易发生低血糖症，持续时间长且不易纠正。

（二）红细胞增多症

由于胎儿在宫内已有缺氧，促使红细胞增生，出生后若静脉血红蛋白 >220 g/L，红细胞比容 >0.65，可诊断为红细胞增多症。表现为皮肤色深红，呼吸急促，可因血液黏稠而发生栓塞症。

（三）吸入性肺炎

由于宫内缺氧吸入而引起。

（四）先天性畸形

染色体畸变和宫内感染可导致各种先天性畸形发生。

四、护理和保健重点

小于胎龄儿出生后按高危儿护理，护理原则和早产儿相仿，需放置适中环境温度下并监测血糖，纠正缺氧，加强喂养。根据结果和婴儿情况采取早期进食或静脉注射葡萄糖。红细胞增多高黏稠血综合征患儿若有临床症状，可做部分换血治疗，换血量10～20 mL/kg。高胆红素血症患儿可行光疗；其他情况可采用对症治疗，预防感染。

五、预防

加强孕妇保健和监护，及时发现、辨认胎儿的宫内生长迟缓，以便对孕母处理：给予吸氧、加强营养和休息、给予葡萄糖和维生素C或复方氨基酸静脉滴注等措施；亦可采用复方丹参静脉注射以改善胎盘微循环。如有宫内窘迫，应立即行剖宫产。

（陈晨　朱晓云　陈玲）

第二节　大于胎龄儿

大于胎龄儿（LGA）是指出生体重大于同胎龄平均体重第 90 百分位以上，或高于平均体重 2 个标准差的新生儿，出生体重 >4kg 者称巨大儿，其中有些是健康儿。

一、病因

（一）生理性因素

1. 遗传因素

孕母体格高大。

2. 母孕期饮食因素

母孕期食量较大，摄入大量蛋白质。

（二）病理性因素

1. 孕母患有未控制的糖尿病。

2. 胰岛细胞增生症。

3. 胎儿患有 Rh 血型不合溶血症。

4. 大血管错位先天性心脏病。

5. Beckwith 综合征。

二、病情评估

大于胎龄儿或巨大儿体格较大，易发生难产造成产伤或窒息。临床表现因不同的病因而异：Rh 血型不合者易发生低血糖，患儿因大量溶血，生后不久便有贫血、水肿、黄疸、肝脾肿大；大血管转位者常有气促、低氧血症、发绀；糖尿病母亲的婴儿常有早产史，患儿体形大而胖，出生体重最高可达 7 kg，面如满月、色红，易发生肺透明膜病、低血糖症、高胆红素血症、红细胞增多症和肾静脉栓塞等；Beckwith 综合征患儿除体型大外，尚有突眼、大舌、脐疝，先天性畸形如腭裂、虹膜缺损、毛细血管瘤、尿道下裂等和低血糖症。

三、急救与护理

凡孕期监测中发现胎儿较大者应放宽剖宫产指征，以避免产伤和窒息；出生后应作为高危儿观察，监测呼吸、心率、血糖、血钙、血胆红素和红细胞比容等，以排除或发现各种导致大于胎龄的原因，异常者应及时处理。

（陈晨　朱晓云　陈玲）

第四章　过期产儿的特点与护理

胎龄达到或超过 42 周（294 天）的新生儿称过期产儿。有 2 种类型：第一种类型称胎盘衰老症或胎盘功能不全综合征。由于孕期延长，胎盘呈退行性变化，氧气和营养的通过受影响，使胎儿呈慢性缺氧和消耗症状，体重常较足月儿减轻，临床以营养不良与胎内窒息为特征；第 2 种类型为巨大儿，因孕期延长，但胎盘仍维持正常功能，胎儿体格继续发育，分娩时可因体格巨大引起难产、产伤等。

一、病因

（一）生理性过期妊娠

其胎盘功能正常，胎盘重量、厚度、大小正常或增加，无老化现象，胎儿能继续增长。出生时胎儿体重较大或成为巨大儿，或因颅骨钙化明显，不易变形而致难产及颅内出血。

（二）病理性过期妊娠

其胎盘功能减退，有梗死、钙化、绒毛间血栓、绒毛周围纤维素增加等胎盘老化现象。由于胎盘供血供氧不足，胎儿生长停滞，并易发生宫内窘迫。虽然胎儿对缺氧耐受性较强，缺氧时可通过提高糖酵解来维持生命；但因脑组织含糖原少，能量主要来源于糖的有氧氧化。故缺氧时，脑组织的氧化供能障碍，容易引起缺氧缺血性脑病、颅内出血及产后窒息。

二、病情评估

外形消瘦，皮下脂肪甚少，体重较轻（常 < 2 500 g），但身高接近足月儿，呈"小老人"模样。颅骨钙化良好。因胎脂减少和消失，故皮肤干皱、裂开及脱皮。眼神灵活，食欲旺盛，活动及反应胜过足月儿。指趾甲过长。羊水量少。严重者，除上述症状外，因在污染羊水中浸泡过久，羊水、胎脂、皮肤、脐带、指趾甲和胎膜都呈绿染或黄染，提示因胎内缺氧致胎粪排出所染色。婴儿娩出时均有窘迫，或呈大量羊水吸入，肺不张，或呈颅内出血情况。测血气可示呼吸性和代谢性酸中毒。

三、急救与护理

1. 对每个过期妊娠者的处理不能采取一律引产或保守治疗，应加强临床及实验室监护，做好窒息抢救工作的准备，一旦出现胎盘功能不全，应及时终止妊娠，以免在等待中因胎盘功能急剧减退而致胎儿死亡。

2. 产程中充分给氧，并用 10% 葡萄糖盐水加维生素 C 静脉滴注。

3. 胎儿娩出后要及时清理口鼻黏液及胎粪。羊水Ⅲ度污染的新生儿娩出后应常规行气管插管并吸出胎粪，然后吸氧、纠酸，并送监护室监护。

4. 喂奶时必须细心，因婴儿常呈急促吮吸和吞咽，可能引起呕吐或呛咳。

5. 对有产时窒息征象者，需长期随访观察体格和智能发育。

（刘贵娟　张丽萍　娄翠）

第五章　巨大儿的特点与护理

在医学上把体重过大的足月新生儿称为"巨大儿"。根据我国产科学的定义，新生儿的出生体重等于或大于 4 000 g 就可以称为巨大儿。在 20 世纪 80 年代巨大儿仅为 3% 左右，随着近年来经济的快速发展物质生活水平越来越高，新生儿的出生平均体重开始增加，巨大儿的发生率也不断上升到 21 世纪初已经为 7% ~8%。特别是东部沿海地区已经达到 10%，个别医院竟达到 12.5%。

一、病因

（一）孕妇体内营养过剩

很多人怀孕后，家里的长辈和丈夫都恨不能让孕妇多吃一些好的，以为胎儿长得越大越好，但他们没想到胎儿过大会给孕妇和胎儿带来不良影响。

（二）妊娠期糖尿病

少数孕妇有妊娠期糖尿病，尽管这些孕妇平时的血糖是正常的，但怀孕后由于体内的胰腺功能不正常，导致血糖偏高。这些糖通过胎盘进入胎儿体内，胎儿正常胰腺组织分泌的胰岛素将这些糖转化为多余的脂肪和蛋白质，导致胎儿体重增长比正常体重孕母所生的胎儿快，到足月分娩时就长成了巨大儿。

二、巨大儿的危害

（一）对新生儿的危害

1. 分娩过程延长

通常身高、骨盆形态和大小都正常的女性，分娩时只要胎位正常，生一个体重 3 500 g 的胎儿不会有什么问题。然而，如果胎儿的体重长到 4 000 g 以上，分娩时就不那么容易了。因为，胎儿的头和身体过大很难进入产道，导致整个分娩过程延长，最后不得不采用产钳或胎儿吸引器助产。

2. 肩难产

在偶然情况下，胎头虽然娩出但肩膀却被卡住了，必须要用一些特殊的助产方法才能使胎儿娩出，医学上称这种情况为肩难产。这种情况在体重为 3 500 g 以下的新生儿中是很少遇到的，而体重一到 4 000 g 就明显增加了。如果胎儿体重是 4 500 g 甚至 5 000 g，那问题就更大了，分娩过程会拖得很长，甚至根本分娩不出，处理起来比较棘手。

3. 神经瘫痪

最可怕的是在处理过程中发生新生儿臂丛神经瘫痪，严重的肩丛神经瘫痪可能导致终身残疾。当然，最坏的结果是造成新生儿死亡。

（二）对母亲的危害

正常大小的胎儿都是通过母体的骨盆娩出的，但由于巨大儿的胎头大而硬，往往胎头会在骨盆入口处搁浅，再加上胎儿身体过胖或肩部脂肪过多，同时并发肩难产，则困难更大，常需施行剖宫产。如果处理不当，可危及母亲的健康和生命。

1. 产妇在分娩过程中由于阴道过度伸张或撕裂易造成子宫脱垂。

2. 分娩期的延长造成产后大出血，危及产妇的生命，据有关数据统计，我国产妇死亡率为 0.488%，其中巨大儿造成的难产死亡率高于顺产死亡率。

3. 剖宫术后引发的伤口感染、腹腔粘连、子宫内膜异位等症，都有可能直接或间接导致产妇及新生儿的死亡。

三、病情评估

1. 孕妇常有腹部沉重、腹痛、呼吸困难等伴体重增长迅速。
2. 根据宫高腹围及先露高低计算出胎儿体重 ≥4 000 g 者可能为巨大儿。
3. 测定胎儿双顶径、腹径、股骨长度等预测胎儿体重当测得胎儿双顶径 >10 cm、腹径/股骨长度 >1.385 时 80%~85% 为巨大儿。

四、治疗

1. 孕期疑有巨大儿应做糖筛查试验，以便及早发现糖尿病，并积极控制血糖。
2. 骨盆及胎位正常者，可在严密观察下试产。如产程进展不顺利应行剖宫产术。
3. 巨大儿阴道分娩，应注意肩难产，如有肩难产应采取下列措施分娩：
（1）助前肩娩出法：接产者手伸入阴道置于胎儿前肩后，于宫缩时，将前肩推向骨盆斜径使之较易入盆，然后下引胎头，助手并在耻骨联合上加压。
（2）助后肩娩出法：接产者手伸入阴道置于胎儿后肩后，并使胎臂滑向胎儿腹部，同时下引胎头，助后肩娩出。
4. 胎位不正及合并糖尿病孕妇的巨大儿应剖宫产。
5. 巨大儿阴道分娩前应及时行会阴侧切，娩出后，应仔细检查软产道，如有损伤，应予修补，并注意预防及处理产后出血。

五、护理要点

1. 密切监测产程的进展

巨大儿常使产程延长，增加胎儿窘迫的机会。临产过程中，密切监测胎心率、宫缩及产程进展，及早发现产程异常及胎儿宫内窘迫。随时做好剖宫产准备。

2. 检查新生儿的健康状况

分娩后检查经阴道分娩的巨大儿，有无分娩时的产伤，如锁骨骨折等。糖尿病母亲所生的新生儿要注意有无低血糖的表现。

3. 产后母亲的监测

产后宜持续监测母亲的生命体征、子宫底高度、恶露量，以及早发现产后出血。

4. 心理护理

针对产妇及家属的疑问、焦虑与恐惧，给予充分的解释，给予松弛身心、抚摸腹部等持续关照。消除其精神紧张状态。

（刘贵娟　张丽萍　娄翠）

第六章　新生儿、早产儿护理常规

第一节　新生儿护理常规

1. 新生儿监护室应保持安静、清洁、整齐、舒适，保持科室温湿度适宜，室温 22～24℃，相对湿度 55%～65%。

2. 患儿入科后放置辐射床上，评估全身情况，更换科室尿裤及包裹包被，测体温，称体重，打印腕带，双人核对患儿床号、姓名、性别、住院号并佩戴腕带，腕带每班交接时检查一次，发现脱落双人核对后及时补系。

3. 建立静脉通路，遵医嘱正确使用药物，观察药物的作用及副作用，严格控制输液速度和量。对外院带入的输液导管需要重新固定、确保通畅、注明带入时间。

4. 给予特级护理，将患儿安置在小车或暖箱中，根据病情和医嘱给予心电监护、血氧饱和度监测、血压监测等，注意保暖，监测生命体征并完成护理记录及各项护理评估单。新生儿心率 120～160 次/分，呼吸 35～45 次/分，高危新生儿、吸氧早产儿及足月新生儿 SPO_2 85%～95%，<28 周的早产儿 SPO_2 91%～95%，不吸氧早产儿及足月新生儿 SPO_2 在 90%～100%。

5. 遵医嘱给予相应的吸氧方式，及时清理呼吸道分泌物，保持呼吸道通畅，避免物品阻挡新生儿口鼻腔或压住其胸部。

6. 密切观察病情变化，密切观察患儿生命体征，还应观察患儿的面色、反应能力、大小便情况、自主活动、哭声、皮肤颜色、皮肤完整性及喂养情况，发现异常，通知医生，及时处理。

7. 遵医嘱给予相应的喂养方式，按时按量喂养，每次喂养前先确定胃管位置，观察腹部情况，回抽胃内容物，如有半消化奶液、未消化奶液及异常样胃内容物，立即通知医生听诊肠鸣音，遵医嘱停喂或减量，并记录。

8. 做好基础护理，保持床单元整洁，做好皮肤、脐部、臀部、口腔等护理，根据患儿体重、胎龄、日龄调整合适的箱温及湿度（见表 6－1、表 6－2）。发热患儿，遵医嘱给予相应的处理，观察体温变化，每 4 小时监测体温一次，异常体温经处理后至少 30 分钟后复测，直至正常。

9. 准确记录出入量，入量包括静脉补液及经鼻、经口摄入的奶、糖水，出量包括尿、大便、呕吐、胃肠减压量。每晨准确统计 24 小时出入量。

10. 管路的护理，妥善固定各种管路，标识清楚，保持通畅。

11. 及时留取各种化验标本并送检，夜间因特殊原因未能留取的化验标本，应做好交接班，次晨及时留取并送检。

12. 每周一、周四测量患儿体重，每周五测量身长并记录。

13. 严格执行消毒隔离制度和无菌操作原则，做好标准预防。

14. 让患儿家长了解所患疾病的病因、临床表现、治疗、常用药物的作用及副作用，积极配合治疗。

15. 出院护理 与患儿家属仔细核对双腕带，床头卡及患儿皮肤情况，并向患儿家属做好出院宣教。

表 6 - 1 新生儿常用暖箱湿度（%）

日龄	小于 28 孕周或极低出生体重儿（%）	28～30 孕周（%）
0～3 日	80～90	75～85
3～4 日	75～85	65～75
4～14 日	60～70	55～65

备注：85% 湿度可能发生滴水现象，此时可调到 80%；湿度最低限为 55%，大于 14 日龄、体温稳定时可设为 55%。

表 6 - 2 新生儿常用暖箱温度（℃）

日龄	体重（g）				
	小于 1 000	1 000～1 500	1 500～2 000	2 000～2 500	大于 2 500（36 周）
0～6 小时	36.2～36.7	35.4～36.2	34.2～35.7	33.6～34.8	32.7～34.8
6～12 小时	36.0～36.7	35.4～36.2	34.1～35.7	33.0～34.8	32.0～34.8
12～24 小时	35.9～36.6	35.2～36.0	34.1～35.6	32.5～34.7	31.6～34.7
24～36 小时	35.9～36.5	35.1～35.9	34.0～35.5	32.3～34.7	31.2～34.4
36～48 小时	35.9～36.5	35.0～35.9	33.9～35.4	32.0～34.6	31.0～34.2
2～3 日	35.8～36.4	34.8～35.9	33.6～35.2	31.8～34.4	30.6～34.1
3～4 日	35.7～36.3	34.7～35.8	33.5～35.1	31.7～34.2	30.2～33.6
4～5 日	35.6～36.3	34.4～35.7	33.3～35.0	31.6～34.1	29.9～33.4
5～6 日	35.5～36.2	34.3～35.6	33.2～34.9	31.6～33.9	29.8～33.1
6～8 日	35.2～36.0	34.1～35.5	33.0～34.8	31.6～33.8	29.3～32.5
8～10 日	35.1～35.9	34.0～35.2	32.8～34.6	31.6～33.5	29.3～32.5
10～12 日	34.9～35.8	33.9～35.0	32.7～34.4	31.6～33.4	29.3～32.0
12～14 日	34.7～35.7	33.4～35.0	32.6～34.3	31.6～33.3	29.3～31.4
2～3 周	34.1～35.6	33.0～35.0	32.4～34.2	33.2～31.0	—
3～4 周	33.6～35.2	32.3～34.6	32.0～34.1	30.4～33.0	—
4～5 周	33.3～34.7	31.8～33.9	31.5～33.9	29.9～32.6	—
5～6 周	—	31.0～33.1	—	29.3～31.8	—

（刘贵娟 张丽萍 娄翠）

第二节　早产儿护理常规

一、评估观察要点

1. 评估患儿家长对早产儿的认知情况。

2. 了解患儿母亲的早产的原因、胎龄及分娩史，了解 Apgar 评分及有无胎儿窘迫等病史。

3. 评估患儿意识状态，面色、皮肤有无苍白、发绀或青紫。

4. 评估心率、呼吸、血氧饱和度、肌张力，观察有无前囟张力增高、惊厥、呼吸困难、呻吟吐沫现象，检查原始反射是否存在，有无瞳孔对光反射消失等。

5. 评估患儿家长的心理预期、父母的护理能力、文化程度、职业以及社会经济状况，这与早产儿的生存质量直接相关。

二、护理问题

1. 体温过低
与体温调节功能差有关。

2. 营养失调
与低于机体需要量与吸吮、吞咽、消化功能差有关。

3. 自主呼吸受损
与呼吸中枢不成熟、肺发育不良、呼吸肌无力有关。

4. 有感染的危险
与免疫功能不足及皮肤黏膜屏障功能差有关。

5. 有皮肤完整性受损
与早产儿皮肤柔嫩、皮下脂肪少有关。

6. 家长心理状况
恐惧、焦虑。

三、护理措施

1. 维持体温稳定

（1）保持产时体温恒定，提高环境（产房或手术室）温度至 25℃；婴儿生后不擦干、迅速用塑料薄膜包裹；早产儿放置在转运暖箱内进行转运；打开辐射台并设置为最大输出热量。

（2）早产儿室内温度应保持在 24 ~ 26℃，相对湿度 55% ~ 65%，维持患儿体温恒定（皮肤温度保持在 36 ~ 37℃），根据患儿胎龄、日龄、体重设置合适暖箱温湿度，每

4 小时监测患儿体温一次，如出现异常，及时处理。

2. 呼吸管理

1）保持呼吸道通畅：勤翻身，及时清理呼吸道。

2）吸氧：根据病情给予合理的氧疗，早产儿吸氧时必须监测血氧饱和度，严格控制吸入氧浓度，维持 SPO_2 在 85%～93%，不能超过 95%。

3）持续气道正压通气

（1）保证 CPAP 的压力。有效的压力是治疗成功的关键；如果管道连接不紧密、导管扭曲、折叠或有漏气、分泌物堵塞等，会造成压力不稳定，从而导致气压伤或者是治疗无效，因此要确保气管的密闭和通畅。

（2）在使用过程中要选择大小合适的鼻塞、鼻罩及帽子，佩戴松紧适宜，勿牵拉，鼻部给予红霉素软膏涂抹，并裁剪合适的安抚贴保护鼻部皮肤。

（3）为防止空气进入胃内引起腹胀，使膈肌上升而影响呼吸，应适当插胃管进行胃肠减压。

（4）使用 CPAP 辅助通气时，应注意湿化罐内的气体加温加湿效果，根据患儿病情及血气情况，缓慢降低氧浓度。

4）机械通气

（1）如用 CPAP 后病情仍继续加重则改用机械通气，一般先用常频机械通气，根据病情和血气分析调节呼吸机参数。如常频机械通气效果不理想可使用高频机械通气。

（2）通气观察气管插管的型号、长度，气道通畅情况，肺部情况，痰液性质及量；调整气管插管位置时，配合医生完成，每班核对并记录导管插入深度，随时检查固定是否牢靠，胶布随脏随换。可用沙袋或水袋固定头部，必要时使用镇静剂。

（3）按医嘱要求或根据病情需要吸痰，使用密闭式吸痰装置，吸痰时严格无菌操作，防止气管导管脱落，动作轻柔。每 2 小时翻身 1 次。

5）预防 VAP 的发生措施

（1）床头抬高 ≥30°。

（2）每 6～8 小时进行一次口腔护理。

（3）及时有效吸痰。

（4）呼吸机管路湿化液应使用无菌水，每天更换，保持有效湿化。

（5）呼吸机外壳及面板每天清洁消毒 1～2 次。

（6）定期 7 天更换呼吸机螺纹管和湿化器，及时正确处理呼吸机管道冷凝水。

（7）定时（每 4～6 小时）监测胃潴留量，预防胃内容物反流措施到位。

（8）遵医嘱每日评估是否撤机或拔管。

（9）正确执行手卫生。

6）呼吸暂停防治：加强监护，避免颈部弯曲，减少上呼吸道梗阻；呼吸暂停者立即给予托背、弹足底或其他触觉刺激缓解呼吸暂停发作，必要时采取俯卧位，可减少呼吸暂停发作；如刺激呼吸无效，仍出现缺氧症，应查明原因、吸氧，遵医嘱给予咖啡因兴奋呼吸中枢；频发的阻塞性或混合性呼吸暂停，可使用鼻塞 CPAP。使用 CPAP 后呼吸暂停仍频繁发生者需用机械通气。

3. 皮肤护理

（1）早产儿皮肤柔嫩，皮下脂肪少，需动作轻柔，精细化护理，以免造成医源性皮肤损伤甚至感染。

（2）按时翻身，及时更换监测部位，选用透气柔软、吸水性强的尿裤，每次换尿布后使用湿巾轻擦臀部，并涂护臀霜，预防臀红发生，保持皮肤完整性。

（3）医源性皮肤损伤的护理：使用医用粘胶前采用液体辅料、硅酮辅料、水胶敷料等皮肤隔离保护剂，移除医用粘胶时，可使用油剂或医用除胶剂辅助移除，并采用无张力性粘贴和水平撕脱的方法移除医用粘胶。

（4）臀部护理：便后使用一次性湿巾清洁臀部皮肤，使用含凡士林或氧化锌的护臀膏，也可使用鞣酸软膏防治尿布皮炎，促进破溃皮肤的愈合，红臀的患儿可采用暴露疗法，保持臀部皮肤清洁干燥，每次暴露时间不小于 5 小时，暴露时采用俯卧位，应避免压力性损伤。

4. 合理喂养

1）尽早开奶，防止低血糖。提倡母乳喂养，无法母乳喂养的可采用早产儿配方奶喂养；吸吮力差者，采用微量喂养、管饲等适宜的喂养方法，并实施标准化的综合口腔运动干预；早产儿喂养量根据早产儿耐受力而定，以不发生胃潴留及呕吐为原则；不能满足患儿所需热能者应辅以静脉营养；早产儿在母乳喂养量为 50 ~ 80 mL／（kg·d）时，可添加母乳强化剂。

2）早产儿喂养后置患儿于左侧卧位，30 分钟后仰卧位或右侧位，头抬高 30°，鼻饲喂养时严禁快速推入，以免发生胃食管反流。

3）喂养不耐受护理

（1）观察喂养不耐受表现。呕吐；腹部表现：腹部膨隆或压痛、肠鸣音增强或消失；胃潴留液；排便情况：排便频率的任何改变及便中带血；其他：呼吸暂停和心动过缓的发作次数增加，血氧饱和度下降。

（2）给予合适体位、微量喂养，缓慢加奶、非营养性吸吮，刺激排便，可减轻和缓解喂养不耐受。

4）胃潴留的处理：胃潴留量＜每顿奶量 25% 时可继续喂养，每顿奶量的 25%＜胃潴留量＜每顿奶量的 50% 时，只需补足余量，胃潴留量＞每顿奶量的 50% 时可考虑停止喂养。

5）口腔运动干预护理：干预前先进行生命体征、行为状态、喂养环境及腹部体征评估和准备，每次喂奶前 20 分钟进行，护士要戴无菌手套，注意观察心率、SPO_2 变化，如有异常暂停操作，待恢复稳定后再行操作。

6）母乳添加剂护理：使用添加剂量要准确，使用前充分溶解混匀，现用现配，配置时要遵循无菌操作原则，使用过程中要监测患儿耐受能力、体格生长及血生化。

7）初乳口腔免疫疗法护理：使用无菌棉签涂抹或使用无菌注射器进行口腔滴注，在滴注时同时监测患儿生命体征，掌握好合适的剂量、频率及时间，生后 48 小时开始，持续 7 天。

5. 预防颅内出血的护理

维持血压稳定和血气正常，保持体温正常，避免液体输入过多过快，血渗透压过高，减少操作和搬动，保持安静，遵医嘱应用维生素 K_1。

6. 预防感染

做好基础护理，严格执行消毒隔离制度，防止交叉感染，控制医源性感染。

7. 密切观察病情

监测患儿生命体征、血氧饱和度等，观察喂养情况、精神反应、哭声、反射、面色、皮肤颜色、肢端温度等。

四、出院指导

1. 早产儿体重达到 2 000 g 之后可考虑出暖箱，达到全量经口喂养且无其他并发症发生可考虑出院，出院前应与家长做好沟通。

2. 耐心喂养，防止呛奶，每次喂奶后应竖起拍背，听到饱嗝声后予患儿侧卧。

3. 不到人群密集的地方，照顾患儿前后注意洗手，防止交叉感染。

4. 可将患儿带出室外接受阳光照射，可促进骨骼发育、增强抵抗力等。

5. 可补充钙剂、铁剂、维生素 A 制剂、维生素 D 制剂，防止缺钙、贫血等。

6. 注意观察大便性状、质、量。

7. 按时预防接种。

8. 告知家长按时来院行眼底检查。

9. 按时来院随访。

（刘贵娟　娄翠　张丽萍）

第七章　高危儿和重症儿护理常规

第一节 高危儿护理常规

高危儿是指在胎儿期、分娩期、新生儿期受到各种高危因素的危害，已发生或可能发生危重疾病需要密切特殊监护的新生儿。

一、评估观察要点

1. 呼吸、体温、心率

注意呼吸是否规则，有无呼吸暂停发生；体温是否平稳，有无体温的突然波动，心率是否有增快或减慢的情况，并及时报告医生做进一步的检查。

2. 喂养

注意吸吮、吞咽与呼吸的协调性，并观察患儿是否存在胃食管反流情况，喂养后有无呼吸暂停发生。大便是否正常，有无腹胀、大便带血等坏死性小肠结肠炎症状发生。

3. 感染征象

是否发生反应差、频繁呼吸暂停、面色苍灰、体温突然升高或降低，如怀疑有感染应及时通知医生，抽取血培养。

二、护理问题

1. 气体交换受阻

与呼吸道内存在羊水、黏液有关。

2. 清理呼吸道无效

与呼吸道肌张力低下有关。

3. 体温过低

与环境温度低和新生儿缺氧有关。

4. 有感染的风险

与受凉、全身免疫力低下有关。

参考新生儿早期预警评分，从新生呻吟情况、意识水平、呼吸频率、体温、心率以及经皮血氧饱和度6个方面进行评估，评分标准详见表7-1。

表 7 - 1　评分标准

观察指标	0 分	1 分	2 分
体温（℃）	36.3～37.5	35.5～36.3 或者 37.5～38	<35.5 或者 >38
呼吸频率（次/分）	30～60	20～30 或者 60～80	<20 或者 >80
心率（次/分）	90～150	70～90 或 150～190	<70 或者 >190
呻吟情况	无	轻微	严重
经皮血氧饱和度（%）	>94	90～94	<90
意识水平	清醒或者睡眠	激惹或者昏睡	难以唤醒或癫痫发作

三、护理措施

1. 保持体温正常

做好保暖，环境及暖箱设置合适的温湿度，加强体温监测，保持体温恒定。

2. 保持呼吸道通畅

维持有效通气，加强呼吸道管理。

3. 用氧护理

根据病情给予合理氧疗，严格控制吸氧浓度，注意预防氧疗并发症。

4. 合理喂养

尽早开奶，防止低血糖，提倡母乳喂养，无法母乳喂养者以配方奶为宜，采取微量喂养、管饲喂养等适宜方法，必要时予以静脉营养治疗。

5. 用药护理

遵医嘱合理用药，严格控制输液速度及量，观察药效及不良反应。

6. 预防感染

做好基础护理，严格执行消毒隔离制度及无菌操作原则，防止交叉感染，预防医源性感染。

7. 病情观察

密切观察病情监测患儿生命体征、血氧饱和度、血糖、血压、尿量等，观察喂养情况、精神反应、哭声、反射、面色、皮肤颜色、肢端温度等。

（崔迪　乔家乐　朱倩雯）

第二节　新生儿重症护理常规

由于新生儿各个系统未发育完善，病情变化快，死亡率高，对处于生命垂危状态或具有潜在威胁生命疾病的新生儿的护理，尤其重要。

一、评估观察要点

1. 母亲疾病史

孕母有严重疾患，包括心、肺、肝、肾疾病，血液病，糖尿病，结核病，内分泌疾病，遗传性疾病，感染如胃肠道或尿路感染，传染性疾病，有吸烟、吸毒或酗酒史，母亲为 Rh 阴性血型，过去有死胎、死产或性传播病史等。

2. 孕母高危因素

如年龄超过 40 岁或小于 16 岁，有妊娠并发症如高血压、心脏病、肺部疾病、糖尿病、贫血、血小板减少，胎盘早剥出血，羊膜早破和感染。

3. 分娩过程高危因素

如早产或过期产，急产或滞产，胎位不正，先露异常。

4. 羊水粪染等

羊水粪染，脐带过长（＞70 cm）或过短（＜30 cm），脐带受压，剖宫产、分娩过程中使用镇静剂或止痛药物史。

5. 胎儿及新生儿高危因素

如窒息、多胎儿、早产儿、小于胎龄儿、巨大儿、胎儿心率或心律异常，宫内感染和严重先天畸形等。

二、护理措施

1. 置患儿于暖箱中保暖，调至合适温湿度，保持体温恒定。
2. 保持病区环境安静，减少噪声及灯光刺激，所有操作集中进行。
3. 合理喂养，必要时给予静脉营养治疗，保证营养供给。
4. 合理用氧，对氧疗的患儿，严格掌握氧浓度、血氧饱和度的监测，防止早产儿视网膜有病变，早产儿维持血氧饱和度在 88%～93%，以减少早产儿视网膜病变的发生。
5. 维持有效通气

（1）患儿发生呼吸暂停时，应先弹足底，托背等刺激呼吸，如不缓解立即给氧或气囊加压给氧使其恢复自主呼吸，用持续气道正压通气（CPAP）不能缓解且病情加重，可采用机械通气，并报告医生进行抢救。

（2）应用肺泡表面活性物质，给药时间越早，效果越好。

（3）给予舒适体位，头稍后仰或偏向一侧，肩下垫软枕，避免颈部弯曲，及时清理呼吸道，保持气道通畅。

6. 病情观察，加强巡视，每30分钟巡视患儿一次，密切观察患儿心率、呼吸、血氧饱和度、血压、面色、反应等，并设定监护仪报警参数及有效报警提示音，及时发现并处理呼吸暂停、出血、窒息等并发症。

7. 预防感染，加强基础护理，严格执行消毒隔离制度。

（崔迪　乔家乐　朱倩雯）

第三节　新生儿围术期护理常规

一、评估观察要点

1. 健康史

患儿的一般资料，评估患儿病情。

2. 全身状况

病变部位及患儿全身情况，重要脏器功能和各种检查结果。

3. 手术情况

包括手术名称、麻醉方式、术中情况、引流管的数量及位置。

4. 身体状况

动态评估生命体征，引流管是否通畅，引流物的颜色、性状及量，切口及引流管出口情况，有无并发症的发生。

5. 其他

心理及家长支持情况。

二、护理措施

1. 术前护理

（1）术前监测体温，做好保暖。

（2）完善术前相关检查，常规术前备血。

（3）胃肠道准备：新生儿麻醉前禁食时间为牛奶6小时，母乳4小时，清淡液体2小时。

（4）皮肤准备：新生儿术前皮肤一般不需剃毛，但术野的湿疹会影响伤口愈合，应尽早手术。

（5）术前建立静脉通路，合理用药。肠道手术前遵医嘱给予抗生素，有助于减少吻合口瘘、腹腔脓肿和切口感染的发生。

（6）准备好需要带入手术室的药物、病历等，使用PDA建立手术交接单，并打印，与手术室人员进行核对交接，手术期间，科室备好暖箱、呼吸机、吸痰装置、监护仪等。

2. 术后护理

（1）术后常规监测体温，继续保暖。

（2）术后加强呼吸道管理，保持呼吸道通畅，防止误吸和窒息。

（3）术后加强和改善患儿营养状况，尽早肠内营养，首选母乳，禁食者可肠外营养，静脉营养补液治疗，保持体液平衡。

（4）术后遵医嘱给予抗生素，积极抗感染治疗。

（5）术后患儿返回病房，应仔细与手术室人员交接患儿全身皮肤情况、伤口情况、各种引流管、静脉通路、患儿麻醉情况及返回时间，记录并签字。

（6）术后根据病情及时准确完成患儿疼痛评估单。

（7）将患儿放置暖箱，连接呼吸机辅助通气，根据病情及麻醉方式采取不同的体位。给予心电监护，严密监护患儿病情及生命体征变化。

（8）伤口及引流物的观察：观察伤口有无出血、感染、渗血渗液、敷料脱落或污染等情况。引流管应妥善固定，保持有效引流，严密观察并记录引流物的性状、颜色及量。发现异常，通知医生，及时处理。

（9）术后并发症观察：观察有无发热、腹胀、伤口出血及继发性休克、肺部并发症、切口裂开、新生儿黄疸等，发现异常及时处理。

（崔迪 乔家乐 朱倩雯）

第八章　新生儿窒息与复苏

新生儿窒息是指新生儿出生时或者出生数分钟后发生呼吸抑制，并伴有低氧血症、高碳酸血症和酸中毒。这一病理过程是产前或产时窒息的继续，故亦称为围生期窒息。窒息是新生儿常见的症状和主要死亡原因之一。窒息新生儿在出生最初几分钟内，如不能得到正确的复苏将会直接影响其终生的生命质量，因此，大力开展新生儿窒息的防治工作，提高各级医院产、儿科的复苏水平对于降低围生儿的死亡率有重要意义。

一、病因和发病机制

凡影响母体和胎儿间血液循环和气体交换的原因都会造成胎儿缺氧。

（一）出生前因素

如母亲有妊娠高血压综合征、严重贫血心脏病、传染病等引起母体血流含氧量降低，或有子宫挛缩、子宫过度膨胀、胎盘功能不全、前置胎盘、胎盘早剥等影响了子宫胎盘间的血液循环，脐带扭转、打结、绕颈、脱垂等可使血流中断。

（二）分娩时因素

分娩时，可因头盆不称、胎位不正等使产程延长而致窒息，或因母亲用了麻醉剂或镇痛剂抑制了胎儿的呼吸中枢所致。

（三）胎儿本身有畸形

如青紫型心脏病、膈疝等，此外肺发育不成熟、肺膨胀不全以及颅内出血等均可引起窒息。

新生儿窒息由于呼吸障碍，血氧含量迅速下降，造成血液重新分布，非生命器官，如肠、肾、肌肉及皮肤的血管收缩，以保证脑、心肌、肾上腺等重要生命器官的供血。当缺氧继续加重，乳酸堆积，造成代谢性酸中毒，pH值明显下降。窒息早期由于儿茶酚胺释放，可出现高血糖血症，但因新生儿糖原储备少，很快因耗竭而出现低糖血症。上述诸因素可导致心力衰竭、心率减慢、血压下降、静脉压上升、生命器官供血不足，加重脑损害，可留有后遗症，甚至死亡。

二、病情评估

（一）临床表现

按缺氧程度，分为轻度窒息和重度窒息两阶段。

1. 轻度（青紫）窒息

面部和全身皮肤呈青紫色，呼吸表浅或不规律，心率减慢，但规则且强有力，肌张力好，喉反射存在，对外界刺激有反应。此种窒息程度轻，较易抢救，预后好。

2. 重度（苍白）窒息

皮肤苍白，口唇暗紫，无呼吸或仅有喘息样微弱呼吸，心跳不规则，心率缓慢且弱，肌肉无张力，四肢瘫软，喉反射消失，对外来刺激无反应。此种窒息程度深，多见于重度缺氧或颅脑损伤，抢救不力可致死亡。

目前临床上，是以新生儿出生后的心率、呼吸、肌张力、喉反射及皮肤颜色五项体征进行检查，评分标准称 Apgar 评分法（表 8 - 1）。

表 8 - 1 Apgar 评分标准

体征	出生 1 分钟内			1 分钟	5 分钟
	0 分	1 分	2 分		
心率（次/分）	0	< 100	> 100		
呼 吸	无呼吸	呼吸表浅 哭声弱	呼吸佳 哭声响		
肌张力	松弛	四肢屈曲	四肢活动好		
弹足底反应或 导管插鼻反应	无反应	有些动作	反应好		
皮肤颜色	紫或白	躯干红、四肢发绀	全身红		
评 分					

Apgar 评分 8 ~ 10 分为新生儿情况良好，4 ~ 7 分为轻度窒息，0 ~ 3 分为重度窒息。1 分钟评分反映出生后即刻状态，评分越低，则低氧血症及酸中毒越重；5 分钟评分能反映新生儿窒息恢复程度和预后，如出生后 5 分钟时仍少于 3 分，则新生儿死亡率和日后脑部后遗症发生率将显著增加。

（二）实验室及其他检查

1. 血气分析

PaO_2 下降，$PaCO_2$ 升高，pH 值下降，BE 下降，为混合性酸中毒。pH 值 ≤ 7.2 提示有严重缺氧。

2. 血生化

低血糖、低血钙、低血钠、高血钾等。

3. X 线胸片

可见肺不张、肺气肿、肺炎或气漏等。

4. CT 检查

可协助诊断缺氧缺血性脑病和颅内出血。

（三）诊断

胎儿娩出后 1 分钟，仅有心跳而无呼吸或未建立规则呼吸的缺氧状态称新生儿窒息。

窒息的程度以生后 1 分钟评分为标准，常用 Apgar 评分法。

三、急救措施

复苏抢救的原则应是分秒必争，复苏方案为 ABCDE 方案，即清理呼吸道（A）、建立呼吸（B）、疏通循环（C）、药物复苏（D）及评估（E）。具体步骤如下：

（一）保暖

贯穿复苏过程的始终，以减少新生儿为适应环境需独自产热而消耗更多氧。

（二）清理呼吸道

胎头仰伸复位时或剖宫产娩头时，接生者即应自上而下挤出胎儿鼻腔内的黏液。胎体完全娩出后应立即用吸痰管吸净新生儿口咽部黏液，吸引动作须轻柔，避免损伤咽部黏膜。如为重度窒息，最好用咽喉镜，在照明下提起会厌，显露声门，插入气管导管，先吸出黏液和羊水，再加压给氧，每分钟 30 次左右，氧气压力不可过大，以防肺泡破裂。一般加压氧后皮管内插管，给一般吸氧。如无吸管等设备，以紧急情况下，助产者可用对口法吸出黏液。

（三）建立呼吸

对轻度窒息者，可用手指轻弹足心，或以 75% 酒精抹擦胸背，或针刺人中、十宣、涌泉穴，即能刺激婴儿啼哭。切忌倒悬婴儿，粗暴拍打，否则可能造成脑震荡等创伤。如经上述处理后婴儿仍不啼哭、不呼吸，可做口对口人工呼吸，即模仿自然呼吸之节律。其方法是用一块纱布盖在婴儿口上，一手托起新生儿颈部，另一手挤压上腹部，以防气体吸入胃内。然后口对新生儿的口，轻轻吹气，每吹一次，随即以手轻压婴儿胸部，使二氧化碳排出。这样一吹一压，每分钟 30 次直至呼吸恢复为止。吹力不可过大，以免肺泡破裂。重者，宜用气管内插管加压给氧。

（四）维持正常循环

气管插管加压给氧后，心率仍在 60 次/分以下，应进行胸外心脏按压以保证充足的心搏出量。常用方法有 2 种：第一种是用两手拇指并列或重叠于患儿胸骨下 1/3 处，其余手指围绕胸部托在背后，拇指轻轻向胸骨加压，幅度为 1 cm；第二种是用右手示、中两指并排轻压患儿胸骨中段，左手托在背部，以 100 次/分左右频率，有节奏地按压。每次按压后即放松，使胸骨复位、心脏扩张。

（五）药物

患儿无自主呼吸或呼吸频率慢，不规则，有呼吸暂停者，可用氨茶碱，首次量 5 mg/kg，静脉滴注或气管内滴入。心率每分钟 <80 次或无心跳者，用 1:10 000 肾上腺素，每次 0.1~0.3 mL/kg，静脉快速注入或直接滴入气管内（用生理盐水稀释成 1:1 浓度行气管滴入）观察 30 秒，心率如仍每分钟 <100 次，可每隔 5 分钟重复一次，剂量加倍，最大剂量每次不大于 1 mL/kg。注意肾上腺素不可与碳酸氢钠同时静脉应用，以免灭活。新生儿窒息缺氧后有代谢性酸中毒的表现或依据血气分析应用 5% 碳酸氢钠，每次 2~3 mL/kg，稀释成等张液后静脉缓慢滴注，有休克表现如血压下降、面色苍白、周围灌注不良，应立即扩容，可用血浆 10 mL/kg，白蛋白 1 g/kg，低分子右旋糖酐 10 mL/kg。如有明显失血（胎—母或胎—胎、胎—胎盘输血等）可用新鲜全血 10~20 mL/kg。经扩容后血压仍低可考虑用升压药物，常用多巴胺，静脉滴注浓度为每分钟 5~20 μg/kg。从小量开始，逐渐增量，最大量不超过每分钟 20 μg/kg。对其母在婴儿出生前 6 小时内曾用过麻醉药者，可用钠络酮 0.1 mg/kg，静脉或气管内注入。

（六）窒息复苏后的处理

窒息复苏后送入 ICU 监护，至少观察 3 天。

1. 待呼吸平稳，面色转红，心率、血压正常，心律规则后可停止给氧，用氧过久可导致氧中毒。

2. 继续保持呼吸道通畅，随时清除分泌物。如仍有呼吸困难，胸片示异常改变者，根据病情严重程度，血气分析结果用机械通气治疗。反复呼吸暂停，可用氨茶碱治疗。

3. 观察神经系统症状，临床疑似或 CT 明确诊断缺氧缺血性脑病或颅内出血者，应及早处理。注意有无颅内压增高症状，如拟有脑水肿者，则用 20% 甘露醇每次 0.5 ~ 1 g/kg，每日 2 ~ 4 次，2 天后减量；地塞米松每次 0.25 mg/kg，每日 2 次，呋塞米 1 mg/kg，以减低颅内压。

4. 监测肾功能，记录首次排尿时间及尿量，必要时监测尿素氮及肌酐等。

5. 疑有感染者，凡曾气管插管和手术者，均应选用广谱抗生素预防感染。

6. 重度窒息者应注意监测大便潜血 3 天，适当延迟开奶时间，注意有无呕吐、腹泻、腹胀或便血等表现，必要时做 X 线腹部平片，了解有无并发坏死性小肠结肠炎。喂养困难者静脉输液，持续 3 天仍不能喂哺者，予以静脉高营养以保证热量供给，有利康复。

7. 窒息后易发生低血糖、低血钙、低血钠和电解质紊乱，应动态监测并及时做相应治疗。监测血红蛋白、血细胞比容、血胆红素以早期诊断红细胞增多症、高胆红素血症并给予及时处理。

8. 保暖。在整个复苏抢救过程中要注意保暖。

四、护理要点

（一）评估观察要点

1. 评估患儿的意识及精神状况，根据 Apgar 评分法评估患儿窒息程度。

2. 询问患儿复苏前的评估，包括患儿的胎龄、肌张力、羊水、呼吸情况、面色、精神状态等。

3. 观察患儿口周有无发绀、面色青紫、吐沫、呻吟，患儿心率、呼吸型态、血氧饱和度等。

4. 各种可能导致新生儿窒息的因素。

（二）护理问题

1. 不能维持自主呼吸

与羊水、气道分泌物吸入导致低氧血症和高碳酸血症有关。

2. 体温过低

与缺氧、环境温度低下有关。

3. 有感染的危险

与免疫功能低下有关。

4. 恐惧（家长）

与病情危重及预后不良有关。

（三）护理措施

1. 维持自主呼吸。

2. 最初复苏步骤：①保暖；②减少散热；③摆好体位；④吸净口、鼻分泌物，保持呼吸道通畅；⑤触觉刺激。以上五个步骤要求在 20 秒钟内完成。

3. 协助医生按 A、B、C、D、E 程序进行复苏。

（1）气道通畅（A）：① 安置体位，鼻吸气体位，患儿仰卧，肩部垫高 2 ~ 3 cm，使颈部稍后伸至中枕位；② 立即清除口、鼻、咽及气道分泌物。

（2）建立呼吸（B）：① 触觉刺激；② 复苏器加压给氧；③ 喉镜下经口或鼻气管插管。

（3）恢复循环（C）：气管插管正压通气 30 秒后，心率＜60 次/分或无心跳，应同时进行胸外心脏按压。采用双拇指法胸外按压心脏，按压部位为胸骨下 1/3 处，两乳头连线中点下方，按压深度为胸廓前后径的 1/3，胸外按压和正压通气的比例 3∶1，胸外按压 90 次/分，通气 30 次/分，2 秒内进行 3 次胸外按压，1 次正压通气，按压有效可摸到颈动脉和股动脉搏动。

（4）经过 60 秒有效通气和胸外按压后心率仍小于 60 次/分，遵医嘱给予药物治疗（D）：①建立有效的静脉通路；②保证药物应用：可给予静脉、气管内注入 1∶10 000 肾上腺素气管内滴注或静脉给药，及时输入纠酸、扩容剂等。

（5）评价（E）：每操作一步的同时，均要评价患儿情况。

复苏的有效指征：心率≥100 次/分，肤色转红润，有自主呼吸，停止复苏。

4. 复苏后的护理

（1）注意保暖，保持体温恒定，采取舒适的体位，窒息复苏后仍需密切监测呼吸、心率、血压、氧饱和度、血细胞比容、血糖，为避免血糖异常，应定期监测血糖，低血糖者静脉给予葡萄糖，以维持血糖在正常水平。

（2）及时清理呼吸道，保持呼吸道通畅。

（3）保证热量和营养供给，吸吮无力、吞咽困难者给予管饲喂养，必要时给予静脉营养治疗，有肾功能损害者要限制液量，准确记录出入量。

（4）控制感染，严格遵守操作规范和消毒隔离制度。

（5）合并新生儿缺氧缺血性脑病（HIE），早期应用亚低温治疗。

5. 安慰家长，减轻家长的恐惧心理和焦虑程度。

五、出院指导

1. 介绍本病相关的医学知识，告知家长可能出现的并发症，指导定期复查。
2. 保持室内空气新鲜，温湿度适宜。
3. 合理喂养。
4. 注意保暖，预防感冒，防止感染。

（崔迪　朱倩雯　乔家乐）

第九章　新生儿呼吸系统急重症

第一节　新生儿吸入综合征

吸入综合征是新生儿早期发生呼吸困难的症候之一。多见于足月儿和过期产儿，约占全部新生儿的0.3%。若胎儿在宫内或分娩过程中因缺氧吸入较大量的羊水，称羊水吸入综合征，或吸入被胎粪污染的羊水称胎粪吸入综合征，生后吸入大量乳汁至肺部称乳汁吸入性肺炎。本病主要是通气障碍，病死率较高。

一、病因

（一）母亲因素

妊娠高血压综合征、子宫血管收缩、多胎、宫缩无力、产程过长等。

（二）胎儿因素

胎位不正、过期产、宫内发育迟缓等。

（三）胎盘因素

胎盘早剥、胎盘功能不全（水肿、老化）、前置胎盘等。

（四）脐带因素

脐带脱垂、打结、绕颈、扭转等。

（五）其他

患儿严重腭裂、食管畸形、食管功能不全等喂奶不当发生呛咳或窒息。

二、病情评估

（一）临床表现

患儿多有宫内窘迫及生后窒息史，造成胎儿急慢性缺氧，从而发生羊水、胎粪吸入或喂奶后发生呛咳或窒息史。

1. 羊水吸入综合征

胎儿出生时即有窒息，复苏后出现呼吸急促、不规则，皮肤青紫。吸入量少时可无症状，吸入量多时呼吸困难、呻吟，从口腔流出液体或泡沫，肺部可闻及粗湿啰音或细湿啰音。

2. 胎粪吸入综合征

大量吸入胎粪可致死胎或生后不久死亡，吸入少者可无症状。多数患儿于生后数小时内出现呼吸急促、呼吸困难、发绀、鼻扇、呻吟、三凹征，胸廓隆起，肺部可闻干湿啰音。并发气胸或纵隔气肿时，呼吸困难、发绀突然加重。出现持续肺动脉高压时皮肤呈严重青紫，并可有心脏扩大、肝大等心力衰竭表现。严重病例可引起多器官缺氧性损害，出现缺氧缺血性脑病、颅内出血以及红细胞增多症、低血糖、低钙血症和肺出血等。

3. 乳汁吸入性肺炎

吸入量少可仅表现咳嗽、气促、喘息；吸入量多可致窒息，甚至呼吸停止，呼吸恢复后仍气促，肺部有啰音，长期反复吸入者发生间质性肺炎。

（二）实验室及其他检查

1. 血气分析

PaO_2 下降，$PaCO_2$ 明显升高，pH 值下降，呈混合性酸中毒。

2. X 线胸片

（1）羊水吸入综合征：吸入量少者若仅表现肺纹理增粗，可伴轻度肺气肿；吸入量大者肺部出现淡薄的斑片状阴影，分布广泛，以两肺内侧带、肺底部明显。

（2）胎粪吸入综合征：本症可分轻、中、重 3 型。

轻型：肺纹理增粗，轻度肺气肿，膈肌轻度下降，心影正常。

中型：肺野有密度增加的粗颗粒或片状团块状、云絮状阴影；或有节段性肺不张及透亮区充气区，心影常缩小。

重型：两肺广泛粗颗粒阴影或斑片状云絮影、透亮的泡型气肿及严重的间质性肺气肿。常并发气漏，表现纵隔积气或气胸。

（3）乳汁吸入性肺炎：广泛肺气肿和支气管炎改变，肺纹理增粗，两肺内侧及肺底部斑片阴影。

三、急救措施

（一）产房复苏

当胎头娩出时，立即做口咽和鼻部吸引；新生儿娩出后，在建立呼吸之前即用喉镜予气管插管，进行气管内吸引。

（二）对症处理

供氧使 PaO_2 维持在 $60 \sim 80$ mmHg。对并发脑水肿、肺水肿或心力衰竭者，应适当限制液体入量。用碳酸氢钠纠正代谢性酸中毒，维持正常血糖与血钙水平。若有低血压或灌注不良时，应予扩容及多巴胺 $5 \sim 10$ μg/（kg·min）输注，疑似感染者可应用抗生素治疗。

（三）保暖

娩出后迅速擦干胎儿身上羊水，以防蒸发散热。环境温度调至中性温度，皮肤温度应保持在 36.5℃，此时代谢率最低，耗氧量最小。

（四）穿刺抽气

并发气胸、纵隔气肿时，轻者等待自然吸收，重症应立即穿刺抽气，或行插管闭式引流。

（五）纠正酸中毒

根据 pH 值、PaO_2、BE、HCO_3^- 的数据进行处理，呼吸性酸中毒在改善通气，充分供氧后可以纠正；代谢性酸中毒可用 5% 碳酸氢钠纠正，按下述公式计算纠正。应补入的碳酸氢钠量（mmol）= BE × 体重（kg）× 0.3。每毫升 5% 碳酸氢钠含 0.6 mmol。先用半量稀释为等渗液后补入。余量根据临床表现及血气情况酌情补入。如不能测 BE

值，则以 5% 碳酸氢钠 3 ~ 5 mL/kg 可提高二氧化碳结合力 3 ~ 5 mmol/L。

（六）预防和控制感染

羊水、胎粪等有利于细菌生长，当 X 线胸片显示肺内有浸润病变，或因气管插管、机械通气时，为控制和预防感染，给予广谱抗生素，必要时取气管分泌物做细菌培养，根据药液选择抗生素。

（七）保证液体和营养供给

轻症患儿可少量多次喂奶，重症不能哺乳者可静脉输液，液体量不宜过多，每日 60 ~ 80 mL/kg，血浆 10 mL/kg。必要时给予静脉高营养。但液量应控制，防止过量导致肺水肿、心功能不全及动脉导管开放。

（八）其他处理

在治疗过程中注意体位引流，保持头低位，易于排出分泌物。监测呼吸、心率、血压、血气分析、胸片、血糖、血钙等，发现异常及时纠正。

四、护理要点

（一）护理问题

1. 清理呼吸道无效

与胎粪吸入有关。

2. 气体交换受损

与气道阻塞、通气障碍有关。

（二）护理措施

1. 入院后彻底清理呼吸道，保持呼吸道通畅

如果尚未清除呼吸道，尽量不予气道加压通气，因为胎粪吸入后先停留在大气道，如果先予正压通气，胎粪会进入小气道，引起气道阻塞及肺内化学性炎症。

2. 合理用氧

选择与病情相适应的用氧方式，必要时进行有创通气，维持有效吸氧，改善呼吸功能。

3. 合理喂养

吞咽功能差的患儿应给予管饲喂养，必要时静脉营养，供给足够的能量。

4. 密切观察病情

如患儿出现烦躁不安、心率加快、呼吸急促、肝脏在短时间内迅速增大，提示可能合并心力衰竭，应立即吸氧，遵医嘱给予强心、利尿药。如患儿突然出现气促、呼吸困难、青紫加重，可能合并肺不张或纵隔气肿，立即报告医生，给予胸腔闭式引流。

（三）出院指导

1. 指导家长在患儿痊愈回家后要注意保持良好的居住条件，温差不可过大，应保持温湿度适宜。

2. 给患儿洗澡注意保护好耳、眼和脐部，衣服穿着舒适，不可过多或过少。

3. 耐心喂养，防止呛奶。喂养时要注意避免空气吸入，喂饱后一定竖立抱起孩子，打嗝后方可放平，注意避免呕吐物吸入呼吸道引起窒息。

4. 随时观察，及时更换尿布，保持皮肤干燥。

5. 发现问题及时咨询或到医院随诊。

（褚忠霞　于柱　肖菲）

第二节　新生儿湿肺

新生儿湿肺又称新生儿暂时性呼吸困难或 II 型呼吸窘迫综合征，是一种自限性疾病。出生后出现短暂气促，与新生儿呼吸窘迫综合征及羊水吸入综合征稍相似，但多见于足月儿或足月剖宫产儿，其症状很快消失，预后良好。1966 年 Avery 首次叙述此症。

正常情况下，新生儿出现自然呼吸后，肺泡内液体即被吸收至间质，肺间质内液体由毛细淋巴管和毛细血管所吸收，并经淋巴管和静脉转运（主要是淋巴管），如果肺泡内液体过多，或血管外渗过多，或转运功能不全都可使间质液增加，同时，也使肺泡内液体不能及时吸收而积留。肺内液体的增加，影响呼吸和气体交换，而使婴儿出现气促和呼吸困难。

一、病因

本症与肺内的液体增加及肺淋巴引流不足有关，为一种暂时性呼吸功能不全。正常胎儿出生前肺泡内含液体约 30 mL，在正常生产过程中通过狭窄的产道，当头部娩出而胸廓受挤压时有 1/2 ~ 2/3 的肺泡液被挤出体外。

开始呼吸后，空气进入肺泡，剩下的肺泡液即被肺泡壁毛细血管所吸收。如肺泡内及间质内液体多，吸收延迟，或有液体运转困难，以致出生 24 小时内肺泡存留较多液体而影响气体交换，出现呼吸困难，再加上转运功能不全，这是本病发生的主要机理。常多见于剖宫产儿，因其肺泡液未被挤出；亦多见于吸入过多羊水窒息儿。

二、病情评估

（一）临床表现

患儿大都为足月儿，多数在出生后 6 小时内即出现呼吸加速（＞60 次/分）。轻症较多，症状仅持续 12 ~ 24 小时。重症较少见，可拖延到 2 ~ 5 天，表现为哭声低弱、青紫、轻度呻吟、鼻扇、三凹征、呼吸急速（可超过每分钟 100 次）。

肺部阳性体征不多，听诊可有呼吸音减低和粗湿罗音，PaO_2 略下降。个别病例可见呕吐。$PaCO_2$ 上升及酸中毒均不常见。患儿一般情况较好，能哭亦能吮奶。

（二）辅助检查

1. 血气分析

多在正常范围，较重者可出现呼吸性和代谢性酸中毒。

2. X 线检查

肺部病变广泛多样，但吸收快，大部分 4 天内消失。

（1）肺泡积液症：两肺野密度淡而均匀的斑片状阴影，可融合成片或成结节状。

（2）肺气肿：由部分肺泡呈代偿性膨胀所致。

（3）肺间质积液：可见血管和细支气管周围增宽的条状阴影。

（4）叶间和/或胸腔积液：多为右侧叶间胸膜腔积液。

（5）肺纹理增多和增粗：因间质液的增加，使淋巴管和静脉的转运量增加，造成淋巴管和静脉扩张。

（三）诊断

1. 出生时呼吸大多正常，约于出生后 6 小时内出现呼吸急促、发绀。轻者呼吸 60～80 次/分，一般情况好，吸乳无影响。偶尔有重者，呼吸可达 100 次/分，伴有呻吟、反应差、不吃、不哭等现象。窒息婴儿经抢救复苏后即出现症状，病情多较重。

2. 体温大都正常。

3. 肺部体征不明显，仅呼吸音降低或有粗湿啰音。

4. 气促多在 24 小时内消失。

5. X 线检查。X 线检查可见两侧肺野透明度较低，肺纹理增多、增粗及斑点状密度增深的阴影，有时可见叶间或胸腔积液。因代偿性肺气肿而于肺野出现广泛而散在的小透亮区，胸廓前后径增宽，横膈顶扁平并降低位。第 2 天以后连续摄片时可见这些异常迅速恢复正常。

（四）鉴别诊断

1. 肺透明膜病

早产儿多见，一般情况差，呼吸困难与皮肤青紫呈进行性加重，病情重，预后差，肺成熟度检查及胸部 X 线检查均有特殊改变。

2. 吸入性肺炎

多有窒息史及吸入史，常为复苏后出现呼吸急促，临床症状重，X 线呈支气管肺炎改变，少有叶间和/或胸腔积液，病变消失时间较长。

3. 羊水吸入综合征

此病有窒息或呼吸窘迫史，呼吸急促在复苏后发生，而新生儿湿肺则出生时正常，呼吸窘迫发生较晚，X 线检查亦有助于鉴别。

4. 脑性过度换气

此为脑水肿所致。常见于足月儿伴窒息，气促，但肺部无体征，预后与病因有关。

三、并发症

重症患儿可出现呼吸性酸中毒和代谢性酸中毒，甚至窒息，应密切观察。

四、治疗

一般不须治疗。有皮肤青紫者可给 40% 氧，使 PaO_2 维持在 50～80 mmHg，呼吸急促较明显而致哺乳困难者可用胃管饲养。因肺部液体已多，摄入液量应适当控制。

偶遇酸碱平衡失常，应予输液纠正。病程超过 2 天的病例可用抗生素防止继发感染。出现烦躁时可静脉滴注地塞米松，以减轻肺水肿。

1. 加强护理、保暖，每日供给能量至少 209 kJ/kg 和总液量 60～80 mL/kg，必要时由静脉供给。

2. 间歇给氧，不主张用持续正压呼吸，以免加重肺气肿。

3. 及时纠正酸中毒。

4. 对症治疗，如烦躁者可肌内注射苯巴比妥，每次 3～5 mg/kg。

五、护理要点

（一）评估观察要点

1. 有无上呼吸道感染或其他呼吸道疾病病史，有无发热、咳嗽、气促、发绀等症状，食欲情况，生长发育情况，有无营养障碍性疾病、先天性心脏病。

2. 有无呼吸系统症状，主要表现为发热、咳嗽、气促，咳嗽早期多为干咳，发热多为不规则热，肺部可闻及较固定的中、细湿啰音；重则口唇发绀，呼吸浅表或急促，面色青灰，可致呼吸衰竭。

3. 患儿自主呼吸功能是否改善，经皮测血氧饱和度是否正常。

4. 患儿体温是否恢复正常。

5. 患儿营养摄入是否能够满足生长发育需求，喂养是否耐受，患儿喂奶后是否有呛咳反流的发生，体重增长是否合理。

（二）护理问题

1. 有体温改变危险

与感染、环境温湿度变化有关。

2. 营养失调

低于机体需要量 与摄入困难、消耗增加有关。

3. 清理呼吸道无效

与呼吸急促、咳嗽反射功能不良及无力排痰有关。

4. 气体交换受损

与肺部炎症有关。

5. 并发症

呼吸衰竭、心力衰竭。

（三）护理措施

1. 维持体温正常

保持室内温湿度适宜，体温过高时，以物理降温为主，体温过低时，给予保暖，保持体温恒定。

2. 保持呼吸道通畅

采取侧卧位，头偏向一侧，利于呼吸道分泌物排出，必要时给予翻身、拍背、雾化吸入治疗。

3. 合理喂养

少量多次喂养，每次不能喂得过饱，以防呕吐和误吸，病情严重吞咽功能差者给予鼻饲管喂养，必要时静脉营养治疗，供给足够的能量。

4. 合理用氧

患儿出现呼吸急促或呼吸困难、面色发绀或苍白，立即给予氧气吸入，重度呼吸衰竭者给予呼吸机辅助通气。

5. 严格控制输液速度

避免较短时间内输入大量液体引起肺水肿，或心力衰竭而加重病情。

6. 病情观察

若出现烦躁不安，心率120次/分以上，心音较弱，气喘、发绀加重，肝脏在短时间内增大，双下肢水肿等，要及时通知医生，按医嘱及时准确应用强心剂及利尿剂。若突然出现呼吸不规律、呼吸暂停或发绀加重，可能为呼吸衰竭。如喘憋加重并有反复窒息情况，为气道梗阻，应及时吸痰，并做好抢救准备。

六、出院指导

1. 饮食指导：合理耐心喂养，逐渐增加奶量，鼓励母乳喂养，注意奶具清洁及消毒。

2. 保持室内空气新鲜，温湿度适宜，注意保暖，加强皮肤护理，避免去人口密集地方，预防感染。

3. 按时复诊，定期随访。

（褚忠霞 于柱 肖菲）

第三节 新生儿肺炎

新生儿肺炎是新生儿的常见病，为新生儿死亡的重要原因之一。发生于宫内、分娩过程中感染的肺炎称产前、产时感染性肺炎，发生于出生后者称产后感染性肺炎。

一、病因

（一）出生前感染

1. 吸入污染的羊水

由于羊膜早破或羊膜炎，阴道内细菌上行污染羊水。一般羊膜早破12小时以上羊水即可被污染，12～72小时，污染率为50%～80%。正常胎儿在宫内有浅表呼吸，吸入污染之羊水导致肺炎。常见菌为大肠杆菌、克雷伯杆菌、B组溶血性链球菌等。常见的病毒是肠道病毒、巨细胞病毒、单纯疱疹病毒等。

2. 血行播散

妊娠后期孕母受风疹病毒、单纯疱疹病毒、巨细胞病毒、肠道病毒或弓形虫感染后，病原体可通过胎盘造成胎儿全身感染，肺炎是全身感染的一部分。

（二）分娩过程中感染

分娩过程中胎儿吸入产道内被病原体污染的分泌物，或因断脐不洁发生血行感染。致病菌以杆菌居多。此外 B 组溶血性链球菌和宫内感染常见的各种病毒、弓形虫、沙眼衣原体等。

（三）出生后感染

医源性感染包括人工呼吸器、气管插管、雾化吸入等医用器械消毒不严可继发感染；新生儿患脐炎、皮肤感染、败血症等通过血行传播而致肺炎；母亲或医护人员有呼吸道感染，新生儿接触后发病。病原菌以大肠杆菌、金黄色葡萄球菌、表皮葡萄球菌、克雷伯杆菌、假单胞菌、枸橼酸杆菌多见。而病毒以合胞病毒居多，腺病毒、肠道病毒、巨细胞病毒以及沙眼衣原体、卡氏肺囊虫亦可导致新生儿肺炎。

二、病情评估

（一）临床表现

1. 产前感染

多在娩出后 24 小时以内发病，婴儿出生时多有窒息，复苏后可见呼吸快、呻吟、体温不稳定、反应差，逐渐出现肺部啰音等表现。血行感染者常缺乏肺部体征，而以黄疸、肝脾大、脑膜脑炎等多系统受累表现为主。X 线胸片常显示间质性肺炎改变。脐血 IgM > 200 ~ 300 mg/L，特异性 IgM 增高则更有诊断价值。通过羊水感染者，在国内以大肠杆菌等肠道杆菌为主，常有明显的呼吸困难和肺部啰音，X 线胸片多显示支气管肺炎改变。

2. 产时感染

分娩过程中的感染需经过数日至数周潜伏期后始发病，如细菌性肺炎常在生后 3 ~ 5 小时发病，Ⅱ 型疱疹病毒感染多在分娩后 5 ~ 10 天出现症状，而衣原体潜伏期则为 3 ~ 12 周。产时感染的肺炎患儿因病原不同而临床表现常差别较大，且容易发生全身感染。

3. 产后感染

起病可先有（或无）上呼吸道感染症状。患儿常出现呼吸急促、鼻扇、发绀、吐沫、三凹征、发热或低体温等。肺部体征早期常不典型，严重时在脊柱两旁仔细检查可闻及细湿啰音。金黄色葡萄球菌肺炎易并发脓胸、脓气胸，X 线检查可见肺大疱。呼吸道合胞病毒性肺炎可表现喘息，肺部可闻哮鸣音。应依据鼻咽部分泌物细菌培养病毒分离、荧光抗体和血清抗体（IgM、IgG）检查进行诊断。

（二）实验室及其他检查

1. 周围血常规

细菌感染多数白细胞计数增多，中性粒细胞增加，核左移，杆状粒细胞与中性粒细胞之比≥0.2。

2. 免疫学检查

脐血或生后 3 天内血清 IgM≥300 μg/L，提示宫内感染，确定病原菌应进一步检测血清特异性 IgM（母婴同时检测）。

3. 聚合酶链反应（PCR）

进行抗原检测，有助于病毒或原虫的诊断。

4. 血培养

有助于细菌感染的诊断，疑似宫内感染可于生后 1～2 小时取胃液涂片检查细菌，也可以从外耳道、鼻孔、鼻咽部及早取材早期培养。生后感染可取气管内分泌物培养以明确病原。

5. X 线检查

吸入性肺炎可有肺门阴影增深，肺纹理增粗，肺内有斑片状阴影以肺底部较多，可伴有肺气肿和肺不张。胎粪吸入者有时可出现纵隔气肿或气胸。感染性肺炎胸片可见两侧肺纹增粗，肺纹周围散布点片状浸润阴影，肺野外侧带因有代偿性肺气肿常有透亮度增加，透视阴性也不能排除新生儿肺炎。

6. 血气分析

轻型肺炎血气分析仅提示轻度缺氧，无明显二氧化碳潴留。重型时氧分压＜50 mmHg，而二氧化碳分压＞50 mmHg，代谢性酸中毒明显。

三、急救措施

（一）保暖

揩干羊水以防蒸发散热，将患儿置于中性环境温度中，使新生儿皮温保持在 36.5℃左右，环境相对湿度为 55%～65%。

（二）给氧

给氧至患儿发绀消失，面色粉红。严重患儿须采用 CPAP 或插管进行间歇正压换气（IPPV）。

（三）静脉补液

维持营养、纠正酸中毒、限制入液量。

（四）控制感染

有羊水早破的孕母在分娩前用抗生素预防胎儿感染，婴儿娩出后继续用抗生素 2～3 天，根据临床表现决定是否停用。

（五）超声雾化吸入

α-糜蛋白酶 1 mg 加入 10～20 mL 1/2 张液体（蒸馏水与生理盐水各半量）。可选择广谱抗生素或对分泌物病原菌敏感的抗生素，总量为全日用量的 1/4，加入 α-糜蛋白酶溶液中分 2～3 次雾化吸入。

（六）气管内冲洗

重症肺炎呼吸道分泌物较多，$PaCO_2$＞60 mmHg 时可考虑行气管内冲洗，所需用具有喉镜、气管导管、呼吸复苏器、内径 1.0～1.5 mm 的吸痰管、吸引器和氧气。操作步骤：

1. 常规经口做气管内插管，固定。

2. 用吸痰管吸净气管内分泌物，时间 20 秒左右。

3. 将复苏器接上氧气，经气管内导管加压呼吸，捏球 8~12 次。

4. 将患儿头转向一侧，经导管滴入含抗生素的生理盐水 6~8 滴，接呼吸复苏器，捏球 8~10 次。生理盐水与气管同分泌物充分混合，气管内吸分泌物。

5. 滴入生理盐水、捏球、吸痰，如此反复 4~5 次。

6. 将患儿头转向另一侧，重复上述过程 4~5 次，滴入液体总量为 2~4 mL。

7. 最后再次加压呼吸，捏球 20~30 次，拔管，吸净口咽部分泌物，继续吸氧。

8. 一般每日 1 次，经 1~3 次冲洗后，病情逐渐好转。重症肺炎，分泌物多，可每日 2 次气管内冲洗。

（七）呼吸器治疗

凡有明显呼吸困难和皮肤青紫，或反复呼吸暂停，经多次吸痰、氧疗，或经气管内冲洗数次后，症状未见好转，$PaCO_2 > 70$ mmHg，$PaO_2 < 40$ mmHg，考虑用呼吸器治疗。肺炎患儿多伴有肺气肿，故吸气峰压不宜过高；初调值以 20 cmH$_2$O 左右为宜，PEEP 一般不超过 4 cmH$_2$O。因 $PaCO_2$ 值较高，故初调呼吸频率可定为每分钟 40~50 次，但随 $PaCO_2$ 下降应及时调低呼吸频率，以免继发呼吸性碱中毒。

（八）积极治疗并发症

有心力衰竭可给予洋地黄治疗，剂量宜偏小；反复呼吸暂停者，可给予氨茶碱治疗。并发脑水肿给予甘露醇及呋塞米处理。并发脓胸、气胸时应及时排气、抽脓及闭式引流。

四、护理要点

（一）评估观察要点

1. 初始评估

（1）有无上呼吸道感染或其他呼吸道疾病病史，有无发热、咳嗽、气促、发绀等症状；食欲情况；生长发育情况，有无营养障碍性疾病、先天性心脏病。

（2）有无呼吸系统症状，主要表现为发热、咳嗽、气促，咳嗽早期多为干咳，发热多为不规则热，肺部可闻及较固定的中、细湿啰音；重则口唇发绀，呼吸浅表或急促，面色青灰，可致呼吸衰竭。

（3）了解患儿父母对疾病的心理反应、应对方式及对疾病的防治态度等。

2. 持续评估

（1）患儿自主呼吸功能是否改善，经皮测血氧饱和度是否正常。

（2）患儿体温是否恢复正常。

（3）患儿营养摄入是否能够满足生长发育需求，喂养是否耐受，患儿喂奶后是否有呛咳反流的发生，体重增长是否合理。

（二）护理问题

1. 清理呼吸道无效

与呼吸急促、咳嗽反射功能不良及无力排痰有关。

2. 气体交换受损

与肺部炎症有关。

3. 体温调节无效

与感染后机体免疫反应有关。

4. 营养失调，低于机体需要量

与摄入困难、消耗增加有关。

（三）护理措施

1. 保持呼吸道通畅

及时有效清除呼吸道分泌物，分泌物黏稠者应采用雾化吸入，以湿化气道，促进分泌物排出，加强呼吸道管理，定时翻身、拍背、体位引流。

2. 合理用氧

烦躁、口唇发绀等缺氧表现的患儿应及早给氧，改善低氧血症。鼻导管给氧，氧流量为 0.5～1 L/min，氧浓度 <40%，缺氧明显者可以用面罩给氧，氧流量为 2～4 L/min，氧浓度 50%～60%。出现呼吸衰竭时，应使用人工呼吸器。吸氧过程中应经常检查导管是否通畅，患儿缺氧症状是否改善，发现异常及时处理。

3. 维持体温正常

体温过高时给予降温，体温过低时给予保暖。遵医嘱应用抗生素、抗病毒药物，并密切观察药物的作用。

4. 供给足够的能量及水分

少量多餐，细心喂养，喂奶时防止窒息。重者给予鼻饲或由静脉补充营养物质及液体。

5. 密切观察病情

注意患儿的反应、呼吸、心率、SPO_2 等的变化，做好急救准备。

6. 建立静脉通道

输液要采用输液泵控制速度，不可过快或过慢，过快易造成肺炎患儿循环血量突然扩大，而导致心力衰竭和肺水肿，过慢液体量不能保障。

7. 护理

重症肺炎伴心力衰竭需要使用洋地黄制剂时，应注意心率 <100 次/分时停止使用，每次服药前应听诊心率并做好记录，注意观察用药后的不良反应，包括对尿量的观察，有无呕吐、心律失常等。其他保护心肌的药物等应按时使用，宜采用微量泵缓慢输入。

五、出院指导

1. 加强患儿的营养，培养良好的饮食和卫生习惯，增强体质，改善呼吸功能。

2. 婴幼儿应少去人多的公共场所，尽可能避免接触呼吸道感染患者。

3. 增强抵抗力，减少呼吸道感染的发生。注意气候变化，及时增减衣服。

（褚忠霞 肖菲 于柱）

第四节　新生儿肺出血

新生儿肺出血是指肺内有 2 叶以上的融合性出血，不包括散在、局灶性出血者，是新生儿疾病中的一种危重证候，多在出生后 3 ~ 5 天发病，最初为拒乳、哭声无力、体温不升、皮肤硬肿，逐渐出现呼吸浅慢或不规则、青紫，肺部听到细湿啰音，提示肺出血的先兆。患儿烦躁不安，表情痛苦，随即由鼻孔喷出鲜血或血性泡沫液，大多在 1 ~ 2 小时迅速恶化死亡。病死率在 98% 左右，发病率为活产新生儿的 1/100，缺乏早期诊断方法，治疗也极不满意，故加强本病预防工作是极为重要的。

一、病因

（一）内在因素

早产儿发育不成熟，肺泡表面活性物质缺乏、肺泡壁毛细血管通透性高、凝血因子缺乏、免疫功能低下易感染等。

（二）诱发因素

缺氧、低体温、感染、心功能不全、酸中毒等可诱发本病。

（三）其他因素

补液过量、过快，核黄疸，高浓度氧吸入（损伤毛细血管），分娩时子宫强烈收缩等均易导致肺出血。

二、病情评估

（一）临床表现

有早产、缺氧、感染、低体温、充血性心力衰竭等病史，其中以缺氧最常见。

生后第 1 天发病约占 50%，第 6 ~ 7 天发病占 25%，2 周以上发病极少见。患儿表现面色苍白，发绀明显，呈休克状态，同时呼吸困难严重，三凹征，肺部细湿啰音，心率减慢，心音无力。50% 的患儿从鼻孔或口腔流出血性或棕色泡沫样液体，甚至可喷出大量新鲜血液，此时全身情况迅速恶化，可于数分钟或数小时内死亡。

（二）实验室及其他检查

1. 红细胞、血红蛋白降低。合并 DIC 时凝血酶原时间延长，凝血因子 I 降低。

2. 血气分析 PaO_2 下降，$PaCO_2$ 增高，BE 降低，可出现代谢性或混合性酸中毒。

3. X 线表现肺血管淤血影，两侧肺门血管影增宽，两肺呈斑片状、网状或大片团块状阴影，肺透亮度明显减低，严重者可呈白肺状。如治疗及时措施得当，肺出血停止吸收较快，X 线改变很快改善。因此应动态观察 X 线改变是本病 X 线检查特点。

三、急救措施

主要为对症治疗，包括保暖、吸氧、输少量新鲜血和纠正酸中毒。适当应用肝素。

用抗生素控制感染。有心功能不全者强心、利尿。IPPV 改善通气，促进动脉血氧合作用等。

（一）保暖、复温

寒冷是发病的重要诱因之一。特别是早产儿，容易受环境温度变化的影响，温度保持在 23～25℃，早产儿要求更高。

（二）人工呼吸器的应用

应用人工呼吸器是治疗肺出血的有效措施。早期使用有助于肺出血及肺水肿的吸收，改善通气功能增加动脉血的氧合作用，提高肺出血的存活率。采用 IPPV/PEEP 方法，呼吸器参数调整为：氧浓度 60%～80%，吸气峰压 25～30 cmH₂O，呼气末正压为 4～6 cmH₂O，吸/呼比为 1:1，呼吸频率 30～40 次。在用呼吸器过程中，气管内有血性分泌物时，必须吸净后用 1:10 000 肾上腺素 0.1～0.3 mL/kg 气管内滴入，间隔半小时重复 1 次，直至无血性分泌物。当 PaO₂ 50 mmHg 以上时，逐渐降低各项参数，待肺部啰音消失，可由 IMV 逐步过渡到 CPAP 后撤呼吸机，继续面罩或鼻导管供氧。

（三）纠正贫血及凝血机制的紊乱

可少量多次输入新鲜血每次 10 mL/kg，不仅可纠正贫血，并有利于止血。有凝血机制障碍者给酚磺乙胺、维生素 K₁ 等。

（四）纠正酸中毒及适量补液

治疗呼吸性酸中毒主要是改善通气及氧疗，不用碱性液。pH 值在 7.25 以下的代谢性酸中毒则需适量补充碱性液，可用 5% 碳酸氢钠。每日补液应按正常需要量补给，不宜过多，以免加重肺水肿和心力衰竭。

（五）治疗心功能不全

有心功能不全时，使洋地黄制剂，剂量应偏小，可用酚妥拉明与多巴胺扩张血管，降低肺动脉高压，减少出血。

（六）积极治疗原发病

有感染者选用有效抗生素。有 DIC 时，按 DIC 处理，高凝期可用肝素，剂量为 0.5～1 mg/kg，每 6 小时 1 次，用至血小板上升，临床症状好转，出血停止，减量后停药。

四、护理要点

（一）评估观察要点

1. 评估肺出血的高危因素（包括缺氧、感染、早产、低体重、低体温等），及时识别早期新生儿肺出血的表现。

2. 观察患儿的反应、呼吸、心率、有无呼吸不规则及皮肤颜色变化。

3. 观察患儿口咽部及气管内吸出物的性质、量、颜色，注意有无出血情况。

4. 听诊肺部湿性啰音增多。

5. 评估患儿肺出血的程度及其他伴随症状等。

6. 评估患儿治疗效果。

（二）护理问题

1. 气体交换受损

与气道阻塞有关。

2. 营养失调，低于机体需要量

与摄入不足有关。

3. 潜在并发症

心力衰竭，与肺水肿致心脏负荷加重有关。

（三）护理措施

1. 保暖

低体温是肺出血的主要原因之一，应从各方面做好患儿的保暖工作。

2. 氧气吸入

缺氧引起酸中毒诱发肺出血，及时供氧可改善缺氧从而提高氧分压。根据患儿的临床表现给予相应模式的吸氧，大量肺出血需使用呼吸机治疗，及时有效清除呼吸道内血液及分泌物。密切观察患儿面色、呼吸、缺氧状况有无改善。

3. 控制出入量

使用输液泵严格控制输液速度，控制滴速 3~4 mL／（kg·h），防止输液过快引起心力衰竭、肺水肿，从而诱发肺出血。

4. 保证营养供给

根据病情选择合适的喂养方式，禁食者给予静脉营养治疗。

5. 做好消毒隔离，避免交叉感染。

6. 用药护理

患儿气道内有血性分泌物，清理呼吸道后使用 1∶10 000 肾上腺素或巴曲酶气管内滴入并用简易呼吸器加压给氧 30 秒，若出血未停止可重复使用。使用止血药后不易频繁吸痰，必要时使用镇静剂，以保证机械通气效果，减轻患儿痛苦，维持有效呼吸。

7. 密切观察患儿病情变化

观察心率、SPO_2、皮肤弹性、尿量及颜色变化，以防脱水过度导致水电解质平衡失调，有异常通知医生，及时处理，严防并发症的发生。

（四）出院指导

1. 出院前教会家属如何照护患儿。

2. 不到人群密集的地方，照顾患儿前后注意洗手，防止交叉感染。

3. 合理添减衣物，避免着凉。给患儿沐浴时注意室、水温。

4. 夏季早上以及冬季中午太阳温暖而不炎热、无风的天气可将患儿带出室外接受阳光照射，可促进骨骼发育、增强抵抗力等。

5. 发现问题及时咨询或去医院就诊。

（褚忠霞　任承秀　钱坤）

第五节 新生儿呼吸暂停

呼吸暂停指在一段时间内无呼吸运动；一般以呼吸停止时间超过 20 秒伴有皮肤青紫和心率减慢 （≤100 次/分） 作为呼吸暂停的诊断指标。呼吸停止超过 30 秒，则婴儿皮肤颜色苍白、肢体肌张力减弱，反应低下，处于严重缺氧状态，可危及生命。

一、病因

（一）原发性呼吸暂停

为早产儿发生呼吸暂停，不伴其他疾病。主要为早产儿呼吸中枢发育不成熟，以及对 CO_2 升高反应性较差所致，一般发生于生后 2 ~ 10 天。

（二）继发性呼吸暂停

多见于足月儿，可继发于以下情况。

1. 低氧血症如窒息、肺透明膜病、肺炎、先天性心脏病、贫血、血容量不足等。

2. 呼吸中枢受损或功能紊乱如颅内出血、胆红素脑病、颅内感染、败血症、低血糖、低血钙、酸中毒、分娩前用过量镇静药等。

3. 反射性导管吸引、插胃管、胃食管反流等，均可刺激咽喉部反射性地引起呼吸暂停。

4. 其他：环境温度过高或过低所致超过高热或低温不升，可影响呼吸中枢而致呼吸暂停。体位不正、被动的颈部弯曲等，均可阻塞气道而致呼吸暂停。

二、发病机制

新生儿尤其早产儿呼吸中枢发育不成熟，功能不稳定，不能正确传导生理信息，因而呼吸节律不齐，出现周期性呼吸。呼吸暂停是在此基础上的进一步发展。呼吸暂停婴儿的呼吸调节中枢处于抑制状态，此类婴儿的潮气量小，肺泡通气量低，$PaCO_2$ 增高时通气反应弱，其传出冲动也弱，是与中枢神经系统树状突功能不良有关。缺氧可抑制新生儿呼吸中枢的生理功能，并可降低对 CO_2 的反应；其他如体温变化、低血糖、酸中毒等均可抑制呼吸中枢，引起呼吸暂停。

三、病情评估

（一）临床表现

多见于早产儿，如为足月儿，多有其他原发病史。

除原发病的症状外，主要表现呼吸停止、皮肤青紫（或苍白）、心率减慢、肌张力低下。每日发作 3 次以上或 6 小时内连续发作 2 次。心肺监护仪和呼吸心动描记仪可协助诊断。

（二）实验室及其他检查

血气分析 PaO_2 下降，$PaCO_2$ 增高，SaO_2 下降。同时应积极查明病因，进行有关辅助检查，如测血钠、血糖，各种体液培养、X 线检查、B 型超声、CT 等。

四、急救措施

（一）积极彻底治疗原发病

如纠正低血糖、低血钙、低氧血症、酸中毒、电解质紊乱，控制感染，维持体温在正常范围，早期治疗高胆红素血症、颅内出血，保持呼吸道通畅等。

（二）应用兴奋呼吸中枢的药物

首选氨茶碱，负荷量 5 mg/kg，12 小时后维持量每日 5 mg/kg，分 2 次静脉输注。或用咖啡因，负荷量 10 mg/kg，12 小时后给维持量 2.5～5 mg/kg，每日 1 次鼻饲或口服。治疗时应监测药物浓度，茶碱的有效浓度为 5～15 μg/mL，咖啡因 5～25 μg/mL，疗程 5～7 天。如出现心动过速（每分钟 >180 次）、胃潴留、利尿或低钠血症时，应减量或停药。呼吸暂停复发时可重复 1 个疗程。母亲曾有用麻醉而引起呼吸暂停，给予纳洛酮，剂量 0.01～0.05 mg/kg，肌内注射或静脉滴注，隔 5 分钟可重复。

（三）其他

增加传入冲动，采用刺激皮肤如弹足底、托背或摇床等方法，使小儿啼哭或清醒后呼吸暂停即消失。

应用药物治疗无效，应采用机械辅助呼吸（CPAP 或 IPPV）。

五、护理要点

（一）评估观察要点

1. 评估孕周、分娩方式、出生体重及 Apgar 评分等。

2. 评估患儿面色、肢端皮肤颜色、生命体征、血氧饱和度及肌张力。

3. 评估患儿是否有心肺疾病、代谢疾病、中枢神经系统疾病等。

4. 评估患儿呼吸困难的程度及诱因、伴随症状等。

（二）护理问题

1. 体温调节障碍

与体温调节中枢发育不成熟有关。

2. 低效型呼吸型态

与呼吸调节中枢发育不成熟、疾病、感染、创伤、产妇使用镇静药有关。

3. 潜在并发症

脑损伤。

（三）护理措施

1. 病情观察

密切观察患儿面色、肢端皮肤颜色、生命体征、血氧饱和度及肌张力的变化等。

2. 维持体温稳定

置患儿于暖箱中，根据胎龄、日龄、体重调节暖箱温湿度，保持体温在 36～37℃。

3. 合理喂养

患儿喂奶时咽部受到刺激，易发生呼吸暂停。因此喂奶时要密切观察，选择合适奶嘴，适宜体位；管饲喂养患儿、插胃管动作应轻柔，管饲过程须缓慢推注或滴注，避免过强刺激咽喉引起反射性呼吸暂停。

4. 预防感染

认真执行消毒隔离制度，严格无菌技术操作，落实手卫生；做好基础护理。

5. 维持有效呼吸

（1）患儿仰卧位，肩下垫软枕使气道开放，处于鼻吸气位，避免颈部过度屈伸或伸展，保持呼吸道通畅，必要时采取俯卧位促进患儿呼吸。

（2）定时翻身、叩背、及时湿化气道，彻底清除口腔、鼻腔及气道内的分泌物，防止窒息。吸痰动作要轻柔，由下向上提拉，如有任何缺氧表现，立即停止吸痰，通知医生进行处理。

（3）呼吸暂停护理：当发现患儿呼吸暂停、心动过缓、发绀、呼吸道梗阻等，及时给予弹足底、拍背等触觉刺激；如青紫仍未好转或呼吸暂停反复发作时，可适当给予呼吸兴奋剂如氨茶碱、枸橼酸咖啡因等。药物治疗无效可使用 CPAP 治疗，严重者可使用气管插管机械通气。

（四）出院指导

1. 向患儿家长讲述疾病的相关知识和护理要点，缓解家长焦虑情绪。

2. 指导家长合理喂养，预防呛咳、误吸、窒息。

3. 指导家长观察患儿的面色、呼吸等，发现问题及时咨询或去医院检查。

（褚忠霞　任承秀　钱坤）

第六节　新生儿呼吸窘迫综合征

新生儿呼吸窘迫综合征（RDS）又称新生儿肺透明膜病（HMD），系由于缺乏肺表面活性物质所引起，临床以生后不久即出现进行性呼吸困难为主要表现，病理以肺泡壁上附有嗜伊红透明膜和肺不张为特征。本病主要发生于早产儿。

一、病因和发病机制

本病主要是由于缺乏肺泡表面活性物质引起。肺泡表面活性物质具有降低肺泡表面张力，使肺泡张开不萎缩的作用。缺乏时，肺不能张开。气体交换面积减少，出现缺氧。缺氧、酸中毒使肺血管痉挛，导致肺阻力增加，右心压力增高，动脉导管和卵圆孔发生右向左分流，加重缺氧。肺组织缺氧后毛细血管通透性增加，血浆外漏，其中纤维蛋白沉着，形成透明膜，进一步阻碍气体交换。肺泡表面活性物质由肺泡Ⅱ型细胞产生，在胎龄 20~24 周出现，胎龄 35 周以后迅速增加。表面活性物质的生成还部分依赖正常的 pH 值、温度和灌注量，遇窒息、低血容量、冷冻损伤等，其合成则受到抑制。

二、病情评估

（一）临床表现

一般于生后不久（4~6 小时）即出现呼吸困难，并进行性加重。有呼气性呻吟、发绀、鼻扇、三凹征、呼吸不规则及呼吸暂停。随肺不张加重，胸廓逐渐下陷。肺听诊早期正常，以后可呼吸音减低或闻及细湿啰音，缺氧重者四肢肌张力低下。心音由强转弱，有时在胸骨左缘可听到收缩期杂音。病情重者多于 3 天内死亡，存活 3 天以上者可逐渐好转，如并发颅内出血、肺炎则病程延长。轻症患儿可迟至 48 小时起病，呼吸困难较轻，3~4 天后即好转。

（二）实验室及其他检查

1. X 线检查

具有特征性，胸片显示弥散性网状粟粒样斑点，以后两肺几乎全部实变，肺泡无气呈毛玻璃状阴影，唯支气管内有空气充盈而呈葱管状透亮影像。

2. 血气分析

pH 值降低明显（可低于 7.15），$PaO_2\downarrow$，$PaCO_2\downarrow$，$BE\downarrow$，$HCO_3^-\downarrow$。

3. 电解质

血钠↓，血钾早期正常，以后如持续酸中毒则可升高，血氯偏高。

4. 血生化检查

最近国内外均报道测定脐血总蛋白来预测新生儿呼吸窘迫综合征的发生，结果二者之间有较密切的关系。以 51.0 g/L 为分界点，低于或等于此值者，新生儿呼吸窘迫综合征的发生率为 29.6%，高于此值者仅 0.58%。二者差异非常显著（$P<0.01$），脐血总蛋白与肺泡表面活性物质的关系目前尚不清楚，但脐血总蛋白可代表胎儿的成熟程度。检查方法为在出生后即刻取脐静脉血 2~3 mL，测血清总蛋白。此可作为一种普查方法，简单而快速预测新生儿呼吸窘迫综合征的发生。

5. 脐血内分泌激素测定

文献报道皮质类固醇、甲状腺素、环磷酸腺苷、雌激素及催乳素可促进胎儿肺成熟，而胰岛素则拮抗皮质类固醇的作用，抑制卵磷脂的合成，并通过实际检测发现发生新生儿呼吸窘迫综合征组与未发生组上述激素水平有显著差异。

6. 测定肺的成熟度

泡沫试验：取胎儿娩出时流出的羊水或生后 12 小时的胃液做泡沫稳定试验。将羊水或胃液 0.5 mL 置于直径 1 cm 试管内，加 95% 乙醇 0.5 cm，以拇指按住管口用力振荡 15 秒，然后静立 15 分钟观察管内泡沫情况，可协助诊断。

三、急救措施

采取综合治疗措施，使患儿渡过极期。治疗主要为：①纠正缺氧；②肺表面活性物质替代疗法；③其他对症和支持治疗。

（一）纠正缺氧

轻症可用面罩或鼻导管给氧，吸入氧要温化到36℃左右。若经上述给氧效果不好，吸入60%浓度的氧后，PaO_2仍低于6.65 kPa时，应用气管插管行CPAP。其氧流量及浓度根据临床表现和血氧结果进行调整，其压力不宜过高，以防止肺泡破裂而致气胸或纵隔气肿。停用时宜逐渐降压和减低氧浓度。若应用CPAP效果仍不好，且无自主呼吸或频发呼吸暂停时，则应及时应用呼吸机进行IPPV，使吸入氧浓度为60%～80%，最高吸气压力不超过2.9kPa，呼气末压在0.49～0.78kPa，平均气道压<0.98 kPa。呼吸频率25～30次/分，吸气与呼气时间之比为1:1，然后根据血气分析和临床表现进行调节。

（二）肺表面活性物质替代疗法

20世纪80年代初国外首次用肺表面活性物质替代疗法治疗RDS，取得成功，近年来国内已开始应用于临床。表面活性物质制剂有4种：①天然型表面活性物质，从人类羊水中取得，为同种蛋白，但羊水来源少，不易大量生产；②从牛或猪肺中提取，但存在异种蛋白问题；③人工合成制剂，采用人工合成的二棕榈卵磷脂酰胆碱（DDPC）和磷脂酰甘油（PG）按7:3配方，但疗效不理想；④混合制剂：即人工合成制剂中加入少量天然制剂可提高疗效。

（三）对症和支持治疗

维持中性温度，保持腹部皮肤温度在36.5℃，多需在远红外辐射保暖台上保温。注意维持营养及水、电解质平衡，一般在氧需要浓度超过40%时不经口喂养，静脉注射10%葡萄糖液每日60～80 mL/kg，注意避免液量过多引起肺水肿。光疗者每日需增加20 mL/kg液体量。生后第2天起每日钠需要量为2～3 mmol/kg，钾为2 mmol/kg。纠正酸中毒可按pH值或BE（剩余碱）值计算碱性液用量，pH值>7.25，不需纠酸。无条件测血气时，可先给予5%碳酸氢钠3～5 mL/kg，以后酌情补充。避免给钠过多或速度过快而引起高钠血症及颅内出血。

（四）抗生素的应用

由于RDS不易于B组溶血性链球菌感染性肺炎相鉴别，或用机械通气时，可用青霉素或其他广谱抗生素。

（五）对症治疗

1. 纠正酸中毒及电解质紊乱

呼吸性酸中毒只能用改善氧气交换来纠正；代谢性酸中毒可用5%碳酸氢钠治疗，剂量可按酸中毒程度及BE结果而定，应补充的$NaHCO_3$（mmol）＝BE×体重（kg）×0.3；或按3～5 mL/（kg·次）计算，每日剂量不宜超过8 mmol/kg，并应在稀释成等张溶液后静脉滴入。

2. 控制心力衰竭

用洋地黄快速制剂，如毒毛花苷K每次0.01 mg/kg，或毛花苷C每次0.015 mg/kg，缓慢静脉注射。动脉导管重新开放者可试用吲哚美辛每次0.02 mg/kg，共用3次，每剂间隔12小时；<2天者后两剂的剂量减半。

3. 其他

严重缺氧出现抽搐时，用 20% 甘露醇每次 5 mL/kg，静脉注射。呼吸衰竭时，及时用山梗菜碱或尼可刹米。烦躁和抽搐者用地西泮每次 0.2 ~ 0.3 mg/kg，静脉注射；或苯巴比妥钠每次 5 ~ 7 mg/kg，肌内注射。改善细胞内呼吸可加用细胞色素 C、三磷腺苷、辅酶 A 及维生素 B_6 等。维生素 E 能减少活性氧的生成，活性氧通过脂质过氧化物来损伤机体，维生素 E 有终止过氧化反应的作用，故有治疗作用。

四、预后

预后一般较差。多数在 2 ~ 3 天死亡，仅少数可在生后第 3 天后逐渐好转。故凡能存活至第 3 天者往往可望好转。病死率主要决定于胎龄大小、窒息程度和出生后的处理。应用机械呼吸疗法可明显降低死亡率。

五、护理要点

（一）评估观察要点

1. 健康史及相关因素

询问出生史，了解孕周，出生几小时后出现症状；母亲分娩前用药史；母亲有无糖尿病史。

2. 症状与体征

胎龄评估、生命体征，尤其是呼吸状况，有无气促、发绀、呻吟等。

3. 辅助检查

了解血气、电解质和酸碱平衡情况，根据胸片了解 RDS 的发展程度。

（二）护理问题

1. 气体交换受损

与缺乏 PS，肺泡萎陷，肺透明膜形成有关。

2. 低效性呼吸形态

与 PS 缺乏导致的肺不张呼吸困难有关。

3. 营养失调，低于机体需要量

与患儿摄入不足有关。

4. 潜在并发症

呼吸衰竭、心力衰竭。

（三）护理措施

1. 保持呼吸道通畅

为患儿取舒适体位，头稍后仰或偏向一侧，肩部垫高 2 ~ 3 cm，使气道开放，及时清除口、鼻咽部分流物，必要时遵医嘱予雾化治疗、翻身、拍背促使痰液排出。

2. 应用 PS 的护理

通常于出生 24 小时内给药，用药前彻底清除口、鼻腔及气道内的分泌物，摆好患儿体位，再将 PS 混悬剂置于暖箱内复温 5 分钟，轻轻上下转动，勿振摇，使药液均匀，用注射器吸取药液，通过气管内注入给药，给药后禁吸痰 6 小时，以免造成 PS 在肺内分布不均匀或直接将注入的 PS 从肺内吸出。严密监测血氧饱和度、心率、呼吸、血压变化。若患儿出现呼吸暂停，应暂停注药，迅速复苏气囊加压给氧，注意压力不可过大，以免发生气胸。

3. 合理用氧

根据病情及血气分析结果采用不同供氧方法，调节氧流量，使 PaO_2 维持在 50 ~ 70 mmHg，SPO_2 维持在 85% ~ 95%，避免氧中毒。

4. 病情观察

注意患儿体温、面色、呼吸、心率、肌张力及有无肺出血症状。观察患儿呼吸频率、节律与呼吸机是否同步，双肺通气是否良好，血氧饱和度的变化等，若出现患儿的主动呼吸频率与呼吸机频率不一致时（即人机对抗），应遵医嘱给予镇静。

5. 保证营养供给

合理喂养，对无法经口喂养的患儿，可用鼻饲疗法，无法从胃肠中给予营养的，应及时给予静脉营养补液治疗。

六、出院指导

1. 提倡母乳喂养，注意饮食卫生，食具、奶具应定时煮沸消毒。
2. 向家长讲述疾病相关知识及护理要点，如何使用口服药，注意药物不良反应及注意事项，嘱其家长阅读相关育儿知识。
3. 加强喂养护理，每次喂奶后应竖起拍背，听到饱嗝声后予患儿侧卧。
4. 按时预防接种，定时随访。

（褚忠霞　钱坤　任承秀）

第七节　新生儿上呼吸道感染

各种病毒及细菌均可引起新生儿上呼吸道感染，临床常见的病毒有呼吸道合胞病毒、流感和副流感病毒、巨细胞病毒和柯萨奇病毒，常见的细菌有葡萄球菌、大肠杆菌、A 组或 B 组溶血性链球菌。主要侵犯鼻、鼻咽和咽部时，称为上呼吸道感染。

一、病情评估

（一）临床表现

多种多样，轻重不一，轻者只有鼻塞、喷嚏、流涕、偶咳，有的因鼻塞而张口呼吸，拒乳、烦躁不安。重者发热，高低不一，持续数日不退，伴拒食、呕吐或腹泻，每日三五次不等，但不至于发生脱水和酸中毒。主要表现如下。

1. 鼻炎

以鼻塞为主要症状，呼吸时发出堵塞的响声，有时无法经鼻呼吸，而出现张口呼吸，在吮乳时需要闭口，而无法呼吸，于是出现烦躁不安，多伴有流涕和喷嚏。

2. 咽炎

以咳嗽、咽部充血为主要表现，同时伴有轻度鼻炎，因此有流涕、喷嚏。

3. 结膜炎

因鼻泪管短而狭，容易堵塞，出现泪向外溢，结膜充血或有脓性分泌物。

4. 喉炎

咳嗽呈破竹声，哭声嘶哑，呼吸困难，出现胸骨上软组织凹陷。

5. 中耳炎

因耳咽管短而直，不论细菌、病毒感染都可发生中耳炎，且症状不典型，仅表现为发热不退、烦躁，应用耳镜窥检并密切观察两耳有否流脓。

6. 淋巴结炎

新生儿上感易向下或向邻近器官蔓延，引起颈（或颌下）淋巴结炎，表现为发热，持续不退；淋巴结肿大，有压痛，体检时需特别加以注意。

二、急救措施

（一）一般治疗

呼吸道隔离，室内应保持空气新鲜，防止交叉感染。及时吸净口、咽、鼻分泌物，保持呼吸道通畅。注意观察病情变化，不能吸吮者，给予鼻饲或滴管喂养。多喂温水。

（二）抗感染治疗

根据临床表现正确选用抗生素及抗病毒药物。

（三）对症治疗

患儿高热时给予头枕冷水袋及散包降温，新生儿不宜用药物降温。病毒感染以咽炎为主，给予雾化吸入，每日2次。

三、护理要点

（一）评估观察要点

1. 评估患儿生命体征及精神状态等变化。

2. 评估患儿病情是否病情加重和并发症出现情况。

（二）护理问题

1. 有体温改变危险

与感染有关。

2. 营养失调：低于机体需要量

与摄入困难、消耗增加有关。

3. 并发症

中耳炎、气管炎、肺炎等。

（三）护理措施

1. 行呼吸道隔离，患儿卧床休息，有发热者执行发热护理常规。

2. 给高热量、高维生素、清淡易消化饮食，多饮水。

3. 及时清除鼻腔分泌物，以免影响呼吸。

4. 咳嗽频繁、痰液黏稠者，可给蒸汽吸入，以湿润呼吸道，减少刺激，减轻咳嗽，使痰液易于咳出。经常变换体位，拍击背部协助排痰。

5. 高热者按发热护理常规护理。发生高热惊厥时，执行惊厥护理常规。

6. 蛔虫病患儿在上呼吸道感染时由于体内环境变化，可使蛔虫骚动而产生腹痛，需与其他外科急腹症鉴别，可予按摩、镇静和解痉。

7. 做好口腔护理，每天生理盐水漱洗口腔 1~2 次，婴幼儿可勤喂开水，尤于食后，以清洗口腔，增进食欲，防止发生口腔炎。

8. 保持皮肤的清洁，及时擦干尿液，更换湿污的被服，婴儿勤换尿布。

9. 密切观察病情变化，观察体温、脉搏、呼吸及精神状态，有无皮疹、恶心、呕吐、烦躁等，以早期发现某些传染病的前驱期症状，及时进行隔离。

10. 如感染时间过久，炎症蔓延可引起中耳炎、气管炎、肺炎等，应注意观察。年幼体弱者，感染经血循环可播散于身体各处，并发败血症或化脓病灶，也可使机体产生变态反应，发生肾炎、风湿病、心肌炎等。故应观察病情变化，如病情加重，体温持续不退，应考虑到炎症是否向下呼吸道蔓延或出现其他并发症。

11. 保持呼吸道通畅。鼻塞时影响呼吸、睡眠和食欲，宜使鼻孔通畅，并保持清洁。鼻黏膜水肿而有呼吸困难时，用 0.5%~1% 麻黄碱溶液或 0.5%~1% 呋喃西林麻黄碱液滴鼻，每日数次，每次 1 滴，可使鼻黏膜血管收缩，应避免麻黄碱经鼻咽部咽下引起咳呛。鼻孔四周可涂油以防皮肤刺激。勿用力擤鼻涕，避免增加鼻腔压力，使炎症经耳咽管向中耳发展造成中耳炎。

四、出院指导

1. 小儿的居室应宽敞、整洁、采光好。室内应采取湿式清扫，经常开窗通气，成人应避免在小儿居室内吸烟，保持室内的空气新鲜。

2. 指导家长合理喂养小儿，及时添加辅食，加强营养，保证摄入足量的蛋白质及维生素，要营养平衡，纠正偏食。

3. 多进行户外活动，多晒太阳，预防佝偻病的发生。加强体格锻炼，增强体质，加强呼吸肌的肌力与耐力，提高呼吸系统的抵抗力与适应环境的能力。

4. 在上呼吸道感染的高发季节，家长应尽量少带小儿到公共场所去。如有病毒流行趋势时，可用食醋熏蒸法将居室空气进行消毒（每立方米用食醋 5~10 mL，加水 1~2 倍，加热熏蒸到全部汽化），或给易感儿服用板蓝根、金银花、连翘等中药汤剂预防。

5. 在气候骤变时，应及时增减衣服，注意保暖，避免着凉。

（褚忠霞　钱坤　任承秀）

第十章　新生儿心血管系统急重症

第一节　新生儿心力衰竭

新生儿心力衰竭（心衰）为常见的心脏急症，由于新生儿心肌收缩成分少，泵力低，交感神经未完全发育成熟，左心储备量低。另外，出生后由胎儿循环向成人循环过渡，因此一些先天性心血管畸形及后天获得性心内或心外因素都可引起心衰。

一、病情评估

新生儿心衰发展急骤，常表现为全心衰竭，如未及时认识，可迅速达到濒死状态。有时新生儿心衰的诊断并非易事，有不少其他系统的症状可类似心衰。因此，仔细临床检查，及时进行辅助检查，从而明确病因，这是新生儿心衰诊断的关键。鉴于新生儿心衰表现有其特征性，因此新生儿心衰诊断需综合临床表现及必要的实验室检查，一方面为新生儿心衰的诊断标准提供可靠依据，另一方面应尽量确定心衰的病因诊断，从而对心衰进行及时有效的治疗。

二、急救措施

（一）病因及诱因的治疗

对于先天性心血管畸形者，应根据病情早期进行介入性治疗或外科手术治疗；对于重症病毒性心肌炎引起心衰者，仍然推荐包括短期应用糖皮质激素在内的综合疗法；心律失常者主要应用药物中止心律失常；对于感染、贫血、代谢紊乱、酸中毒、低氧血症、液量过多等引起心衰的应及时采取相应措施。

（二）一般处理

置暖箱或红外线床监护下；有肺水肿表现者取半卧位；少量多次喂奶，注意控制静脉输液速度及总量，保持出入量平衡；氧气应用，但对于依赖动脉导管开放方能维持体肺循环的重症先天性心脏病，不宜应用高浓度氧，以避免动脉导管关闭。

（三）重病监护

1. 置患儿头高脚低位，头部抬高 20°～30°，衣被宽松，以利胸廓自由扩张。

2. 维持营养供应，喂奶宜少量多次，呼吸困难不能吸吮者可给予鼻饲，能吸吮者，奶头孔宜小，以防呛奶而吸入气管。

3. 给予吸氧，供氧时应注意温、湿度。给氧浓度一般为 30%～40%，肺水肿严重者，湿化瓶内装 50% 酒精，有利于减轻肺水肿、改善呼吸困难。

4. 用心电监护仪，监测呼吸、心率、血氧饱和度。

5. 用微量输液泵控制液体入量，以免加重心肺负荷。

6. 患儿烦躁哭闹时，遵医嘱给予镇静剂以降低氧耗。一般用地西泮或苯巴比妥，极度烦躁不安者，可肌内注射吗啡 0.1 mg/kg。

7. 洋地黄类药物治疗时的监护：①洋地黄的治疗量与中毒量相近，用药时必须仔细复核剂量，密切观察洋地黄中毒反应，如心动过缓、心律失常、恶心、呕吐、嗜睡、昏迷等。②应用洋地黄前，必须测心率。如心率＜140次/分，与医师联系以确定是否继续用药。③观察应用洋地黄效果，如用药后心率减慢，肝脏缩小，呼吸困难与发绀改善，尿量增加，浮肿消退，表示有效；若用药后心衰未减轻或反而加重，应仔细分析是否为药量不足，及时与医师联系，采取相应措施。

8. 患儿应用利尿剂后应记录 24 小时出入量，观察有无低钾表现。如有精神萎靡、四肢无力、腹胀、呼吸表浅，及时通知医师。

9. 严密观察病情变化，置患儿于重症监护室，24 小时专人护理，发现变化及时处理。

10. 呼吸衰竭时，应用机械呼吸，按其护理常规监护。

（四）洋地黄制剂应用

新生儿心衰多为急性的和严重的，因此多采用洋地黄化法治疗，但易发生中毒，因此剂量应减少，尤其对于早产儿。

1. 洋地黄制剂选择

目前多推荐地高辛，作用可靠，吸收排泄迅速，长期维持用药不易发生中毒，较安全。可口服或静脉注射，应用方便。

2. 用法及剂量

洋地黄化法：适用于急、重症心力衰竭者。①剂量：地高辛静脉注射量为口服量的 2/3~3/4。②用法：首次为洋地黄化量的 1/3~1/2，余量分 2~3 次，每隔 4~8 小时 1 次。末次给药后 12 小时开始应用维持量，剂量为洋地黄化量的 1/4，分 2 次，每 12 小时 1 次。

3. 疗效观察

应用洋地黄过程中观察心率、呼吸、肝脏大小、尿量及全身情况是否改善，根据病情随时调整剂量。

4. 洋地黄中毒

新生儿尤其早产儿较年长儿更容易发生洋地黄中毒。心肌炎症、缺血、电解质紊乱（低血钾、低血镁、低血钙）、缺氧、肝肾功能不全都增加洋地黄的毒性作用。由于总剂量很小，应严防误服过量药物。对可疑及或确诊洋地黄中毒者的处理：①立即停药；②血清地高辛浓度测定：正常婴儿的地高辛浓度应 ＜2 ng/mL，＞3 ng/mL 可出现中毒症状；③血清电解质测定：测血清中钠、钾、氯及镁、钙的浓度，及时纠正电解质紊乱；④心律失常。a. 异位心律：常规 0.1%~0.3% 氯化钾静脉滴注，根据血钾浓度及心电图表现调节补钾总量。频发异位心律或快速心律，首选药物为苯妥英钠，每次 2~3 mg/kg，溶于生理盐水或注射用水中 3~5 分钟静脉缓注，15 分钟重复 1 次，效果不显可选用其他抗心律失常药物如普罗帕酮等。b. 缓慢心律：心动过缓可应用阿托品，每次 0.01~0.03 mg/kg。Ⅰ度房室传导阻滞者在密切观察下仍可补钾。对于高度房室传导阻滞者，应用异丙肾上腺素以每分钟 0.15~0.2 μg/kg 静脉滴注，必要时行临时心脏起搏，同时需纠正电解质紊乱；⑤抗地高辛抗体的应用。

（五）β肾上腺能受体兴奋剂

1. 多巴胺

其作用随剂量不同而异，低浓度［3～5 μg/（kg·min）］时具有增加心肌收缩力及肾血管扩张作用，使心排血量增加；而高浓度［＞10 μg/（kg·min）］时使心率增快，血管收缩，心排血量减少。

2. 多巴酚丁胺

有较强增加心肌收缩力作用，增加心排血量，仅有少许增加心率及血压的作用。该制剂作用迅速，持续时间短，常和多巴胺联合应用治疗心力衰竭及心源性休克。剂量每分钟 5～10 μg/kg。

3. 异丙肾上腺素

有增加心肌收缩力及心排血、扩张周围血管的作用，但有增加心率的不良反应。适用于濒死状态伴心衰及完全性房室传导阻滞的患儿。剂量：每分钟 0.1～0.2 μg/kg，根据药物反应而随时调整剂量。

4. 肾上腺素

增加心肌收缩力及心排血量，有收缩外周血管增加外周阻力不良反应，可用于治疗心肺转流后低心排状态。

（六）扩血管药物

1. 硝普钠

直接扩张小动、静脉平滑肌。每分钟 0.5～5 μg/kg 静脉持续泵注，自小剂量开始，需密切监测血压变化，作用快，半衰期仅 1～2 分钟，对新生儿应慎重应用，持续应用时间不超过 48 小时。常用于心脏直视手术后肺动脉高压、肺淤血和肺水肿等患儿。

2. 硝酸甘油

每分钟 0.5～10 μg/kg，持续静脉滴注，可增加静脉血管容量，使增高的心室充盈压及左心室舒张末压（心室前负荷）降低，以减轻肺淤血及水肿，常用于心脏直视手术后的患儿。

3. 妥拉唑啉

首剂负荷量为 1～2 mg/kg，溶于葡萄糖液中 30 分钟静脉缓注，如有效，以后每 1 mg/kg负荷量以每小时 0.16 mg/kg 维持静脉滴注，最好由头皮静脉滴入，用于治疗新生儿肺动脉高压特别有效。

4. 卡托普利

每次 0.1～0.5 mg/kg，每 6～12 小时 1 次，口服，常用于左向右分流先天性心脏病所引起的心衰、主动脉缩窄手术后高血压等（见血管紧张素转换酶抑制）。

（七）血管紧张素转换酶抑制（ACEI）

通过抑制 ACE，减少血管紧张素Ⅱ的产生，从而扩张外周小动脉和静脉，减轻心室前后负荷，对先心病并发心衰、心肌病等常选择该制剂，常用为卡托普利、依那普利等。

（八）磷酸二酯酶抑制剂

通过 cAMP 介导增加心肌收缩力，并扩张外周血管，因而可用于心衰的治疗，目前应用的为氨力农及米力农，后者作用较前者强约15倍。氨力农的用量为 $5 \sim 15$ μg/（kg·min），米力农为 $0.4 \sim 1.2$ μg/（kg·min）。

（九）利尿剂

通过利尿作用减少血容量，使回心血容量减速少以降低左心室充盈压，从而减轻前负荷。常用短时、快速利尿剂呋塞米或依他尼酸，口服量为 $2 \sim 3$ mg/（kg·d），静脉注射 1 mg/（kg·d），长期应用者选用氯噻嗪 $2 \sim 3$ mg/（kg·d）或氢氯噻嗪 $2 \sim 5$ mg/（kg·d），加服螺内酯（安体舒通），以减少失钾。

（十）药物控制动脉导管开放与闭合

1. 前列腺素 E_1（PGEl）

治疗依赖动脉导管开放方能维持生命的重症新生儿心脏病，以纠正低氧血症及通过动脉导管维持右向左分流，保证降主动脉血供。适应证：①左心梗阻性病变，左心室发育不良、婴儿主动脉缩窄、主动脉弓中断；②完全性大血管错位；③右心室流出道梗阻性先天性心脏病。剂量：每分钟 $0.05 \sim 0.2$ μg/kg，有效后减量，一般用数日，用至外科手术前。主要并发症：心动过缓、呼吸暂停、一过性低血压等。

2. 吲哚美辛

为前列腺素 E 合成酶抑制剂。剂量：每日 $0.1 \sim 0.2$ mg/kg，每 $8 \sim 12$ 小时 1 次，口服。有效后停服，总量不超过 0.6 mg/kg。主要并发症：一过性肾功能不全、消化道出血等。肾功能不全、出血性素质、高胆红素血症（ > 205 μmol/L）、血小板减少者禁用。

（十一）介入性导管术

1. 球囊房隔造口术（BAS）

治疗完全性大动脉错位、左右心梗阻等重症先天性心脏病引起的低氧血症及心力衰竭。

2. 球囊主动脉瓣成形术及球囊主动脉成形术

治疗重症主动脉瓣狭窄及主动脉缩窄引起的顽固性心力衰竭。球囊肺动脉瓣成形术治疗重症肺动脉瓣狭窄，缓解右心衰竭。

（十二）外科手术

可行姑息术及根治术，纠正重症先天性心脏病患儿的异常血流动力学。

（十三）心源性休克（周围循环衰竭）

需急诊处理。

三、护理要点

（一）评估观察要点

1. 评估、呼吸、心率是否规则，并及时报告医生做进一步检查。

2. 做好家长和患儿的安抚，观察患儿的反应。

3. 观察患儿用药反应，应用洋地黄类过程中注意，有异常及时报告医生处理。

（二）护理问题

1. 恐惧（家长）

与病情危重及预后不良有关。

2. 营养失调，低于机体需要量

与患儿摄入不足有关。

3. 气体交换受损

与心衰呼吸困难有关。

（三）护理措施

1. 患儿卧床休息，以减轻心脏负荷、减少氧和能量的消耗。年长儿取半坐位，以减轻腹腔内容物对膈肌的压力，减少下肢静脉回流，使呼吸困难减轻。

2. 应保持居室安静，空气清新。多给患儿以深沉的爱抚，并做好家长和患儿的劝慰工作。随时到床前巡视，密切观察患儿的反应。按时测量呼吸、脉搏、血压和体重。患儿哭闹烦躁时，遵医嘱酌情给予镇静剂。患儿的梳洗、饮食、大小便等均需护理人员协助。同时注意务使患儿的情绪保持稳定，切不可兴奋，以免加重心脏负担，甚至使心搏骤停。

3. 饮食应以低盐为主，少食多餐，高维生素高营养，且易消化。每日钠盐应控制在 0.5～1 g，以尽量减少体内水钠潴留。有便秘的患儿可口服果导片或开塞露肛门内塞入，鼓励患儿多吃青菜、水果以利排便。新生儿和小婴儿呼吸困难严重时可采用鼻饲，以免疲劳。不能进食，需要静脉输液时，应严密观察。

4. 观察患儿有无突然呼吸困难加重、心率快、呕吐、烦躁、多汗、面色苍白（或青紫）、肝肿大等心衰表现，如出现呼吸困难、咳嗽、咯血、缺氧明显、肺水肿等为左心衰竭，如下肢或全身水肿、肝肿大、颈静脉怒张等为右心衰竭。发现异常及时通知医生。

5. 应用洋地黄制剂必须询问患者，曾否用过洋地黄制剂治疗，有无毒性反应，若 2 周前用过同类的药物而心衰未纠正者，可继续用药，但必须严密观察其毒性反应。

（1）给药前应认真数足一分钟脉搏，并注意节律、强弱，若心率过缓，或突然加快，或变为不规则，应立即向医生反映，考虑是否停药。

（2）给药前应准确执行医嘱，并详细记录给药时间、剂量、方法。

（3）洋地黄的毒性反应：如心动过缓、心律失常、恶心、呕吐及神经系统症状，如嗜睡、视物模糊等。

（4）使用洋地黄过程中，避免使用钙剂，因钙剂与洋地黄有协同作用，可促使洋地黄中毒。如使用洋地黄时，患儿出现低钙抽搐，应先用镇静剂，然后在严密观察下静脉缓慢滴注或口服适量钙剂，决不可从静脉直接注射。

（5）洋地黄应避免与利血平合用，因利血平可增强洋地黄敏感性，而发生洋地黄中毒。

（6）静脉给予洋地黄针剂注射时，应加入 25%～50% 葡萄糖液 20～40 mL 缓慢推注，注射时间每次不得少于 10 分钟，注射时如患者出现心悸、恶心、呕吐，应当立即停止注入。每次注毕，应让患儿绝对卧床休息半小时以上，勿下床大小便，以免发生意外。

（7）洋地黄类药物应用后的有效指标是：心率减慢，肝脏缩小，气急改善，安静，食欲好转，尿量增加。

（8）应用洋地黄类药物后，心衰症状未见减轻或加重，应分析原因，药量是否准确，是否按时给予，有否呕吐，并及时和医生联系采取相应措施。

6. 使用利尿药时的护理。应用呋塞米或依他尼酸静注后，10～20分钟显效，维持6～8小时，故利尿剂应早给以免夜间排尿。用利尿剂患儿应测体重，并记录24小时出入量。进食含钾丰富的食物，如香蕉、橘类、绿叶蔬菜等。观察低钾表现，低钾易发生洋地黄中毒，注意患儿有否四肢无力、腹胀、心音低钝、精神萎靡及心律失常等情况，应及时通知医生，给予相应处理。

四、出院指导

1. 积极去除病因，如根据病因不同给予抗风湿、控制肺部炎症。

2. 有先天性心脏病给予手术矫治，二尖瓣狭窄者可做单纯分离术，严重者可考虑换瓣治疗。有心律失常引起者，行抗心律失常治疗等。

3. 患儿应避免过劳，防止受凉，出院后定期门诊复查。

（仇杰　官亚楠　郎晓）

第二节　新生儿休克

休克是由多种原因引起的周身器官微循环障碍，是导致组织细胞缺血缺氧、代谢紊乱和脏器功能损害的临床综合征。在新生儿期，休克是继呼吸衰竭之后的第二个最常见死亡原因之一。特点是病因复杂，病情进展迅速，早期症状不明显，治疗困难，预后凶险。

一、病情评估

（一）临床表现

新生儿休克分休克前期及休克期。休克前期为代偿期，患儿出现心率加快、呼吸加快，血压正常但脉压大，体温正常；随病情进展，进入休克期，由代偿进入失代偿，患儿表现面色苍白、皮肤发花、血压下降、尿少甚至无尿，严重者出现DIC。

（二）实验室检查

1. 血常规检查，包括白细胞分类计数、血小板计数、血细胞比容及血红蛋白含量。如能做系列检查则意义更大。

2. 葡萄糖筛查试验，血尿素氮、肌酐及血镁、血钙水平检查，如异常应适当相应处理。

3. 应在抗生素应用前抽血行血培养。

4. 动脉血气分析。新生儿休克时行毛细血管血气分析不可靠。

5. 如怀疑 DIC，应行凝血检查。

6. 其他的特殊检查以确定或排除休克的病因。

7. 常规摄胸片。

8. 如怀疑颅内出血应行头颅超声或 CT 检查。

9. 超声心动图检查评价心脏的结构及功能。

10. 怀疑心律失常应行心电图检查。

11. 必要时行中心静脉压测定，帮助休克的诊断及治疗。

二、急救措施

（一）扩容纠酸

一旦诊断休克，应立即给予扩容，常用生理盐水，对低血容量休克、创伤和术后休克，扩容量可适当增加。对急性失血性休克在生理盐水积极扩容后，如血细胞比容＜0.3可予以输血。同时根据血气分析结果纠正酸中毒。

（二）血管活性药物的应用

经扩容治疗后，应及时使用血管活性药物，新生儿休克交感神经兴奋，血管收缩，常用血管扩张剂。对晚期休克、血管扩张剂应用无效者，可使用血管收缩剂。常用的血管活性药物有多巴胺、多巴酚丁胺、山莨菪碱、异丙肾上腺素及肾上腺素。

（三）脏器功能不全的治疗

新生儿休克常伴肺损伤，可在短时间内发生呼吸衰竭或肺出血而死亡。因此休克时需密切观察呼吸情况，一旦出现困难，或呼吸节律改变、呼吸暂停，应尽快使用机械通气，不必等到血氧饱和度＜85% 或 PaO_2 ＞60 mmHg。休克患儿常伴有心功能不全，可发生在休克早期，在开始抢救休克时就要注意保护心功能。可给予多巴酚丁胺增强心肌收缩力。对休克患儿可早期使用肝素，也可使用天然抗凝血剂抗纤维蛋白溶解酶Ⅲ中和过量的凝血酶，防治 DIC。

（四）病因治疗

对低血容量休克应积极纠正血容量，对感染性休克要积极抗感染，增强机体抗病能力，心源性休克要治疗原发病，增强心肌收缩力，减少心脏前后负荷。

（五）其他治疗

糖皮质激素具有明显的抗感染作用，以往在严重休克时常使用糖皮质激素，并且剂量较大，但大量的临床研究显示糖皮质激素治疗组与对照组预后并无显著差异，而且糖皮质激素治疗还可导致感染、消化道出血等严重并发症。因此一般休克不宜使用糖皮质激素，只限于有肾上腺皮质功能不全、重症病毒性心肌炎引起的心源性休克等的患儿。休克时内源性阿片类物质（如 β 内啡肽）释放增加，使血管扩张，血压下降，纳洛酮可拮抗 β 内啡肽介导的休克。其他一些临床上试用的药物包括一氧化氮合酶抑制剂、肝细胞生长因子、抗 TNF 和 TNF 受体抗体及白介素－1 受体拮抗剂等。

三、护理要点

（一）评估观察要点

1. 了解患儿是否有严重的基础心脏病表现。

2. 了解患儿母亲是否有产时失血，患儿出生时有无缺氧。

（二）护理问题

1. 组织灌流量改变

与有效循环血量减少有关。

2. 心输出量减少

与失血有关。

3. 有感染的危险

与免疫功能降低、组织损伤、营养不良有关。

4. 气体交换受损

与肺组织灌流量不足有关。

5. 潜在并发症

多器官系统衰竭（MSOF）。

（三）护理措施

1. 保持环境安静，减少患儿哭闹，避免不必要的搬动和刺激，应取平卧位或中凹位，注意保暖。

2. 保证营养供给：禁食者给予静脉营养补液治疗，准确记录出入量，尤其是尿量如果连续 8 小时 <1 mL/（kg·h）应立即报告医生积极处理。

3. 尽快消除休克原因，如止血，包扎固定，镇静、镇痛（有呼吸困难者禁用吗啡），抗过敏，抗感染。

4. 维持有效通气功能

（1）改善通气、合理吸氧，必要时使用呼吸机辅助通气，纠正患儿缺氧状态。

（2）保持呼吸道通畅，及时吸痰，必要时用雾化吸入，有支气管痉挛可给氨茶碱、氢化可的松，药物剂量遵医嘱执行，如出现喉头梗阻时，行气管切开。

5. 遵医嘱及时正确给药

快速建立多条静脉通道，尽快补足血容量，纠正循环不足状态；正确配制和使用血管活性药物，并严防药液外渗，观察用药效果及不良反应；合理安排输液顺序，应遵循补液原则，即先快后慢、先盐后糖、先晶体后胶体，见尿补钾。

6. 密切观察病情变化

监测脉搏、心率、呼吸、血压、动脉血气及意识瞳孔的变化。注意皮肤弹性、色泽及肢端温度，如面色苍白、口唇或指甲发绀，说明微循环血量不足或淤滞；胸前或腹壁有出血点时，应警惕 DIC 的发生，如四肢厥冷表示休克加重应保暖。

四、出院指导

1. 指导家长合理喂养。

2. 注意保暖，预防感冒，防止感染。

3. 按时预防接种，指导家长定期随诊。

（仉杰　郎晓　官亚楠）

第十一章　新生儿消化系统急重症

第一节 新生儿坏死性小肠结肠炎

新生儿坏死性小肠结肠炎（NEC）为一种获得性疾病，是多种原因引起的肠黏膜损害，使之缺血、缺氧，导致小肠、结肠发生弥漫性或局部坏死的一种疾病。主要在早产儿或患病的新生儿中发生，以腹胀、便血为主要症状，其特征为肠黏膜甚至为肠深层的坏死，最常发生在回肠远端和结肠近端，小肠很少受累。腹部X线平片部分肠壁囊样积气为特点，本症是新生儿消化系统极为严重的疾病。

一、病因

1. 肠道供血不足

如新生儿窒息、肺透明膜病、脐动脉插管、红细胞增多症、低血压、休克等。

2. 饮食因素

如高渗乳汁或高渗药物溶液可损伤肠黏膜，食物中的营养物质有利于细菌生长和碳水化合物发酵产生氢气。

3. 细菌感染

如大肠杆菌、克雷伯杆菌、铜绿假单胞菌、沙门菌、梭状芽孢杆菌等过度繁殖，侵入肠黏膜造成损伤，或引起败血症及感染中毒性休克加重肠道损伤。

二、病情评估

（一）临床表现

男婴多于女婴，以散发病例为主，无明显季节性，出生后胎粪正常，常在生后2~3周发病，以2~10天为高峰，在新生儿腹泻流行时NEC也可呈小流行，流行时无性别、年龄和季节的差别。

1. 腹胀和肠鸣音减弱

患儿先有胃排空延迟，胃潴留，随后出现腹胀，轻者仅有腹胀，严重病例症状迅速加重，腹胀如鼓，肠鸣音减弱，甚至消失，早产儿NEC腹胀不典型，腹胀和肠鸣音减弱是NEC较早出现的症状，对高危患儿要随时观察腹胀和肠鸣音次数的变化。

2. 呕吐

患儿常出现呕吐，呕吐物可呈咖啡样或带胆汁，部分患儿无呕吐，但胃内可抽出含咖啡或胆汁样胃内容物。

3. 腹泻和血便

开始时为水样便，每天5~6次至10余次不等，2天后为血样便，可为鲜血，果酱样或黑便，有些病例可无腹泻和肉眼血便，仅有大便隐血阳性。

4. 全身症状

NEC 患儿常有反应差、神萎、拒食，严重者面色苍白或青灰、四肢厥冷、休克、酸中毒、黄疸加重，早产儿易发生反复呼吸暂停、心率减慢、体温正常或有低热，或体温不升。

（二）检查

1. 周围血象

白细胞计数增高，分类核左移，血小板减少。

2. 血气分析和电解质测定

可了解电解质紊乱和酸中毒程度，指导液体和静脉营养液的治疗。

3. 粪便检查

外观色深，隐血阳性，镜检下有数量不等的白细胞和红细胞，大便细菌培养以大肠杆菌，克雷伯杆菌和铜绿假单胞菌多见。

4. 血培养

如培养出的细菌与粪培养一致，对诊断 NEC 的病因有意义。

5. 腹部 X 线平片检查

X 线平片显示部分肠壁囊样积气对诊断 NEC 有非常大的价值，要多次随访检查，观察动态变化。

（三）诊断

存在引起本病危险因素的小儿，一旦出现相关的临床表现及 X 线检查改变，即可做出较肯定的诊断。

三、急救措施

以禁食、维持水电解质和酸碱平衡、营养支持及对症治疗为主。近年来由于广泛应用全静脉营养，加强支持疗法，使本病的预后大大改善。

1. 禁食

（1）禁食时间：一旦确诊应立即禁食，轻者 5 ~ 10 天，重者 10 ~ 15 天或更长。腹胀明显时给予胃肠减压。

（2）恢复进食标准：腹胀消失，大便潜血转阴，腹部 X 线平片正常，一般状况明显好转。如进食后患儿又出现腹胀、呕吐等症状，则需再次禁食。

（3）喂养品：开始进食时，先试喂 5% 糖水，2 ~ 3 次后如无呕吐及腹胀，可改喂稀释的乳汁，以母乳最好，切忌用高渗乳汁。

2. 静脉补充液体及维持营养

禁食期间必须静脉补液，维持水、电解质及酸碱平衡，营养支持。

（1）液量：根据日龄每日总液量为 100 ~ 150 mL/kg。

（2）热量：病初保证每日 209.2 kJ/kg，以后逐渐增加至 418.4 ~ 502.1 kJ/kg。其中 40% ~ 50% 由碳水化合物提供，45% ~ 50% 由脂肪提供，10% ~ 15% 由氨基酸提供。

（3）碳水化合物：一般用葡萄糖周围静脉输注。

（4）蛋白质：输注氨基酸的主要目的是在保证热量的前提下，有利于蛋白质的合成。

（5）脂肪：常用10%脂肪乳注射液输注。

（6）电解质：应监测血电解质浓度，随时调整。

（7）其他：各种微量元素及维生素。

3. 抗感染

常用氨苄西林及阿米卡星，也可根据培养药敏选择抗生素。

4. 对症治疗

病情严重伴休克者应及时治疗，扩容除用2：1含钠液外，还可用血浆、白蛋白、10%低分子右旋糖酐。

5. 外科治疗指征

肠穿孔、腹膜炎症状体征明显，腹壁明显红肿或经内科治疗无效者应行手术治疗。

四、护理要点

（一）评估观察要点

1. 初始评估

（1）患儿出生前和出生时的情况，是否有肠道畸形，是否存在营养不良。

（2）是否存在遗传或者传染病等。

（3）观察体温、呼吸、皮肤颜色及神志变化，注意病情发展。

（4）观察大便情况，有无隐血或肉眼血便。

（5）观察腹部饱满情况和胃引流液情况。

（6）有无并发症及实验室检查结果。

（7）家长的心理状况，有无焦虑，对该病了解程度。

2. 持续评估

（1）病情是否稳定，感染是否得到控制。

（2）患儿是否舒适。

（3）及时发现并发症早期征象。

（4）做好病情解释，使家长积极配合治疗。

（二）护理问题

1. 体温过高

与细菌毒素有关。

2. 腹胀

与肠壁组织坏死有关。

3. 腹泻

与肠道炎症有关。

4. 体液不足

与液体丢失过多及补液不足有关。

（三）护理措施

1. 监测体温

根据监测的体温结果给予相应的物理降温。

2. 减轻腹胀、腹痛，控制腹泻

（1）立即禁食，肠胀气明显者行胃肠减压，观察腹胀消退情况及引流物色、质、量。观察有无呕吐，呕吐时应头侧向一侧，及时清除呕吐物，保持皮肤及床单元清洁。记录呕吐物的色、质及量。做好口腔护理。

（2）遵医嘱给予抗生素控制感染。

3. 密切观察病情

（1）当患儿表现为脉搏细速、血压下降、末梢循环衰竭等中毒性休克时，立即通知医生组织抢救。迅速补充有效循环血量，改善微循环，纠正脱水、电解质紊乱及酸中毒，补充能量及营养。

（2）仔细观察，记录大便的次数、性质、颜色及量，了解大便变化过程。及时、正确留取大便标本送检。每次便后用湿巾擦净臀部并涂护臀膏等，减少大便对皮肤刺激，保持臀部皮肤的完整性。

4. 补充液体，维持营养

（1）恢复喂养：禁食期间以静脉维持能量及水、电解质平衡，腹胀消失、大便潜血转阴后逐渐恢复饮食。恢复喂养从水开始，开始只喂开水或5%葡萄糖水。喂2～3次后，如无呕吐或腹胀，再喂母乳，若喂奶粉，从1∶1浓度开始，初为3～5 mL，以后每次递增2 mL，逐渐增加浓度及奶量。在调整饮食期间继续观察腹胀及大便情况，发现异常立即与医生取得联系。

（2）补液护理：建立良好的静脉通路，合理安排滴速；准确记录24小时出入量。

5. 术后造瘘的护理

（1）正确合理佩戴造瘘袋。

（2）更换造瘘袋时，应观察造口处肠黏膜血运是否良好、皮肤颜色是否红润及外露肠管的长短是否正常，如有颜色暗紫色或发黑，肠管外露部分明显增长需通知医生，及时处理。

（3）控制全身感染，促进局部伤口愈合，为防止伤口污染，应及时消毒擦拭造口周围皮肤，保持造瘘口周围皮肤清洁干燥。

（4）合理喂养，改善营养状况，禁食者给予静脉补液，准确记录出入量，防止水、电解质紊乱。

（5）观察造口有无出血、回缩、缺血坏死，排出粪便的颜色、性质及量，如有异常，通知医生，及时处理。

（四）出院指导

1. 出院前教会家属如何照护患儿，居家生活护理知识。

2. 注意饮食卫生，指导家长正确喂养。

3. 定时新生儿专科随访。

（姬生芹　崔建民　郝文娟）

第二节　新生儿肠梗阻

新生儿是指从脐带结扎到生后 28 天内的婴儿。新生儿肠梗阻是指新生儿肠腔内容物的正常运送受阻，导致部分或完全不能通过，引起全身性生理功能紊乱。发病率高于 1‰，是新生儿急腹症的主要原因，也是围产期婴儿死亡的重要原因之一。

一、病因

根据梗阻发生的原因，可以分为机械性肠梗阻和麻痹性肠梗阻两类。前者临床最常见。

（一）消化道畸形

胚胎发育阶段发育不全导致新生儿消化道畸形可造成机械性肠梗阻，如先天性肠闭锁、先天性肠狭窄、十二指肠闭锁、先天性巨结肠、先天性肠旋转不良、肠粘连等。

（二）动力性肠梗阻

新生儿还可因肠管神经功能异常引起肠管蠕动功能紊乱，产生动力性肠梗阻。梗阻可发生在肠管的任何部位，可由于肠腔病变，如肠管里的粪块堵塞；肠壁本身病变如肠壁发炎、水肿导致狭窄、肠壁肿瘤、肠管套叠或肠管外的因素等。

二、病情评估

（一）临床表现

主要表现为慢性，反复发作或持续性，阵发性加剧的肠梗阻综合征，新生儿症状较重，持续时间长。

1. 机械性肠梗阻

新生儿主要表现为哭闹、呕吐、肛门停止排便或排气、腹胀拒碰触、腹部包块等典型消化道症状。如果发生肠套叠，可排出红色果酱样便。

2. 原发性动力性肠梗阻

主要表现为亚急性、慢性、反复发作性，或呈持续性、阵发性加剧的肠梗阻综合征，呕吐、腹胀、便秘为主要症状，时轻时重，轻时呕吐症状减轻，少量排气排便，但腹胀很难消失，患儿由于长期营养吸收不良，均较消瘦，发育矮小，腹部外形膨隆，肠鸣微弱或消失。

3. 继发性动力性肠梗阻

表现多较危重，以腹痛、腹胀、呕吐及不排便为主，起病时的症状则根据引起肠麻痹的病因而异，麻痹形成后就有全腹膨胀，肠鸣音稀少或消失，新生儿可因腹胀引起呼吸困难，早期多无呕吐，腹胀加重后则出现呕吐，内含大便样物，排便次数减少，直至不能排气排便。

（二）辅助检查

1. 实验室检查

常规检查白细胞计数，血红蛋白，血细胞比容，二氧化碳结合力，血清钾、钠、氯，尿常规、便常规等。梗阻早期一般无异常发现。

2. X 线检查

胃肠钡餐透视是除外机械性肠梗阻的重要手段。动力性肠梗阻，可见近段肠管扩张及钡剂停滞不前的现象，摄立位及卧位平片可见小肠及结肠均匀扩张充气，有液平面，如果不能决定充气肠袢是否为结肠，可用少量钡剂低压灌肠，如证实结肠充气扩张，则肠麻痹的诊断可以确定。机械性肠梗阻在梗阻发生后的 4~6 小时，腹部 X 线平片上即可见胀气的肠袢及多数高低不等的气液平面，如立位腹部 X 线平片表现为一位置固定的咖啡豆样肠积气影，应警惕有肠绞窄的存在。

（三）诊断

根据新生儿自出生后即开始有肠梗阻症状、结合临床表现及相关检查，多可明确诊断。肠梗阻的诊断应判断是否肠梗阻、是机械性肠梗阻还是动力学肠梗阻、是单纯性肠梗阻还是绞窄性肠梗阻、是完全性肠梗阻还是不完全性肠梗阻、是什么原因引起的肠梗阻等。

三、急救措施

1. 机械性肠梗阻

多需外科手术治疗，如新生儿因消化道畸形造成机械性肠梗阻，应手术修复畸形。

2. 动力性肠梗阻

多行内科保守治疗，针对原发病给予治疗。一般均采用非手术疗法如禁食、胃肠减压；肾囊封闭可以预防严重腹胀。应用新斯的明促进肠蠕动。肛管排气，小量 2% 肥皂水或小量 3% 氯化钠溶液灌肠等刺激结肠活动，也有助于减轻腹胀。静脉营养对各类动力性肠梗阻患儿非常重要。

3. 假性肠梗阻

胃肠道运动可以随营养状况的好转而改善，随着营养不良的发展而恶化。营养支持可使患儿能够正常发育，减少并发症，尽可能缓解症状。某些患儿需部分或全部胃肠外营养。

四、护理要点

（一）评观察要点

1. 手术史、健康史及相关因素。

2. 全身有无呕吐、脱水或休克征象。

3. 腹部有无压痛，有无腹膜刺激征，评估出入量情况。

4. 了解手术的方式，术中出血，输血，麻醉等情况。

5. 生命体征，意识状态，疼痛情况。

6. 排气、排便胃肠功能恢复情况。

7. 切口情况，有无渗血渗液，术后是否留置管路，妥善固定。

8. 有无并发症发生。

（二）护理问题

1. 营养失调，低于机体需要量

与腹胀少量进食有关。

2. 潜在并发症

腹腔感染、肠瘘、肠坏死，伤口感染。

（三）护理措施

1. 术前护理

（1）无休克时保持低半卧位，有利于减轻腹部张力，缓解腹胀，减轻肠梗阻致肠腔积液积气带来的不适，改善呼吸和循环，有休克时取平卧位并头偏向一侧，防止呕吐发生的窒息和吸入性肺炎。

（2）禁食期间遵医嘱给予每两小时胃肠减压，每天一次肛管排气，注意观察回抽胃管时胃液的量、颜色、性质并做好记录，是否有积气等情况。并观察大便、肛管排气的气体量等，减少肠道积液和积气。

（3）密切观察患儿病情、生命体征、SPO$_2$、尿量、四肢末梢循环及腹胀情况，至少每班测量一次腹围，前后对比评估腹胀是否好转并做好记录。定时称体重，评估患儿生长发育情况。

（4）遵医嘱静脉输液补充患儿生长所需的水分及电解质，必要时复查电解质，发现钾低时可给予静脉补充和口服给钾，输液过程中应密切观察和准确记录出入量，合理补液。

（5）肠梗阻缓解后 12 小时，方可开奶，长期禁食者需补充静脉营养。

（6）保守治疗 如果症状缓解可继续观察病情变化，如不缓解应进行手术。

2. 术后护理

（1）体位和活动：麻醉消失前取去枕平卧头偏向一侧，麻醉消失，生命体征正常后取半卧位，早期勤给予患儿翻身，促进肠蠕动，防止肠粘连。

（2）胃肠减压和肛管排气：手术后禁食和持续胃肠减压 2~3 日，保证引流通畅，禁食期间给予静脉输液，维持水、电解质的平衡。待肠蠕动恢复正常、肛门排气后，可给予拔出胃管和停止肛管排气，给予少量多餐进食。

（3）做好切口和引流管的护理：注意观察切口的敷料有无渗液或感染，一般手术后 3 日更换敷料，并注意观察切口有无感染征象，保证引流管固定好、通畅、无打折，注意观察引流液的量、性质、颜色，若无特殊，一般 2~3 天可协助医生拔管。

（4）术后注意观察是否有切口感染、粘连性肠梗阻、腹腔感染、肠瘘等并发症，应注意有无发热、腹胀、腹痛或切口红肿、有无粪臭味液体流出等，一旦发现通知医生，及时处理。

（四）出院指导

1. 合理喂养，注意患儿腹部变化。

2. 保持大便通畅，有腹胀等情况及时就诊。

3. 按时随访。

（姬生芹　郝文娟　崔建民）

第三节　先天性直肠肛门闭锁

肛门先天性闭锁又称低位肛门直肠闭锁，由于原始肛发育异常，未形成肛管，致使直肠与外界不通。

一、病因和发病机制

肛门闭锁属于中位畸形，临床常见。由于原始肛发育障碍，未向内凹入形成肛管。直肠发育基本正常，其盲端在尿道球海绵肌边缘，或阴道下端附近，耻骨直肠肌包绕直肠远端。会阴往往发育不良，呈平坦状，肛区为完整皮肤覆盖。可合并尿道球部、阴道下段或前庭瘘管。

二、病情评估

（一）临床表现

患儿出生后无胎粪排出，很快出现呕吐、腹胀等肠梗阻症状，局部检查，会阴中央呈平坦状，肛区部分为皮肤覆盖。部分病例有一色素沉着明显的小凹，并有放射皱纹，刺激该处可见环肌收缩反应。婴儿哭闹或屏气时，会阴中央有突起，手指置于该区可有冲击感，将婴儿置于臀高头低位在肛门部叩诊为鼓音。

（二）诊断

出生后无胎粪排出，肛区为皮肤覆盖，哭闹时肛区有冲击感。倒置位 X 线侧位片上，直肠末端正位于耻尾线或其稍下方，超声波、穿刺法测得直肠盲端距肛区皮肤 1.5 cm 左右。

三、急救措施

确诊后应尽早行手术治疗，一般施行会阴肛门成形术，也可采用骶会阴肛门成形术。

1. 切口

在会阴中央或可激发环形收缩区的中间，做 X 形切口，长约 1.5 cm。切开皮肤，翻开 4 个皮瓣，其下方可见环形外括约肌纤维。

2. 寻找游离直肠盲端

用蚁式血管钳经括约肌中间向深层钝性分离软组织，可找到呈蓝色的直肠盲端，在盲端肌层穿 2 根粗丝线做牵引。因直肠盲端正位于耻骨直肠肌环内，因此应紧贴肠壁向上分离。游离盲端约 3 cm，使直肠能松弛地拉至肛门口。游离直肠一定要有足够的长度，如不充分游离而勉强拉下缝合，术后极容易发生肠壁回缩，造成瘢痕性狭窄。分离时还应避免损伤尿道、阴道和直肠壁。

3. 切开直肠

在直肠盲端做十字形切口切开，用吸引器吸尽胎粪，或让其自然流出拭净。注意保护创面，尽量避免污染。如发生污染，应仔细用生理盐水冲洗。

4. 吻合固定

将直肠盲端与周围软组织固定数针，用细丝线或肠线间断缝合肠壁与肛周皮肤 8 ~ 12 针。注意肠壁与皮肤瓣应交叉对合，使愈合后瘢痕不在一个平面上。术后 10 天左右开始扩肛，防止肛门狭窄。

四、护理要点

（一）评估观察要点

1. 患儿一般情况。

2. 呕吐的次数、性质、腹部体征、腹胀程度。

3. 会阴部体征，有无瘘管。

4. 辅助检查结果。

（二）护理问题

1. 腹胀、排便异常

与直肠肛门闭锁有关。

2. 组织完整性受损

与肛门重建后，局部切口未完全愈合有关。

3. 皮肤完整性受损

与术后肠液、粪液刺激造瘘口周围皮肤有关。

4. 有感染的危险

与粪便异常刺激造口，造成逆行感染有关。

5. 知识缺乏

家长缺乏肛门切口护理的知识及肠造瘘术后护理方面的知识。

（三）护理措施

1. 术前护理

（1）立即禁食禁饮，遵医嘱留置胃管，持续胃肠减压，观察引流液颜色、量、性状并记录。给予静脉营养补液治疗，准确记录输入量，观察患儿有无脱水、腹胀、呼吸深快等表现，合理安排补液速度及顺序。

（2）患儿呈低斜坡侧卧位休息，注意保暖。

（3）保持患儿呼吸道通畅，防误吸。

（4）观察患儿生命体征，精神状态，反应，会阴部及肛门局部情况，腹胀程度，呕吐次数，呕吐物性质、量及呕吐方式。

2. 术后护理

（1）严密监测患儿血氧饱和度、心率、呼吸变化，观察患儿意识情况、皮肤黏膜颜色、温度及四肢末梢循环等情况，注意保暖。

（2）保持呼吸道通畅，及时清理呼吸道分泌物，痰液黏稠者给予雾化吸入。

（3）禁食期间严格记录24小时出入量，合理补液，预防水电解质紊乱。

（4）观察患儿腹部体征变化，腹胀有无缓解、肛门排便情况。

3. 肠造瘘患儿做好造瘘口护理

（1）术后24小时内严密观察造口有无出血，回缩脱落、缺血坏死。

（2）使用适宜的造口袋并定期更换。

（3）注意观察造口的颜色、大小、血运以及造口周围的皮肤情况。

（4）保持造口周围皮肤清洁干燥。

（5）及时进行扩肛，防止造口狭窄。

（6）由于肠液及粪便的反复刺激，造口处皮炎所致的表皮缺损是极常见的并发症，发生时可用造口粉外敷，具有促进表皮恢复和收剑、保护作用，减轻痛苦。

（7）保持患儿肛门内清洁干燥，若肛周皮肤发红糜烂，可涂以复方氧化锌油膏或紫草油保护患儿皮肤。

（8）肛门成形术后患儿应取侧卧位或俯卧位休息，充分暴露肛门。通常术后6小时，遵医嘱开奶。

4. 管道的护理

（1）引流管：严格操作，保持引流袋位置低于引流部位，引流袋1周更换1次，有特殊情况随时更换。

（2）保持引流管通畅，定时挤压，避免引流管折叠扭曲。

（3）观察引流液的量、性状、颜色变化，与病情是否相符，每日记录，发现异常，及时与医生联系。

（4）引流管妥善固定，以防滑脱，造瘘术后的患儿应多取瘘口侧侧卧位。

（四）出院指导

1. 教会家属正确佩戴造瘘袋。

2. 加强营养，合理喂养，注意皮肤护理，预防腹泻。

3. 术后定期扩肛。

4. 定期复查，如有腹胀、高热、大便恶臭及时就诊。

（姬生芹　郝文娟　崔建民）

第十二章　新生儿血液系统急重症

第一节 新生儿贫血

新生儿期贫血系指生后 1 周，静脉血血红蛋白 ≤130 g/L，毛细血管 ≤140 g/L。导致新生儿贫血的原因较多，有生理性和病理性之分，婴儿出生后建立了肺呼吸，CO_2 迅速提高，血红蛋白（Hb）的氧释放量大大超过了组织对氧的需要量，因而发生骨髓造红细胞功能的暂时性停顿，即生理性贫血。病理性贫血主要由新生儿出血、溶血、红细胞生成障碍三种原因引起。

一、病情评估

多有家庭史、母亲疾病史或产科病史。早产儿贫血，婴儿除面色稍苍白外，一般无明显症状与体征。部分贫血较重者（多为极低体重儿）可出现持续性心动过速（＞160次/分）、呼吸急促（＞50 次/分）、不吃奶、反应差、易疲乏、体重不增（＜25 g/d）乃至呼吸暂停等提示缺氧的症状与体征。内出血患儿因内出血的器官部位不同可出现相应的症状、体征。

实验室检查：全血细胞计数、网织红细胞及有核红细胞计数、母儿血型检查、抗人球蛋白试验及免疫抗体测定对确诊新生儿溶血病非常重要。

二、急救措施

首先应明确病因，选择相应的治疗措施；其次要了解贫血程度及临床表现，决定是否输血或给予其他治疗。如患儿有早期心功能不全表现，输血可加重心血管负荷，可输浓缩红细胞。溶血者针对导致溶血的机制考虑具体疗法；出血者给予止血疗法、输血疗法等。感染者关键是有效地控制感染。

三、护理要点

（一）评估观察要点
1. 评估患儿家庭史、母亲妊娠史和产科病史。
2. 观察患儿病情变化，协助医师观察贫血的原因。
3. 观察患儿呼吸、心率、精神状态的变化。
（二）护理问题
1. 有感染的风险
与严重贫血有关。
2. 营养不足，低于机体需要量
与患儿摄入不足有关。

3. 气体交换受损

与贫血较重呼吸困难有关。

（三）护理措施

1. 执行新生儿一般护理常规。

2. 避免院内感染，住非感染病室，进行保护性隔离。

3. 保持静卧，减少不必要的刺激。加强营养，喂养困难者可给予鼻饲或咽饲。

4. 观察病情变化，注意贫血有无进展及合并其他疾病，协助医师观察贫血的原因。

5. 掌握输血技术，了解输血反应的原因及表现，并进行观察。根据病情严格掌握输血速度，预防输血所致的并发症。

6. 做好口腔护理及皮肤护理，防止继发感染。

7. 根据贫血程度达中度以上者（即红细胞数少于 $3 \times 10^{12}/L$ 和血红蛋白量低于 90 g/L），必须加强观察。监护注意事项：连续监测血红蛋白，每周 1~2 次。每周血红蛋白 >100 g/L 时，要排除隐匿出血或溶血的可能；早产儿可用配方奶粉喂养，需注意使配方中维生素 E 和不饱和脂肪酸比率≥1；生后 2 周或体重增加 1 倍时，需补充铁剂。

四、出院指导

1. 加强妇女保健和孕期营养。

2. 早产儿、低体重儿 2 个月后补充铁剂。

（董志媛　刘文燕　李峰峰）

第二节　新生儿溶血病

新生儿溶血病（HDN）是指因母、婴血型不合而引起的同族免疫性溶血。在目前已发现的人类 26 个血型系统中，以 ABO 血型不合最常见，其次为 Rh 血型不合。有报道在新生儿溶血病中，ABO 溶血病占 85.3%，Rh 溶血病占 14.6%，MN 溶血病仅占 0.1%。

一、病因和发病机制

人类血型系统有 40 多种，但以 ABO 和 Rh 血型系统母婴不合引起溶血者较为多见，其他如 MNS、Kell、Duffy、Kidd 等血型系统不合引起的溶血病极为少见。

发病机制：胎儿由父亲方面遗传来的血型显性抗原恰为母亲所缺少，在妊娠后期，胎儿血因某种原因进入母体，母体致敏产生相应的 IgM 抗体。如母亲再次怀孕，胎儿血再次进入母体，母体发生次发免疫反应，产生大量 IgG 抗体，通过胎盘进入胎儿，使胎儿、新生儿发生溶血。只要 0.1~0.2 mL 的胎儿红细胞进入母体循环就足以使母亲致敏，特别是反复胎母输血。

二、病情评估

（一）临床表现

母亲既往有不明原因的流产、早产、死产史，或上一胎有新生儿重症黄疸、贫血，或确诊为新生儿溶血病应予警惕，均应注意为血型不合的可能，既往输血史亦有参考价值。

本病的临床症状轻重差异很大。总的说来，轻型病例多为 ABO 抗体型，除有明显的黄疸及轻、中度贫血外，一般情况较好，经过及时的正确治疗预后良好，成长后同正常儿。重度病例常为 Rh 抗体引起的溶血，往往因严重的高胆红素血症而并发核黄疸，甚至胎儿水肿或死胎，预后较差。多数患儿则表现为：

1. 黄疸

Rh 溶血病大多于出生 24 小时内出现黄疸并迅速加重，而 ABO 溶血病除部分较早出现外，多数在生后 2 ~ 3 天出现黄疸。血清胆红素以未结合胆红素为主，有少数患儿可因胆汁淤积而恢复期出现结合胆红素明显升高。

2. 贫血

程度不一，轻者可无明显贫血，严重者血红蛋白可低于 80 g/L，易发生贫血性心力衰竭。部分 Rh 溶血病患儿在 3 ~ 6 周发生晚期贫血，是由于血型抗体在体内持续存在致继续溶血所引起。

3. 肝脾大

轻症无明显增大，重者可有明显肝脾大，多见于 Rh 溶血病，ABO 溶血病肝脾大较轻。

4. 胆红素脑病

重症黄疸可发生胆红素脑病，早产儿尤易发生。一般在生后 2 ~ 7 天，随着黄疸的加深逐渐出现神经系统症状，开始表现为嗜睡、喂养困难、吸吮无力、拥抱反射减弱、肌张力减低；半天至一天后很快出现尖叫、呕吐、前囟隆起、双眼凝视、肌张力增高、角弓反张、惊厥，常有发热；病死率高，存活者逐渐恢复，但常遗留有手足徐动症、听力下降、智能落后、眼球运动障碍、牙釉质发育不良等后遗症。

（二）实验室及其他检查

1. 血常规

红细胞及血红蛋白明显下降，网织红细胞显著增高（10% ~ 60%），有核红细胞增高在 12% 以上，以及成熟红细胞呈球形改变为本病的突出特征。

2. 血胆红素测定

胆红素增长速度快，可以每小时 4.28 ~ 17.1 μmol/L 的速度上升，主要为间接胆红素，生后 2 ~ 3 天可高于 205.2 μmol/L。

3. 血型鉴定

确定有无母子血型妊娠不合。先做母子 ABO 血型鉴定，如婴儿为 O 型或母亲为 AB 型，则排除 ABO 溶血病，再做 Rh 血型测定。

4. 免疫血型抗体测定

免疫血型抗体测定是诊断本病的主要依据，测定婴儿有无已致敏红细胞。

（1）改良直接抗人球蛋白试验：即改良 Coombs 试验，是用"最适稀释度"的抗人球蛋白血清与充分洗涤后的受检红细胞盐水悬液混合，如有红细胞凝聚为阳性，表明红细胞已致敏。该项为确诊实验。Rh 溶血病其阳性率高，而 ABO 溶血病阳性率低。

（2）抗体释放试验：通过加热使患儿血中致敏红细胞的血型抗体释放于释放液中，将与患儿相同血型的成人红细胞（ABO 系统）或 O 型标准红细胞（Rh 系统）加入释放液中致敏，再加入抗人球蛋白血清，如有红细胞凝聚为阳性。它是检测致敏红细胞的敏感试验，也为确诊实验。Rh 和 ABO 溶血病一般均为阳性。

（3）游离抗体试验：在患儿血清中加入与其相同血型的成人红细胞（ABO 系统）或 O 型标准红细胞（Rh 系统）致敏，再加入抗人球蛋白血清，如有红细胞凝聚为阳性。表明血清中存在游离的 ABO 或 Rh 血型抗体，并可能与红细胞结合引起溶血。此项实验有助于估计是否继续溶血及换血后的效果，但不是确诊试验。

5. 产前检查

常规查母亲血型，若为 O 型或 Rh 阴性，应检查父亲血型，及早发现血型不合定期测母血型抗体的升降，O 型母亲的血型抗体 >1:64 时，可能发生 ABO 溶血病。Rh 阴性母亲应在妊娠 16 周测抗体基础水平，28～30 周再次测定，以后每 2～4 周测定 1 次，抗体阳性或效值随妊娠周增长而上升，提示胎儿可能受累。抗体效价达 1:32～1:64 时胎儿受累可较严重。

6. 羊水检查

母前一胎为 Rh 血型不合，本次妊娠母血清 Rh 抗体升高者，可于孕期 28～30 周做羊水检查，测定羊水中胆红素浓度以了解胎儿是否发病。

三、急救措施

（一）产前治疗

1. 提前分娩

既往有输血、死胎、流产和分娩史的 Rh 阴性孕妇，本次妊娠 Rh 抗体效价逐渐升至 1:32 或 1:64 以上，用分光光度计测定羊水胆红素增高，且羊水 L/S > 2 者，可考虑提前分娩。

2. 血浆置换

对血 Rh 抗体效价明显增高，但又不宜提前分娩的孕妇，进行血浆置换，以换出抗体，减少胎儿溶血。

3. 宫内输血

对胎儿水肿或胎儿 Hb < 80 g/L，而肺尚未发育成熟者，可直接将与孕妇血清不凝集的浓缩红细胞在 B 超引导下注入脐血管或胎儿腹腔内，以纠正贫血。

4. 苯巴比妥

孕妇于预产期前 1～2 周口服苯巴比妥，可诱导胎儿 UDPGT 产生增加，以减轻新生儿黄疸。

（二）新生儿治疗

重点是纠正贫血，降低血清胆红素，防止胆红素脑病。注意保暖，纠正缺氧，防止低血糖。

1. 一般治疗

在严密观察黄疸进展的条件下，轻症可行一般治疗，以牛奶喂养。

（1）酶诱导剂：苯巴比妥及尼可刹米均能诱导肝细胞微粒体中葡萄糖醛酸转移酶的活性，加速与间接胆红素结合。两者联合使用可提高疗效。苯巴比妥尚能增加 γ 蛋白，促进肝细胞对胆红素的摄取，用量每日 5~8 mg/kg，尼可刹米每日 100 mg/kg，均分次口服。

（2）白蛋白或血浆：白蛋白可与胆红素结合，以减少未结合胆红素的游离。按 1 g/kg，加 10% 葡萄糖静脉滴注。或用血浆每次 20~30 mL 静脉滴注。

（3）口服或静脉注射葡萄糖：有利于葡萄糖醛酸生成，促进胆红素代谢。

（4）肾上腺皮质激素：具有阻止抗原抗体反应，减少溶血，激活肝酶，增加葡萄糖醛酸与胆红素结合作用。氢化可的松每日 6~8 mg/kg 静脉点滴，或泼尼松每日 1~2 mg/kg 口服。

（5）青霉胺：每日 400 mg/kg，分次口服；或每日 300 mg/kg，分 4 次，静脉注射。

（6）活性炭：活性炭能吸附肠道内的游离胆红素，从而减少胆红素的重吸收。10% 活性炭水溶液每次 5 mL，胃管饲入，每 2 小时 1 次，可连续使用。

2. 光照疗法（光疗）

光疗在处理间接胆红素方面比酶诱导剂作用快，而且疗效好，尤其对未成熟儿效果较好。光照方法有两种：①单面光照；②双面光照。灯管与皮肤间距离为 33~50 cm，光疗时应注意箱内温度保持在 28~33℃，相对湿度为 60%。患儿应裸体进行 24 小时连续照射，总疗程为 48~72 小时。光疗不能阻断溶血的进行，故要注意贫血程度，必要时须适量输血。

光疗中应注意：①随时观察记录黄疸的消失情况，定时查血清胆红素。若胆红素继续升高超过 342 μmol/L，或有核黄疸征象时，应及时考虑换血；②要用黑布或黑纸保护双眼及胸部，以避免眼睛损害及诱发动脉导管未闭，使不显性失水增加，应注意补充；③能引起稀便或呕吐，停止光疗后症状即可消失；④还可引起青铜症，停光疗后如肝功能正常能自行恢复。

3. 换血疗法

换血是抢救严重 HD. 的重要措施，目的是换出抗体和已致敏的红细胞，防止溶血进一步发展；换出胆红素，防止出现核黄疸；纠正贫血，预防多脏器功能衰竭。

（1）换血指征：①产前诊断明确，而新生儿出生时脐带血胆红素 >68.4 μmol/L，血红蛋白低于 120 g/L，并有苍白、水肿、肝脾大、呼吸浅弱和心力衰竭者，需立即换血；②血清未结合胆红素超过 342 μmol/L 者。对于体重较大的 ABO 溶血症患儿，一般情况良好，胆红素超过 427.4 μmol/L 作为换血指征；③凡出现早期核黄疸症状者，不论血清胆红素浓度高低都应换血；④前一胎病情严重者及早产儿，需适当放宽指征。

（2）供血的准备：供血应配制新鲜血。若用库血，库存期不应超过 3 天，使用前放在 35～37℃水浴中 1 小时，每 20 分钟轻轻摇动 1 次以减少血小板的凝集。

（3）血型选择：Rh 血型不合时，采用 Rh 血型同母亲，ABO 血型与婴儿相同的血。ABO 血型不合时，用 O 型血细胞、AB 型血浆等份混悬液，亦可选用抗 A 或抗 B 效价不高的 O 型血液。

（4）换血量：150～180 mL/kg，约为患儿全血量的 2 倍，总量为 400～600 mL。

（5）抗凝剂：常用枸橼酸盐保养液和肝素抗凝，以肝素为佳，但肝素血贮存不得 >24 小时，并且术后须用相当于实际存留肝素量的一半鱼精蛋白进行中和（鱼精蛋白 1 mg = 肝素 1 mg 相当于 125 U）。用枸橼酸盐保养液抗凝时，每换血 100 mL 给 10% 葡萄糖酸钙 1 mL。

（6）换血途径及步骤：多采用脐静脉插管，或因脐带断面愈合不能利用时可行脐静脉切开术。在手术室或清洁环境中，先抽空胃内容物（防止手术中有呕吐以致窒息等），每次抽出和注入血量为 10～20 mL，每换 100 mL 需测静脉压 1 次。正常新生儿静脉压力 8 cmH$_2$O，若静脉压超过 8 cmH$_2$O 时，说明血量过多有充血性心力衰竭的可能，宜多抽少注，以降低静脉压，静脉压过低说明血容量不足，宜少抽多注。每隔 100 mL，给予 10% 葡萄糖酸钙 1 mL 加 25% 葡萄糖 3 mL，缓慢注入避免引起心动过缓。换血时注意心率、呼吸等情况，必要时做心电监护。换血全过程进行顺利需 1～2 小时。换血前后各留血标本 1 次，供测定胆红素及其他化验用。

（7）换血后注意事项：①密切观察病情，术后每半小时测心率及呼吸，2 小时后可改为每 2 小时 1 次，若有异常及时与医生联系；②术后若血红蛋白 <100 g/L，可少量输血。若胆红素量又 >342 μmol/L，可考虑再次换血；③术后禁食 6 小时，开始试喂糖水，若吸吮正常可进行正常喂养。若无异常损失体液情况，不必输液；④注意切口有无出血，保持局部清洁，注意预防感染，必要时加用抗生素；⑤术后 4～5 天拆线，无并发症者可出院，应向家长交代注意观察可能出现的症状，如核黄疸后遗症引起的神经系统表现，后期贫血等，并进行定期追踪复查。

4. 核黄疸的治疗

主要在预防。对已经发生核黄疸者，仍需积极采取措施，降低高间接胆红素血症。

四、护理要点

（一）评估观察要点

1. 了解患儿胎龄、分娩方式、Apgar 评分、母婴血型、体重、喂养情况；患儿体温变化及大便颜色、药物服用情况、有无诱发因素等。

2. 是否贫血：Rh 溶血者一般贫血出现早且重，ABO 溶血者贫血少。

3. 是否肝脾肿大：Rh 溶血者多有不同程度的肝脾肿大。

4. 是否核黄疸：严重并发症分警告期、痉挛期、恢复期、后遗症期。

5. 家长心理状况，对本病病因、性质、护理与预后认识程度，尤其是胆红素脑病家长的心理状况。

6. 黄疸是否消退。

7. 评价光照疗法及换血疗法的效果。

8. 有无并发症发生。

9. 患儿家长能否给予正确照顾。

（二）护理问题

1. 有皮肤完整性受损的危险

与大便次数增多有关。

2. 有体温调节无效的危险

与蓝光照射有关。

3. 潜在并发症

胆红素脑病。

4. 恐惧（家长）

与病情危重及预后不良有关。

（三）护理措施

1. 加强基础护理：新生儿溶血病患儿因蓝光治疗导致隐性失水加剧，应更加注意皮肤的护理及液体的补充，若出现大面积皮疹或青铜症，应通知医生考虑暂停光疗。

2. 用药护理：遵医嘱给予白蛋白和酶诱导剂，纠正酸中毒，促进胆红素和白蛋白的结合，减少胆红素脑病的发生。

3. 合理喂养，少量多次，刺激肠蠕动促进排便，建立正常菌群，减少胆红素的肝肠循环。

4. 观察有无胆红素脑病的先驱症状。

5. 实施光照疗法和换血疗法时，做好相应护理。

6. 患儿一般情况良好，换血后 2~4 小时可试喂糖水，注意观察有无呕吐、腹胀、便血等表现，以防换血后新生儿坏死性小肠结肠炎的发生。

（四）出院指导

1. 使家长了解病情，取得家长的配合。

2. 对于新生儿溶血症，做好产前咨询及孕妇预防性服药。

3. 发生胆红素脑病者，注意后遗症的出现，给予康复治疗和护理。

4. 若为母乳性黄疸，嘱可继续母乳喂养，如吃母乳后仍出现黄疸，可改为隔次母乳喂养逐步过渡到正常母乳喂养。若黄疸严重，患儿一般情况差，可考虑暂停母乳喂养，黄疸消退后再恢复母乳喂养。

5. 若为红细胞 G-6-PD 缺陷者，需忌食蚕豆及其制品，患儿衣物保管时勿放樟脑丸，并注意药物的选用，以免诱发溶血。

（董志媛　李峰峰　刘文燕）

第三节　新生儿弥散性血管内凝血

新生儿弥散性血管内凝血（DIC）是一种获得性的病理生理过程。其特点是在某些致病因素作用下，凝血系统被激活，微循环内发生纤维蛋白沉积，形成微血栓，消耗了大量血小板和各种凝血因子。既而纤维蛋白溶解系统被激活，其裂解产物（FDP）有抗凝作用，导致广泛出血。危重的新生儿，特别是低体重儿，在患硬肿症、呼吸窘迫综合征、新生儿溶血病或各种感染时，容易并发本症。产科因素如羊水栓塞、胎盘早剥、前置胎盘、严重妊娠高血压综合征时，由于胎盘组织损伤，组织凝血活酶进入胎儿循环，也可引起本症。病死率高。

一、病情评估

有早产、硬肿症、窒息、溶血、感染史，或母亲有妊娠高血压综合征、胎盘早剥史。发病较急，突然出现消化道、肺、泌尿道广泛出血。常见脐部或针刺部位渗血不止和皮肤紫癜。微血栓可使受累器官缺血坏死。新生儿 DIC 不易早期发现，且病情发展快，数小时即可迅速恶化或死亡。辅助检查：血涂片可见红细胞有破碎和变形；血小板 $< 100 \times 10^9/L$；纤维蛋白原 $< 1.6\ g/L$；凝血酶原时间 ≥ 15 秒（生后 5 天以上）至 20 秒（生后 4 天以内）；部分凝血活酶时间 > 45 秒；鱼精蛋白副凝（3P）试验阳性。以上 6 项检查中有 4 项阳性即可确诊，3 项阳性为疑似诊断。

二、急救措施

治疗新生儿 DIC 的重点是控制疾病，包括抗生素的应用、纠正酸中毒及电解质紊乱、供氧、维持血压等，而不是纠正凝血异常。若引起 DIC 的原发病因能够及时解除，出血可望很快停止。治疗的选择必须结合临床与实验室的改变而定，对新生儿目前无简单统一的治疗方法。如病因治疗不能迅速改善病情，则宜纠正凝血的缺陷。当患儿有弥散性出血，或有颅内出血、肺出血等严重出血的高度危险，或必须行外科手术时，应当补充凝血因子以维持患儿的实验室指标在最低的止血水平之上。一般可输新鲜血 $10\ mL/kg$，可提高凝血因子水平 $15\% \sim 20\%$，每 12 小时 1 次，直至凝血指标恢复正常。如血小板少于 $50 \times 10^9/L$，还应输血小板每 12 小时 1U（1 大 U $= 250 \times 10^{12}$ 血小板数，1 大 U $= 10$ 小 u）。其他还有如输注冷沉淀物 $10\ mL/kg$，以及凝血因子输注，直到患儿病情稳定和 DIC 的促发因素解除。关于抗凝治疗的问题，对于新生儿 DIC 是否用肝素治疗，仍有争议。多数人认为肝素治疗主要适用于 DIC 的早期高凝期或有大血管血栓形成、组织器官坏死，或暴发性紫癜及病因（感染）控制缓慢、凝血持续被激活。肝素常用的剂量为 $100\ U/kg$，静脉注射每 4 小时 1 次，但因为监测困难，且有加重出血的可能，故目前多倾向于采用小剂量静脉滴注，每小时 $10 \sim 15\ U/kg$。也有用微剂量肝素皮下注射法，20～40 U/kg，每 12 小时 1 次，吸收慢，能较长时间地维持血浓度，临床安全、无出血不良反应，尤适用于 DIC 早期高凝状态或预防 DIC。多种试验也证明小剂量肝素可减少或抑制体内凝血酶形成过多，抑制微血栓形成，并可促进微血栓溶解，有利于改善器官血供和促进脏器功能的恢复。

三、护理要点

（一）评估观察要点

1. 评估患儿有无溶血、新生儿窒息缺氧、感染及血液系统疾病等。

2. 评估患儿皮肤黏膜有无出血点、淤斑，有无穿刺部位出血不止、消化道出血等全身各脏器出血情况。

3. 评估母亲有无羊水栓塞、胎盘早剥、前置胎盘等。

（二）护理问题

1. 组织完整性受损

与皮肤黏膜出血性损害有关。

2. 潜在并发症

颅内出血、消化道出血等。

3. 营养失调，低于机体需要量

与消化道出血，进食不足有关。

（三）护理措施

1. 集中操作，减少出血

保持患儿安静舒适，护理操作集中进行，动作轻柔，减少不必要的穿刺等侵入性操作。抽血后延长按压时间，减少刺激，避免哭闹。

2. 维持有效的通气功能

采用适宜的氧疗方式改善通气，必要时使用呼吸机辅助通气。

3. 病情观察

观察患儿面色、意识、呼吸、血氧饱和度，是否有出血、器官栓塞的表现等。若患儿出现激惹、尖叫、吐奶、前囟饱满、张力高等表现应警惕发生颅内出血。避免头皮静脉穿刺，减少头部活动，严格控制输液速度。若出现腹胀、腹部张力高、呕吐、胃残留物中有血液、大便隐血试验阳性等情况，提示发生消化道出血。抬高头肩部 15°～30°，侧卧位，防止呕吐窒息，保持呼吸道通畅。

4. 加强基础护理，预防感染

加强新生儿口腔、脐部、臀部护理，保持皮肤清洁干燥，注意皮肤出血点及淤斑，避免皮肤摩擦及肢体受压。严格消毒隔离制度，加强手卫生，防止交叉感染。

5. 遵医嘱使用

抗凝剂、补充凝血因子、成分输血或抗纤溶药物应用。正确、按时给药，严格掌握药物剂量，并严密观察治疗效果。

6. 保证热量供给

注意保暖，合理喂养或静脉营养，防止水、电解质平衡失调及低血糖。

（四）出院指导

1. 指导家长正确喂养，并给予安慰，消除恐惧心理。

2. 注意保暖，预防感冒，防止感染。

3. 出院前教会家属如何照护患儿

4. 按时预防接种。

5. 出院后出现不适及时来院就诊。

（董志媛　刘文燕　李峰峰）

第十三章　新生儿代谢急重症

第一节 新生儿低血糖症与高血糖症

新生儿低血糖症

新生儿全血血糖 <2.2 mmol/L，称低糖血症。

一、病因

（一）来源不足

胎儿糖原的贮备主要胎龄最后 4～8 周，胎儿棕色脂肪的分化是从胎龄 26～30 周开始，一直延续到生后 2～3 周。早产儿和小于胎龄儿、双胎中体重少者贮存者更少，生后代谢所需量又相对高，易发生低血糖症。孕妇患妊娠高血压综合征或胎盘功能不全者其婴儿低血糖的发生率更高。

（二）耗糖过多

患严重疾病的新生儿代谢增快，糖需要量增高，如窒息、硬肿症、呼吸窘迫综合征、全身性急性感染等易并发低血糖症。

（三）高胰岛素血症

糖尿病的母亲因血糖高，胎儿血糖随之也高，使胎儿胰岛细胞代偿性增高；出生后从母亲体来的糖原中断，而血中胰岛素又过高致使血糖降低，新生儿溶血病的胎儿，由于红细胞破坏释放出谷胱甘肽，具有对抗胰岛素的使用，也可使胎儿胰岛细胞代偿性增高，发生高胰岛素血症。其他如胰岛腺瘤、胰岛细胞增殖症和 Beckwith－Wiedemnn 综合征（脐疝—巨舌—巨人症）均可伴有高胰岛素血症，可致持续性的低血糖。

（四）内分泌和遗传代谢性疾病

新生儿糖代谢障碍如新生儿半乳糖血症因血中半乳糖增加，葡萄糖相对减少。糖原累积病因糖原分解减少，血中葡萄糖含量减低。氨基酸代谢障碍及脑垂体、甲状腺或肾上腺等功能低下均可导致低血糖。

（五）其他医源性低血糖

母亲分娩时滴注葡萄糖或出生时脐静脉注射高渗糖后中止使用葡萄糖、婴儿使用全静脉高营养等。

二、病情评估

（一）临床表现

无症状或无特异性症状，表现为反应差或烦躁、喂养困难，哭声异常、肌张力低、激若、惊厥、呼吸暂停等，经补糖后症状消失、血糖恢复正常。低血糖症多为暂时的，如反复发作需考虑糖原累积病、先天性垂体功能不全、胰高糖素缺乏和皮质醇缺乏等。

（二）实验室检查

对可疑低血糖者常用纸片法，进行血糖监测。持续反复发作低血糖者，应做进一步有关的辅助检查。

三、急救措施

1. 已证实血糖低者，无论有无症状，均应补充葡萄糖。

（1）足月儿和小于胎龄儿葡萄糖按 0.5～1 g/kg（25% 葡萄糖溶液 2～4 mL/kg），以每分钟 1 mL 的速度静脉滴注，随后以 10% 葡萄糖液滴注以维持血糖浓度，生后 2 天内为每日 75 mL/kg。在患儿血糖浓度恢复正常后 48 小时停止输液。

（2）体重在 1 500 g 以上的早产儿和小于胎龄儿用 10% 葡萄糖 2 mL/kg，速度以每分钟 1 mL，以后继续滴入 10% 葡萄糖溶液，每小时 3～5 mL/kg（每分钟 5～8 mg/kg）。

（3）出生体重 < 1 500 g 的早产儿为避免医源性高血糖，用 5% 葡萄糖溶液滴注，每小时 3～5 mL/kg（每分钟 2.5～4 mg/kg）。

2. 如经以上治疗 3 天血糖仍低者，除进一步查找原因外，可加用氢化可的松每日 5 mg/kg。可促进糖原异生，提高血糖水平，在血糖正常 48 小时停用。或试用胰高血糖素 300 μg/kg，肌内注射每 12 小时 1 次，以促进肝磷酸化酶活性，增加肝糖原分解，糖原异生增加，使血糖升高。

3. 对顽固性或反复发作的低血糖，应进一步检查有无高胰岛素血症或其他遗传代谢性缺陷。

四、护理要点

（一）评估观察要点

1. 初始评估

（1）了解患儿胎龄、日龄、体重、分娩方式及 Apgar 评分；有无窒息、低体温、严重感染、硬肿症等；有无先天性内分泌或遗传代谢性疾病、红细胞增多症、溶血病、先天畸形等；开奶时间、奶量、喂奶间隔时间、喂养是否耐受。

（2）母亲有无胎膜早破、是否使用 β 受体兴奋剂，有无糖尿病及妊娠高血压史等。

（3）有无反应差、嗜睡、淡漠或激惹、颤抖、眼球震颤、肌张力异常、惊厥等神经系统症状。

（4）是否有面色苍白、多汗、呼吸暂停、哭声异常、喂养困难。

2. 持续评估

（1）血糖是否恢复正常。

（2）是否出现并发症。

（3）营养摄入是否能够满足生长发育需求，体重是否增长。

（4）家长能否给予正确的照护。

（二）护理问题

1. 营养失调，低于机体需要量

与摄入量不足、消耗增加有关。

2. 潜在并发症

呼吸暂停、脑损伤。

（三）护理措施

1. 喂养

生后能进食者尽早喂养，根据病情给予 10% 葡萄糖，尽早建立静脉通路，保证葡萄糖输入。

2. 监测血糖

定期监测血糖，维持血糖在 2.6 ~ 7.8 mmol/L，静脉输注葡萄糖时及时调整输注量及速度，用输液泵控制并每小时观察记录 1 次。

3. 及时纠正低血糖

当血糖低于临界值，患儿有明显症状，立即静推 10% 葡萄糖液 2 mL/（kg · min），速度为 1 mL/min，纠正低血糖，也可采用静脉输注 10% 葡萄糖 6 ~ 8 mg/（kg · min），每小时监测微量血糖，并根据血糖值调整输注葡萄糖的速度，直至血糖恢复正常停止输注。

4. 观察病情

观察病情变化，注意有无震颤、多汗、呼吸暂停等，有呼吸暂停及时处理。

5. 足跟部的护理

由于足跟部需要多次采血检测血糖，操作时要注意无菌原则、严格消毒，采血后用无菌棉签压迫止血。在日常护理中注意采血部位有无感染。

五、出院指导

1. 早开奶以保证热量供给，不能经胃肠道喂养者，给予静脉滴注葡萄糖。

2. 补充葡萄糖，对可能发生低血糖者，生后 1 小时即开始补充葡萄糖。喂（或鼻饲）葡萄糖液 10% 葡萄糖液，每次 5 ~ 10 mL/kg，每小时 1 次，连续 3 ~ 4 次。

3. 低血糖引发的神经损害会导致脑损伤，应定期回院随访，进行后期康复治疗。

新生儿高血糖症

新生儿血糖 >7.0 mmol/L 称高血糖症。

一、病因

（一）应激反应

新生儿窒息、感染、寒冷等因素均应激状态，可使交感神经兴奋促儿茶酚胺分泌增加，使糖原分解加快或血中高血糖素、皮质醇类水平增高。

（二）医源性高血糖

1. 新生儿在复苏时脐静脉应用高张葡萄糖、糖皮质激素、氨茶碱（有激活肝糖原分解作用）等药物可使血糖升高。

2. 用量过多或速度过快地输入葡萄糖溶液，可产生高血糖症。

3. 分娩前短时间内孕妇应用高张葡萄糖和糖皮质激素。

由于新生儿，尤其是早产儿胰岛细胞对血糖反应不灵敏，调节功能不够成熟，上述原因均可致血糖升高。

（三）新生儿暂时糖尿病

又称新生儿假性糖尿病，与新生儿暂时胰岛 β 细胞功能低下、血中胰岛素水平低有关，多是小于胎龄儿。永久性糖尿病极少见。

二、病情评估

（一）临床表现

常见于早产儿输注葡萄糖速度过快或暂时性高血糖，不重者常无临床症状，血糖增高显著或持续时间长者可发生渗血症，出现脱水、烦渴、多尿、颅内血管扩张、颅内出血。

（二）实验室及其他检查

1. 尿糖阳性，尿酮体亦可阳性。

2. 血糖增高 >7 mmol/L。

3. 血浆渗透压增高。

三、急救措施

1. 医源性高糖血症暂时停注或调整葡萄糖输入量和速度。每日入量 8~12 g/kg，严格控制输液速度；每分钟 5~8 mg/kg，静脉高营养者，减少葡萄糖量，加大氨基酸量。

2. 迅速纠正脱水和维持电解质平衡。

3. 补充胰岛素，空腹血糖 >14 mmol/L，尿糖阳性，或经过控制输液速度后高血糖症状持续存在，要补充胰岛素，剂量为每次 0.1~0.2 U/kg，皮下注射，必要时 6~12 小时重复使用。应密切监测血糖和尿糖改变，以防低血糖的发生。

4. 彻底治疗原发病，去除病因，积极控制感染，纠正缺氧。停用或减少肾上腺皮质激素及氨茶碱用量。

5. 对新生儿复苏和早产儿禁忌使用 25% 葡萄糖脐静脉注射。对早产儿，尤其是有中枢神经系统损伤时，输液速度每分钟 <6 mg/kg，一定要使用输液泵。

四、护理要点

（一）评估观察要点

1. 了解患儿生产史及用药史，有无窒息、感染、寒冷，有无应用高张葡萄糖、糖皮质激素、氨茶碱等。

2. 母亲有无糖尿病病史。

3. 血糖是否能恢复正常。

4. 是否出现渗血症，出现脱水、烦渴、多尿等。

（二）护理问题

1. 营养失调，低于机体需要量

与摄入量不足，消耗增加有关。

2. 潜在并发症

脱水、电解质紊乱、颅内出血。

五、出院指导

1. 严格控制输注葡萄糖的量及速度，监测血糖变化。

2. 观察病情，注意患儿口渴、体重和尿量等变化。遵医嘱及时补充电解质溶液，以纠正电解质紊乱。

3. 勤换尿布，保持会阴部清洁干燥。如皮肤有破损，给予相应处理。

（李丽 褚燕 陆敏）

第二节 新生儿低钙血症

当血液中总钙低于 2 mmol/L 或游离钙低于 0.75 mmol/L 时称低钙血症。

一、病因和发病机制

低钙血症按起病时间分为早期和晚期。

（一）早期低血钙

发生在生后 48 小时内，多见于早产儿、缺氧、窒息、颅内出血儿和糖尿病母亲的婴儿。由于胎儿钙贮存不足，或甲状旁腺功能抑制，或降钙素增多引起。

（二）晚期低血钙

指出生 3 天后发生的低血钙，多在 5~7 天发生，多为足月儿。主要发生于人工喂养儿，因牛乳、黄豆粉制的代乳品和谷类食品中含磷较高，且牛乳中钙/磷比例低，不利于钙的吸收，相对高的磷酸盐摄入和新生儿相对低的肾小球廓清能力，导致高磷酸盐血症，使血钙降低。患儿服用低磷饮食及钙剂后，数日或数周血中甲状旁腺激素水平增高，且能耐受高磷酸盐负荷，因此认为晚期低血钙与甲状旁腺暂时性功能低下有关。引起早期低钙血症的医源性因素及患儿低血镁、高血钠、低蛋白血症、维生素 D 缺乏等也可导致晚期低钙血症。

（三）其他低血钙

甲状旁腺功能低下、低血镁、呼吸机使用不当、换血等也可使血钙降低。

二、病情评估

（一）临床表现

症状轻重不一。主要是神经、肌肉的兴奋性增高，呈现惊跳、手足搐搦、震颤、惊厥等。新生儿抽搐发作时常伴有不同程度的呼吸改变、心率增快和发绀；或因胃肠平滑肌痉挛引起严重呕吐、便血等胃肠症状；最严重的症状是喉痉挛和呼吸暂停。早产儿在出生后较早即出现血钙降低，其降低程度一般与胎龄成反比，但常缺乏体征，这与早产儿血浆蛋白低下、常伴有酸中毒、血清游离钙与总钙比值相对较高等因素有关。发作间期一般情况良好，但肌张力稍高，腱反射增强，踝阵挛可呈阳性。生后早期发病者血钙低，血磷正常或升高，可伴低血糖；晚期发病者血钙低，血磷高。

（二）实验室及其他检查

1. 血钙降低足月儿 < 2 mmol/L，早产儿 < 1.75 mmol/L，血磷正常或升高，碱性磷酸酶可增高。

2. 苏氏（Sulkowitch）尿钙试验阴性。

3. 对顽固性低钙血症应测甲状旁腺素（PTH）。必要时测母血钙、磷和 PTH，以了解其母甲状旁腺的功能，有助探测病因。

4. 心电图示 QT 间期延长。

三、急救措施

（一）补充钙剂

出现惊厥或其他明显神经肌肉兴奋症状时，可用 10% 葡萄糖酸钙每次 2 mL/kg，以 5% ~ 10% 葡萄糖等量稀释后缓慢静脉注射（1 mL/min）。必要时可间隔 6 ~ 8 小时再给 1 次，元素钙总量为每日 25 ~ 35 mg/kg（10% 葡萄糖酸钙含元素钙 9 mg/mL），最大剂量为每日 50 ~ 60 mg/kg。在注射过程中，心率应保持在 80 次/分以上，否则应暂停；并应避免药物外溢至血管外引起组织坏死。惊厥控制后可改为口服补钙，可用葡萄糖酸钙或乳酸钙 1 g/d，至血钙稳定于正常范围，对较长期或晚期低钙血症口服钙剂 2 ~ 4 周。

（二）惊厥不易控制时

用地西泮每次 0.2 ~ 0.3 mg/kg，肌内或静脉注射；或 10% 水合氯醛每次 0.5 mL/kg，保留灌肠。同时给予维生素 D 制剂。对于少数仍有惊厥者，应考虑伴低血镁的可能，可予 25% 硫酸镁 0.2 ~ 0.4 mL/kg，肌内注射。惊厥停止后口服钙剂维持。

四、护理要点

（一）评估观察要点

1. 了解母亲是否有难产、窒息、感染及产伤史。

2. 了解母亲是否有糖尿病病史，患儿出生是否有窒息、先天心脏缺陷等。

（二）护理问题

1. 有窒息的危险

与低血钙造成喉痉挛有关。

2. 抽搐

与低血钙有关。

3. 有局部组织钙化或坏死的风险

与钙剂损伤血管引起外渗有关。

4. 知识缺乏

与缺乏育儿知识有关。

（三）护理措施

1. 防止抽搐发作

提倡母乳喂养，保证钙的摄入，监测血钙浓度，使血钙浓度维持在 2.0 ~ 2.63 mmol/L。观察用药效果及不良反应。口服补钙时，不要和牛奶一起喂服，要在两次喂奶的间隔给药，禁忌与奶同服，以免影响钙的吸收。

2. 病情观察

观察患儿生命体征、精神状态、面色、反应、肌张力、抽搐表现等，有无烦躁不安、肌肉抽动及震颤、手腕内屈、肌张力增强等，及时报告医生并积极处理。备好吸引器、氧气、气管插管及急救物品，以便及时抢救。

3. 用药护理

静脉补钙过程中应确保输液通畅，最好选择粗大血管穿刺，以防渗漏。输注钙剂时密切监测心率，<100 次/分应停药，输液结束后立即推注生理盐水 2 ~ 3 mL 将留置针内残留钙剂冲净。一旦发现液体外渗应立即停止注射，局部用25%硫酸镁湿敷。

五、出院指导

1. 鼓励母乳喂养，应生后6 小时内就喂奶。

2. 介绍育儿知识，鼓励母乳喂养，适当外出晒太阳。在不允许母乳喂养的情况下，应给予配方奶粉喂养，保证钙的摄入。或在喂养期间在医师指导下合理补充钙剂和维生素 D。

（李丽 褚燕 陆敏）

第十四章　新生儿神经系统急重症

第一节　新生儿颅内出血

新生儿颅内出血是新生儿时期常见的因缺氧或产伤引起的脑损伤，早产儿发病率较高，预后较差。

一、病因和发病机制

（一）缺氧缺血

产前、产时及产后一切引起胎儿或新生儿缺氧、缺血的因素如脐带绕颈、胎盘早剥、窒息等都可导致颅内出血，以早产儿多见。缺氧及缺血可直接损伤毛细血管内皮细胞，使其通管性增加或破裂出血，同时也可因损伤脑血管自主调节能力而出血；缺氧还可引起脑室管膜下生发层基质的出血，并可引起脑室内出血。

（二）产伤

以足月儿多见，因胎头过大、头盆不称、急产、使用高位产钳和吸引器助产等，使胎儿头部挤压变形而导致大脑镰、小脑天幕撕裂而引起硬脑膜下出血。大脑表面静脉撕裂常伴有蛛网膜下隙的出血。

（三）其他

快速输入高渗液体、机械通气不当，血压波动过大也可引起颅内出血。新生儿肝功能不成熟，凝血因子不足，也是引起出血的一个原因。此外，一些出血性疾病也可引起新生儿的颅内出血。

二、病情评估

（一）病史

有异常分娩史、产伤及围产期窒息史。

（二）临床表现

临床表现复杂，可因出血量、出血部位、出血时间的快慢而不同。多数在生后即刻或数天内出现症状。主要表现为窒息，继即出现中枢神经系统异常兴奋症状，如躁动不安、激惹性尖叫、喷射性呕吐、眼球震颤、反射亢进、局限性或全身性痉挛等。如病情继续发展，则转为抑制症状，如嗜睡、昏迷、反射消失、肌张力松弛等。同时可见呼吸不规则、阵发性青紫、阵发性呼吸暂停，甚至呼吸衰竭，心音微弱，四肢厥冷等。如出血量多，或小脑天幕下出血严重，则因压迫延髓生命中枢，可直接表现为呼吸、循环衰竭。当颅内压增高时，则前囟饱满或隆起，颈项强直。

（三）实验室及其他检查

1. 血常规

出血量多者有贫血表现，血细胞比容下降，血红蛋白下降。

2. 脑脊液检查

脑脊液前后均匀血性，镜检红细胞呈皱缩状。

3. B 型超声检查

散在广泛或局部高回声区，提示有散在或局灶的脑出血。

4. CT

能精确了解病变类型、部位及程度，并对预后做出估计。

5. 脑电图（EEG）

常显示暴发抑制型的高波幅慢波，有类似 α 活动明显的波幅抑制。

（四）诊断

病史和临床表现仅能提供诊断线索。脑脊液检查如为均匀血性并发现皱缩红细胞，则有助于诊断，但检查正常亦不能排除本病，且病情危重时不宜进行此操作。影像学检查有助确诊，CT 和 B 超检查可提示出血部位和范围，有助于判断预后。

诊断标准如下：

1. 生后短期内出现窒息而非周缘性呼吸性窒息者，或生后 2～4 天出现无感染性颅内压增高表现，伴有中枢性呼吸节律改变者。

2. 脑性尖叫，逐渐伴随由兴奋转向抑制状态，或兴奋、抑制状态交替出现而病情逐渐变重者。

3. 脑脊液检查说明有脑室、蛛网膜下隙出血者，或尸检证实者。

判定：凡具有上述 3 项中之两项者，即可确诊本病。

（五）鉴别诊断

本病应与新生儿化脓性脑膜炎、新生儿肺炎、电解质紊乱、核黄疸等相鉴别。

三、急救措施

（一）加强护理

保暖、安静、少动、给氧，避免号哭加重出血。头正中位或右侧卧位，头肩略垫高 15°～30°。及时清理呼吸道分泌物，静脉液体量限制在 60～80 mL/（kg·d）。出生时即有症状者，宜推迟喂奶。应用维生素 K_1、维生素 C 和其他止血药物如酚磺乙胺。亦可少量输新鲜血或血浆 7～10 mL/（kg·d），以补充凝血基质和纠正贫血。纠正低血糖，按 6～8 mg/（kg·min）输葡萄糖，使血糖＞3.36 μmol/L，但应注意防止高血糖，维持血气和血 pH 值在正常范围。

（二）控制惊厥

颅内出血常伴发低血糖和低血钙，故出现惊厥后先用 10% 葡萄糖酸钙，无效再用地西泮每次 0.3～0.5 mg/kg 肌内注射或静脉注射。苯巴比妥每次 5～8 mg/kg 或氯丙嗪每次 1～2 mg/kg 及水合氯醛等，必要时 6 小时后重复使用。

（三）降低颅内压

可采用呋塞米，每次 0.5～1 mg/kg 肌内注射或静脉注射，地塞米松每日 0.5～1 mg/kg 分 2～3 次静脉注射。慎用甘露醇，当颅内压增高明显，脑干受压症状出现时可用，每次 0.25～0.5 g/kg 30 分钟内静脉注入。

（四）保护和恢复脑功能

改善脑细胞代谢可用细胞色素 C、辅酶 A、三磷腺苷、维生素 C 等。为改善脑缺氧，在有条件的医院可辅助高压氧舱治疗，以减少后遗症的发生。

（五）呼吸、循环衰竭的治疗

有呼吸、循环功能衰竭表现者，可给小剂量呼吸中枢兴奋剂和洛贝林、醒脑静等。

（六）防治继发感染

及早使用抗生素，以预防肺炎等并发症。

（七）硬脑膜下穿刺

对硬脑膜下血肿者，可反复做硬脑膜下穿刺治疗。

（八）脑积水的治疗

恢复期发生脑积水者应及时处理。可口服甘油每次 1～1.5 mL/kg，每 8 小时 1 次，也可给予地高辛口服以减少脉络膜丛分泌脑积液，剂量同抗心力衰竭治疗，维持量法时可每周停 1 天。但以上方法收效往往甚微。应请脑外科，酌情进行导管分流术。

四、护理要点

（一）评估观察要点

1. 初始评估

（1）是否有缺氧、产伤因素存在；有无医源性损伤；患儿有无兴奋或抑制症状等。

（2）母亲有无出血性疾病及母亲孕期是否曾使用过苯巴比妥、利福平、阿司匹林等药物。

（3）注意观察患儿有无呼吸、神志意识、惊厥、肌张力及原始反射改变，脑水肿颅内高压、脑干功能障碍等；有无不明原因的苍白、贫血或黄疸。

（4）评估家长对疾病病因和防护知识的了解程度，以及家长是否有恐惧、焦虑、悲伤、担忧、失望等不良反应；评估患儿居住环境及家庭经济状况。

2. 初始评估

（1）患儿意识、生命体征、前囟等是否恢复正常。

（2）经过治疗和护理，营养摄入是否均衡，患儿体重是否正常。

（3）家长是否了解本病的发生、发展及预后过程，心理状态是否平稳。

（二）护理问题

1. 低效性呼吸型态

与呼吸中枢受损害有关。

2. 潜在并发症

颅内压增高。

3. 有窒息的危险

与惊厥、昏迷有关。

4. 体温调节无效

与体温调节中枢受损有关。

（三）护理措施

1. 密切观察病情，降低颅内压

（1）严密观察病情，注意生命体征、神态、瞳孔变化。密切观察呼吸型态，及时清除呼吸道分泌物，并避免外界因素阻碍患儿气道的通畅。仔细耐心观察惊厥发生的时间、性质。及时记录阳性体征并与医生取得联系。

（2）保持安静，抬高头部，减少噪声，一切必要的治疗、护理操作要轻、稳、准，尽量减少对患儿移动和刺激、减少反复穿刺，防止加重颅内出血。

（3）脱水治疗时应密切观察患儿精神状态、囟门、皮肤弹性、尿量及颜色变化，以防脱水过度导致水、电解质平衡失调。

2. 合理用氧

根据缺氧程度予用氧，注意用氧的方式和浓度，防止氧浓度过高或用氧时间过长导致的氧中毒症状。呼吸衰竭或严重的呼吸暂停时需气管插管、机械通气并做好相关护理。

3. 维持体温稳定

体温过高时应予物理降温，体温过低时用暖箱或热水袋保暖。

4. 喂养护理

出血早期禁止直接哺乳，防止因吸奶用力或呕吐而加重出血。可用奶瓶喂养，当患儿出现恶心、呕吐则提示颅内压增高。注意观察患儿的吃奶情况。因患儿常有呕吐及拒食，甚至吸吮反射、吞咽反射消失，故应观察患儿热量及液体摄入情况，以保证机体生理需要。

5. 用药护理

根据医嘱及时给予止血、防止脑水肿药物，严格控制输液速度和量。

（四）出院指导

1. 给予家长支持和安慰，减轻其紧张和恐惧心理。

2. 及早行新生儿行为测定，早期发现脑损伤引起的异常。

3. 及早进行功能锻炼和智能开发，可减轻后遗症症状。

（李丽　陆敏　褚燕）

第二节　新生儿缺氧缺血性脑病

新生儿缺氧缺血性脑病（HIE）是由各种因素引起的缺氧和脑血流的减少或暂停而导致的胎儿及新生儿的脑损伤，是新生儿窒息后的严重并发症之一。病情重，病死率高，少数幸存者常留下永久性功能性神经功能缺陷如智力障碍、癫痫、脑性瘫痪等。

一、病因

包括缺氧和缺血等多种因素。

（一）缺氧

围产期窒息，反复呼吸暂停，严重的呼吸系统疾病，右向左分流型先天性心脏病等。其中围产期窒息是引起新生儿缺氧缺血性脑病的主要原因。

（二）缺血

严重的心动过缓或心跳停止，重度心力衰竭或周围循环衰竭所致。

二、病情评估

（一）病史

胎儿在母体内的发育情况，有无胎动加快、胎心率增加的病史，这是胎儿宫内早期缺氧的表现。出生时有无产程过长、羊水污染及新生儿 Apgar 评分和复苏经过。出生后新生儿有无心、肺、脑严重疾病。

（二）临床表现

主要表现为意识和肌张力变化，严重者可伴有脑干功能障碍，根据病情程度的不同，可分为轻、中、重 3 度。

1. 轻度

主要表现为兴奋、激惹，肢体及下颏可出现颤动，吸吮反射正常，拥抱反射活跃，肌张力正常或增强，呼吸平稳，前囟平，一般不出现惊厥。上述症状一般在出生 24 小时内明显，于 3~5 天逐渐减轻至消失。预后良好，很少留有神经系统后遗症。脑电图正常，影像诊断不一定阳性。

2. 中度

表现为嗜睡、反应迟钝，肌张力减低，肢体自发动作减少，可出现惊厥，前囟张力正常或稍高，吸吮反射和拥抱反射均减弱，瞳孔缩小，对光反应迟钝。足月儿上肢肌张力减退比下肢严重，表明病变累及矢状窦旁区；早产儿则表现为下肢肌张力减退比上肢严重，这是早产儿的脑室周围白质软化所致。一般症状在出生后 24~72 小时最明显，病情恶化、反复抽搐、嗜睡程度加深甚至昏迷的患儿，很可能留有后遗症。脑电图检查可见癫痫样波或电压改变，影像诊断常发现异常。

3. 重度

意识不清，常处于昏迷状态，肌张力消失，肢体自发动作消失，惊厥频繁，反复呼吸暂停，前囟张力高，吸吮反射、拥抱反射消失，瞳孔不等大或放大，对光反应差，心率减慢。本型死亡率高，存活者多数留有后遗症。脑电图及影像诊断明显异常。脑干诱发电位也异常。

（三）实验室及其他检查

1. 血气分析

提示低氧血症，高碳酸血症和混合酸中毒，PaO_2 和 BE 值均下降，$PaCO_2$ 增高。血清钠、钙值可降低。

2. 磷酸肌酸激酶同工酶（CK – BB）

可明显增高，为早期诊断和判断预后的重要指标。

3. 脑 CT 检查

为诊断缺氧脑水肿的较直观影像学诊断方法之一，并且 1989 年新生儿科学术会议制定了 CT 分度标准：①轻度：散在、局灶低密度影分布 2 个脑叶；②中度：低密度影超过 2 个脑叶，白质灰质对比模糊；③重度：弥漫性低密度影，灰质白质界限消失，但基底节、小脑尚正常，侧脑室狭窄受压。

4. 头颅 B 超

不如 CT 准确直观，能揭示脑水肿程度。

（四）诊断

本症病史和临床表现常无特异性，易与新生儿期其他疾病的症状相混淆，临床与尸检诊断亦可相距甚远。近年运用影像学技术，提高了临床诊断的准确率。

临床诊断依据：

1. 有明确的可导致胎儿宫内窘迫的异常产科病史，以及严重的胎儿宫内窘迫表现（胎心 < 100 次，持续 5 分钟以上；和/或羊水 Ⅲ 度污染，或者在分娩过程中有明显窒息史。

2. 出生时有重度窒息，指 Apgar 评分 1 分钟 ≤ 3 分，并延续至 5 分钟时仍 ≤ 5 分，和/或出生时脐动脉血气 pH 值 ≤ 7。

3. 出生后不久出现神经系统症状并持续至 24 小时以上，如意识改变（过度兴奋、嗜睡、昏迷），肌张力改变（增高或减弱），原始反射异常（吸吮、拥抱反射减弱或消失），惊厥，脑干征（呼吸节律改变、瞳孔改变、对光反应迟钝或消失）和前囟张力增高。

4. 排除电解质紊乱、非窒息所致的颅内出血和产伤等原因引起的抽搐，以及宫内感染、遗传代谢性疾病和其他先天性疾病所引起的脑损伤。

临床分度：HIE 的神经症状在出生后是变化的，症状可逐渐加重，一般于 72 小时达高峰，随后逐渐好转，严重者病情可恶化。临床应对出生 3 天内的新生儿神经症状进行仔细的动态观察，并给予分度。

HIE 应注意与产伤性颅内出血区别，并需除外宫内感染性脑炎和中枢神经系统先天畸形。

有条件的单位可做脑电图、头颅 CT 及超声、CPK 脑型同工酶检查，对 HIE 的诊断、鉴别诊断、分度及预后有一定的帮助。

三、急救措施

关键是预防窒息，产程中加强胎儿监护，发现宫内窘迫时须及时给氧及静脉注射葡萄糖等药物，必要时尽快结束分娩。生后窒息婴儿要及时复苏。其原则是消除低氧及减轻组织缺血。要特别注意缺氧引起多脏器的损伤，尤其是心、肾功能的保护。

（一）一般治疗

保持安静，吸氧，纠正酸中毒，有凝血障碍者可给维生素 K_1 每日 5 mg，肌内注射，或输新鲜血浆或全血。

（二）解除脑缺氧

给 5% 碳酸氢钠 3 ~ 5 mL/kg 加入等量 10% 葡萄糖液中静脉滴注，纠正酸中毒，同时可给血管活性药物如多巴胺解除血管痉挛。

（三）维持热卡和限制液量

一般生后 3 天内液体量应限制在每日 60 ~ 80 mL/kg，热量每日 209 ~ 293 kJ/kg，必要时静脉高营养，以供应脑细胞能量，血糖维持在 2.52 ~ 5.04 mmol/L 为宜。

（四）控制惊厥

首选苯巴比妥钠，负荷量 20 mg/kg，分 2 次，间隔 20 分钟静脉注射或肌内注射，12 小时改为维持量 3 ~ 5 mg/（kg·d），据报道苯巴比妥负荷量为 20 mg/kg 时，仅 60% HIE 患儿的惊厥被控制，在密切观察下将剂量增至 30 mg/kg 时，则 90% 以上惊厥被控制。一般认为苯巴比妥应用至临床症状明显好转，即 2 周左右为宜。有人建议对重症窒息儿应早期预防性应用苯巴比妥。苯巴比妥除控制惊厥外，还能减少组织儿茶酚胺释放，降低脑代谢率，减少氧耗量，预防和减轻脑水肿，改善脑的血流灌注。此外还有稳定毛细血管和清除自由基的作用。在用药时有条件则应做血浓度监测，效差可加用地西泮或水合氯醛。

（五）控制脑水肿

脑水肿是引起脑损伤的主要原因。早期因缺氧使脑细胞毒性水肿及局灶性缺血，在不伴有颅压增高时，首先要严格限制液体输入量。有明显颅压增高时，应首选甘露醇，现多提倡小剂量使用。用法：20% 甘露醇每次 0.25 ~ 0.5 g/kg，静脉注射，每 4 ~ 6 小时 1 次，好转后可延长给药间隔时间，共 3 ~ 5 天。每次用后给呋塞米 1 mg/kg，静脉注射，可提高疗效，减轻心脏负担。地塞米松与甘露醇合用降颅压效果更好，持续时间长，但用药后 12 小时才起作用。用法：地塞米松每次 0.5 mg/kg，每日 2 ~ 4 次，用 3 ~ 5 天。

（六）脑细胞代谢药

1. 能量合剂

ATP、辅酶 A 及胰岛素，能促进脑细胞代谢，有利于脑功能恢复。

2. 胞磷胆碱　用量 100 ~ 125 mg 加入 5% ~ 10% 葡萄糖 20 mL 静脉点滴。中度患儿用 7 ~ 10 天，重度患儿用 14 ~ 21 天或至临床症状消失。胞磷胆碱可增加脑血流量，改善脑组织代谢，促进大脑功能恢复及改善意识状态。自生后第 2 天开始用，2 ~ 3 天后发挥作用，1 周末作用最强。

3. 脑活素

剂量 1 mL（足月儿）加入 10% 葡萄糖溶液中缓慢静脉滴注，每日 1 次，10 天一疗程。本药为一种蛋白水解物，过敏体质者慎用。

4. 吡拉西坦

改善脑代谢，保护和促进脑皮质的功能恢复。每次 0.1 g，每日 1 ~ 2 次。共 3 ~ 6 个月。加用维生素 B_1、维生素 B_6 效果更好。

（七）高压氧治疗

用高压氧舱给氧治疗缺氧缺血性脑病，可取得较好效果。舱温 24 ~ 25℃，氧浓度 50% ~ 60%，50 kPa，加压 1 小时，稳压后每 30 分钟减压 1 次，共 2 小时。每日 1 次，至临床症状及脑水肿消失。有惊厥者，止痉后待呼吸、脉搏稳定后入舱，合并颅内出血者待病情稳定 6 小时后入舱。

（八）其他

自由基清除剂如维生素 C、维生素 E、糖皮质激素、复方丹参注射液、苯巴比妥钠可酌情应用。光量子疗法 20 世纪 90 年代应用于儿科临床，方法是小剂量血在体外抗凝，经紫外线光量子照射及充氧后再回输体内。分自体血光量子疗法和异体血光量子疗法两种。有出血倾向、血卟啉病等忌用。

四、护理要点

（一）评估观察要点

1. 初始评估

（1）胎儿有无围产期窒息史，出生后有无肺部疾患、心脏病变及严重失血、贫血史；有无意识、肌张力、原始反射等改变，有无惊厥等。

（2）了解家庭成员有无类似疾病。

（3）评估患儿有无意识障碍、惊厥、肌张力及原始反射改变，脑水肿、颅内高压、脑干功能障碍等。

（4）评估病情轻重程度。

（5）评估患儿居住环境及家庭经济状况，家长对该病病因和防护知识。

2. 持续评估

（1）评估治疗护理效果，呼吸是否平稳。

（2）各项检查结果是否逐渐正常。

（3）家长是否了解疾病治疗和预后等方面知识，恐惧程度是否减轻，能否配合治疗和护理。

（4）患儿伤残程度能否降到最低限度。

（二）护理问题

1. 低效性呼吸型态

与缺氧缺血致呼吸中枢损害有关。

2. 有废用综合征的危险

与缺氧缺血导致的后遗症有关。

3. 潜在并发症

颅内压升高、呼吸衰竭。

（三）护理措施

1. 给氧

及时清除呼吸道分泌物，保持呼吸道通畅。选择合适的给氧方式。

2. 监护

严密监护患儿的呼吸、血压、心率、血氧饱和度等，注意观察患儿的神志、瞳孔、前囟张力及抽搐等症状，观察药物反应。

3. 神经系统症状的护理

（1）神经系统的反应是判断患儿脑病程度的重要指标，应认真细致地观察病情变化及时做出处理。

（2）保持病房安静，减少强光、噪声、侵袭性操作等对患儿的刺激，集中进行各种操作。

（3）遵医嘱按时按量准确使用脱水剂、利尿剂等，使用时注意有无液体外渗。

4. 亚低温治疗的护理

（1）降温：连接监护仪，严密监测生命体征，开始时，每半小时测生命体征，评估患儿对降温的反应，有无寒战，心率、血压改变等副作用。尤其注意体温的变化，防止体温骤降。开始诱导亚低温治疗，1~2 小时达到亚低温治疗的目标肛温（33.5~34℃），和目标皮温在（32~34℃）。

（2）维持：达到亚低温治疗的目标温度后转为维持治疗 72 小时。连续监测皮肤、直肠温度：开始每 15 分钟在亚低温治疗体温监测单中监测记录 1 次，直至达到目标温度后 1 小时，然后每 2 小时记录 1 次，复温期间每 1 小时监测记录 1 次。监测新生儿体温低于或高于目标温度 1℃ 以上或新生儿出现烦躁、颤抖等应通知主治医生。维持治疗阶段，保证皮肤的完整性，勤翻身。冰毯或冰帽应保持干燥，保持冰毯的完整性，避免破损。

（3）复温：亚低温治疗结束后，必须给予复温。复温宜缓慢，时间 6~8 小时。设定亚低温治疗仪直肠温度为每 2 小时升高 0.5℃，保证体温上升速度不高于 0.5℃/h，避免快速复温引起低血压，因此复温的过程中仍须肛温监测，每 1 小时监测并记录 1 次肛温度，直至肛温升至 36℃。再根据患儿的体重、胎龄、日龄确定目标箱温，将患儿置于暖箱，直至体温达到 36.5℃，复温成功，体温恢复正常后，须每 4 小时测体温 1 次。

（4）监测：在进行亚低温治疗的过程中，给予持续的动态心电监护、肛温监测、SPO_2 监测、呼吸监测及每小时测量血压，同时观察患儿的面色、反应、末梢循环情况，总结 24 小时的出入液量，并做好详细记录。在护理过程中应注意心率的变化，如出现心率过缓或心律失常，及时与医生联系是否停止亚低温的治疗。

五、出院指导

1. 安慰家长，耐心细致地解答问题，介绍有关的医学基础知识，减轻家长的恐惧心理。

2. 对可能有后遗症的患儿嘱其家属早期干预治疗。

3. 出院前教会家属如何照护患儿，居家生活护理知识，建议出院后至少随访至生后 18 个月。

（李丽 陆敏 褚燕）

第三节　新生儿化脓性脑膜炎

新生儿化脓性脑膜炎是指出生后4周内化脓菌引起的脑膜炎症，是常见的危及新生儿生命的疾病，本病常为败血症的一部分或继发于败血症，一般新生儿败血症中25%会并发化脓性脑膜炎。其发生率占活产儿的0.2‰～1‰，早产儿可高达3‰。其临床症状常不典型（尤其早产儿），颅内压增高征出现较晚，又常缺乏脑膜刺激征，故早期诊断困难，故疑有化脓性脑膜炎时应及早检查脑脊液，早期诊断，及时彻底治疗，减少死亡率和后遗症。

一、病因

本病常为败血症的一部分或继发于败血症，一般认为化脓性脑膜炎的病原菌与败血症一致，但并非完全如此，因有些脑膜炎可无败血症，而由病原菌直接侵入脑膜或仅只有短暂的菌血症。国外有B组溶血性链球菌、大肠杆菌、李斯特菌、克雷伯杆菌、沙门菌、变性杆菌等，而国内的病原菌各地不同，有大肠杆菌、葡萄球菌、不动杆菌、变形杆菌等。本病的感染途径：

1. 出生前感染

极罕见。母患李斯特菌感染伴有菌血症时该菌可通过胎盘导致流产、死胎、早产，化脓性脑膜炎偶可成为胎儿全身性感染的一部分。

2. 出生时感染

患儿多有胎膜早破、产程延长、难产等生产史，病原菌可由母亲的直肠或阴道上行污染羊水或通过产道时胎儿吸入或吞入而发病。

3. 出生后感染

病原菌可由呼吸道、脐部、受损皮肤与黏膜、消化道、结合膜等侵入血液循环再到达脑膜。有中耳炎、感染性头颅血肿、颅骨裂、脊柱裂、脑脊膜膨出、皮肤窦道（少数与蛛网膜下隙相通）的新生儿，病原菌多由此直接侵入脑膜引起脑膜炎。

二、病情评估

（一）临床表现

1. 一般表现

临床表现常不典型，尤其是早产儿，包括精神、面色欠佳，反应低下，少哭少动，拒乳或吮乳减少，呕吐、发热或体温不升，黄疸、肝大、腹胀、休克等。

2. 特殊表现

呕吐、前囟隆起或饱满等颅内压增高表现出现较晚或不明显，颈项强直甚少见。

（1）神志异常：烦躁、易激惹、惊跳、突然尖叫、嗜睡、感觉过敏等。

（2）眼部异常：两眼无神，双眼凝视、斜视、眼球上翻或向下呈落日状，眼球震颤，瞳孔对光反射迟钝或大小不等。

（3）惊厥：眼睑抽动，面肌小抽动如吸吮状，也可阵发性青紫、呼吸暂停，一侧或局部肢体抽动。

（4）颅内压增高：前囟紧张、饱满或隆起已是晚期表现，失水时前囟平也提示颅内压增高。

（二）辅助检查

1. 实验室检查

（1）周围血象：白细胞计数和中性粒细胞计数升高，严重病例白细胞计数降低到 $4 \times 10^9/L$ 以下，血小板计数减少。

（2）细菌培养：血培养和病灶分泌物的细菌培养，血培养阳性率为 45% ~ 85%，尤其是早发型败血症和疾病早期未用过抗生素治疗者较高，尿培养和病灶分泌物的培养有时也可阳性。

（3）脑脊液检查：对疑有脑膜炎者，应立即做腰椎穿刺，用测压管测脑脊液压力，并留取脑脊液送检：压力常 >3 ~ 8 cmH$_2$O，外观不清或浑浊，涂片可发现细菌、蛋白。足月儿 >0.1 ~ 1.7 g/L，早产儿 >0.65 ~ 1.5 g/L。白细胞数 >（10 ~ 30）× 10^9/L，分类以多核或单核细胞为主。葡萄糖降低、乳酸脱氢酶增高。培养阳性。

2. 其他辅助检查

（1）颅骨透照、头颅 B 超和 CT：颅骨透照、头颅 B 超和 CT 的检查可以帮助诊断脑室炎、硬脑膜下积液、脑脓肿、脑积水等。

（2）放射性核素脑扫描：对多发性脑脓肿有价值。

（3）磁共振成像（MRI）：对多房性及多发性小脓肿价值较大。

（三）诊断

根据患儿的病史及上述的检查可明确诊断。

三、并发症

临床疗效不佳，或治疗过程中脑脊液检查好转而体温持续不退、临床症状不消失；病情好转后又出现高热、抽搐、呕吐，前囟饱满或隆起，应考虑发生并发症。

1. 硬脑膜下积液

硬脑膜下腔液体超过 2 mL，且蛋白定量大于 0.6 g/L，红细胞 <100 × 10^9/L，可确诊。

2. 脑室膜炎

其发生率可达 65% ~ 90%，甚至 100%，年龄愈小、化脓性脑膜炎的诊断和治疗愈延误者，则发病率愈高。行侧脑室穿刺液检查提示异常。

四、治疗

1. 抗生素治疗

尽早、大剂量、足疗程，易通过血脑屏障抗生素治疗。病原菌不明确时，可根据本地区的新近病原菌情况来选择抗生素，一旦病原菌明确则根据药物敏感试验选用抗生素。

2. 并发症治疗

（1）硬膜脑下积液：少量积液无需处理。如积液量较大引起颅内压增高时，应做硬脑膜下穿刺放出积液。有的患儿需反复多次穿刺，大多数患儿积液逐渐减少而治愈。个别迁延不愈者，需外科手术引流。

（2）脑室膜炎：进行侧脑室穿刺引流以缓解症状。同时，针对病原菌并结合用药安全性，酌情选择适宜抗生素脑室内注入，但疗效不确切，应尽量避免。

3. 对症和支持治疗

（1）严密监测生命体征，定期观察患儿意识、瞳孔和呼吸节奏改变，并及时处理颅内高压。

（2）及时控制惊厥发作，输注新鲜血浆、全血或丙种球蛋白等。

（3）监测并维持体内水、电解质、血浆渗透压和酸碱平衡。对有抗利尿激素异常分泌综合征表现者，积极控制脑膜炎的同时，适当限制液体入量，对低钠血症症状严重者酌情补充钠盐。

（4）糖皮质激素在危重症患儿中的应用仍有争议。对于有长期发热、脑脊液蛋白高、外观浑浊等情况时，可小剂量短期应用以缓解病情。

五、护理要点

（一）评估观察要点

1. 评估患儿病前有无呼吸道、消化道或皮肤感染史，新生儿应询问生产史、脐带感染史。

2. 评估患儿有无发热、头痛、呕等表现。有无脑膜刺激征。

3. 应注意评估家长是否有焦虑或恐惧。

（二）护理问题

1. 体温调节无效

与感染有关。

2. 营养失调，低于机体需要量

与吸吮无力、纳差及摄入不足，消耗增加有关。

3. 潜在并发症

颅内压增高、硬膜下积液、脑积水。

（三）护理措施

1. 维持体温恒定：严密监测体温，体温过低，给予保暖，体温过高，给予物理降温，不予药物降温，正确及时有效地使用抗菌药物。

2. 合理喂养，必要时静脉补液维持营养，严格掌握输液速度及量。

3. 保持呼吸道通畅，及时清理患儿呕吐物，防止造成误吸和窒息。

4. 腰椎穿刺后注意去枕平卧 6 小时，腰椎穿刺点禁止沾水，预防感染。

5. 密切观察病情变化

（1）监测生命体征：若患儿出现意识障碍、囟门及瞳孔改变、躁动不安、频繁呕吐、肢体发紧等惊厥先兆，说明有脑水肿。若呼吸节律不规则、瞳孔忽大忽小或两侧不等大、对光反应迟钝、血压升高，说明有脑疝及呼吸衰竭。应加强巡视、密切观察、详细记录，以便及早发现给予急救处理。

（2）并发症的观察及处理：如患儿在治疗中发热不退或退而复生，前囟饱满、颅缝裂开、呕吐不止、频繁惊厥、考虑有并发症存在，应及时处理做好急救准备。

（3）对于有侧脑室引流管的患儿，注意观察管路是否通畅，引流液的性质、颜色及量，准确记录。

六、出院指导

1. 保持室内空气新鲜，注意保暖，预防感冒防止交叉感染。
2. 对恢复期和神经系统后遗症的患儿，应早期进行功能训练，促进恢复。
3. 告诉家长阅读关于化脓性脑膜炎的预防知识，积极防治上呼吸道感染等感染性疾病。

（唐青　王敏　边婷婷）

第十五章　新生儿高胆红素血症

第一节　新生儿黄疸

新生儿黄疸可为生理现象，亦可为多种疾病的表现形式之一。血中未结合胆红素增高在新生儿可引起胆红素脑病（核黄疸），常导致死亡，幸存者留有后遗症。因此，每个黄疸患儿应首先区分生理性或病理性黄疸，后者应尽快找出病因，及时治疗。

一、新生儿胆红素代谢的特点

（一）胆红素产生相对过多

胎儿时期红细胞相对较多，而其寿命较短，故新生儿胆红素产生相对过高，属于未结合的胆红素。

（二）肝细胞受体蛋白缺乏

新生儿生后 5 天内缺乏 Y、Z 受体蛋白，使未结合胆红素被摄入肝细胞较少。

（三）肝酶系统发育不完善

由于新生儿葡萄糖醛酸转移酶的活力很低，影响未结合胆红素转换成结合胆红素，因而不能有效地从肝脏清除，滞留体内。

（四）肠壁吸收胆红素增加

由于新生儿肠道的正常菌群尚未建立，进入肠道的结合胆红素不能被还原成粪胆素原。但新生儿肠道中的 β - 葡萄糖醛酸苷酶活性较高，可将结合胆红素又水解成未结合胆红素及葡萄糖醛酸，再被肠道吸收进入血循环，即胆红素的"肠肝"循环。

二、发病机制

（一）生理性黄疸

新生儿期血液中红细胞量多，红细胞寿命短（70～100 天），血红蛋白半衰期短，使新生儿胆红素负荷量大于成人；血液中白蛋白量少、结合作用较差，Y、Z 蛋白量要5 天后开始浓度升高，使肝细胞摄取胆红素能力有限；肝酶量不足、活力低下，使结合胆红素能力有限；肠肝循环增多。以上多种原因造成新生儿出现的黄疸称为生理性黄疸。

（二）病理性黄疸

1. 感染性

孕期 TORCH 感染，新生儿败血症，新生儿尿路感染，新生儿肝炎综合征等。由于细菌毒素加快红细胞破坏和损坏肝细胞，使血中胆红素浓度增高。

2. 非感染性

新生儿期溶血性疾病，包括 ABO、Rh 血型不合性溶血，红细胞酶缺陷（G - 6 - PD）或结构异常（先天性球形红细胞症）的溶血、血管外溶血，母乳性黄疸，胎粪排出延迟，胆道先天畸形，药物性黄疸，其他如新生儿低血糖、酸中毒、缺氧、脱水和甲状腺功能低下等都可加重黄疸。

三、病情评估

（一）临床表现

生理性黄疸大部分在生后 2~3 天出现，足月儿在生后 10~14 天消退，早产儿可延迟至第 3~4 周才消退，一般不伴随其他临床症状。病理性黄疸在 24 小时内出现，持续时间，足月儿在第 2 周末或早产儿第 3~4 周后肉眼仍可观察到黄疸，或黄疸退而复现，或呈进行性加重，依病因不同，均有伴随症状。如溶血症时可有明显贫血、黄疸、肝脾肿大、水肿、心力衰竭等表现，重者可出现核黄疸症状；新生儿败血症和其他感染时常伴有感染中毒症状并可能找到感染病灶；先天性胆道畸形时可于生后不久即排灰白色大便，肝明显肿大（常超过肋下 4 cm），且质地较硬；新生儿肝炎有食欲减退、恶心、呕吐等消化道症状，病前大便正常，经综合治疗后肝炎多能痊愈而胆道畸形者则继续加重；若黄疸有轻重变异时应考虑胆汁淤积综合征。

（二）实验室及其他检查

1. 红细胞计数及血红蛋白降低，网织红细胞数可升高。

2. 定期监测胆红素水平。病理性黄疸足月儿总胆红素大于 20.4 μmol/L，早产儿大于 25.6 μmol/L，间接胆红素大于 30.78 μmol/L 时可并发高胆红素脑病。

3. 溶血性黄疸时进行母婴血型（ABO 及 Rh）检查，并做直接抗人球蛋白试验。

四、急救措施

生理性黄疸不用治疗即可消退，病理性黄疸大多均可经中西医结合治愈，少数重症需换血治疗。为防止核黄疸的发生，应着重治疗一周以内的患儿，特别是早产儿，因一周以后的足月儿，血脑屏障已经完善，患核黄疸的危险性已下降，但若胆红素量 > 342 μmol/L，仍需积极治疗。

1. 病因治疗

引起新生儿病理性黄疸的原因较多，除针对病因治疗外，对轻度或中度黄疸可仅用中药（口服或静脉滴注）；对中度黄疸可酌情加用西药。对中度以上的黄疸，若配合治疗，疗效更好。重度黄疸，尚可静脉滴注白蛋白或血浆，必要时可进行换血疗法。

2. 药物治疗

（1）肾上腺皮质激素：能活跃肝酶，增加葡萄糖醛酸与胆红素的结合，亦能抑制抗原抗体反应，减少溶血。常用地塞米松 5~10 mg 加入 10% 葡萄糖中静脉滴注，疗程 3~4 天。

（2）酶诱导剂：苯巴比妥能诱导肝酶，加速胆红素的结合，且增加肝细胞膜的通透性，使间接胆红素易为细胞膜摄取，剂量为每日 5~8 mg/kg，分次口服，7 天为 1 个疗程。与尼可刹米联用可增加疗效，剂量为每日 100 mg/kg，分次口服。

（3）血浆或白蛋白：能增加白蛋白与胆红素的联合，减少未结合胆红素的游离，可用白蛋白 1 g/kg，加 10% 葡萄糖静脉滴注。无白蛋白时，可用血浆每次 20~30 mL

静脉滴注。但对心功能不全的患者应慎用。

（4）葡萄糖：可静脉滴注葡萄糖，以增加葡萄糖醛酸的形成。

（5）其他药物：碳酸氢钠纠正酸中毒。避免应用磺胺、苯甲酸钠、咖啡因、维生素 K_3、氯霉素、非那西汀等药物。药用炭可阻止胆红素在肠道的吸收，可生后 4 小时开始服 0.75 g，每 4 小时 1 次。琼脂具有类似作用，在生后 24 小时服 125～250 mg，每 4 小时 1 次。

（6）中药：常用方剂为茵陈 15 g，甘草 1.5 g，炙大黄 3g，黄芩 9 g。每日 1 剂，水煎频服，可减轻黄疸。

3. 光疗

（1）光疗指征：新生儿溶血症、低体重儿高胆红素血症及其他原因引起间接胆红素增高已达危险水平时均可进行光疗。

（2）方法：将患儿裸体放入光疗箱中，双眼及会阴部遮盖，选用波长 425～475 nm 蓝光上下双光照射，连续照射 24～48 小时，最长小于 96 小时。当胆红素下降至 20.4 μmol/L 时，停止照射。

4. 换血疗法

当产前诊断明确，新生儿已出现严重的贫血、水肿、肝脾肿大，经治疗胆红素继续上升超过 340 μmol/L，或不论胆红素浓度高低，凡有核黄疸症状及体征者，应采用换血疗法。

五、护理要点

（一）评估观察要点

1. 初始评估

（1）了解患儿胎龄、分娩方式、Apgar 评分、母婴血型、体重、喂养情况；患儿体温变化及大便颜色、药物服用情况、有无诱发因素等。

（2）Rh 溶血者大多在 24 小时内出现黄疸并迅速加重，ABO 溶血大多在出生后 2～3 天出现，血清胆红素以未结合型为主。

（3）贫血：Rh 溶血者一般贫血出现早且重，ABO 溶血者贫血少。

（4）肝脾肿大：Rh 溶血者多有不同程度的肝脾肿大。

（5）核黄疸：严重并发症分警告期、痉挛期、恢复期、后遗症期。

（6）了解家长心理状况，对本病病因、性质、护理与预后认识程度，尤其是胆红素脑病家长的心理状况。

2. 持续评估

（1）黄疸是否消退。

（2）评价光照疗法及换血疗法的效果。

（3）有无并发症发生。

（4）患儿家长能否给予正确照顾。

（二）护理问题

1. 有皮肤完整性受损的危险

与大便次数增多有关。

2. 有体温调节无效的危险

与蓝光照射有关。

3. 潜在并发症

胆红素脑病。

4. 恐惧（家长）

家长焦虑。

（三）护理措施

1. 保持皮肤完整性

注意臀部护理，勤换纸尿裤，观察大小便次数、量、颜色、性质。注意皮肤有无感染灶，脐部有无分泌物，有异常及时处理。

2. 维持体温稳定

保持温湿度适宜，及时测量体温。

3. 合理喂养，少量多次

刺激肠蠕动促进排便，建立正常菌群，减少胆红素的肝肠循环。

4. 观察有无胆红素脑病、溶血的先驱症状。

5. 实施光照疗法和换血疗法时，做好相应护理。

6. 做好健康教育工作，减轻家长的焦虑。

六、出院指导

1. 向家长讲解疾病相关知识，减轻焦虑。使家长了解病情，取得家长的配合。

2. 若为母乳性黄疸，可继续母乳喂养，如吃母乳后仍出现黄疸，可改为隔次母乳喂养逐步过渡到正常母乳喂养，若黄疸严重，患儿一般情况差，可考虑暂停母乳喂养，黄疸消退后再恢复母乳喂养。

3. 红细胞 G－6－PD 缺陷者，需忌食蚕豆及其制品。患儿衣物保管时勿放樟脑丸，并注意药物的选用，以免诱发溶血。

4. 如有胆红素脑病后遗症，应给予出院定期随访和康复治疗。

（唐青　王敏　边婷婷）

第二节　新生儿胆道闭锁

新生儿胆道闭锁发生的原因是肝总管逐步纤维化导致胆管系统梗阻，大多数胆道闭锁于生后几周后临床有所表现，亦是发生在肝外胆道感染，纤维化后，很少在生后或胎内即发现。尽管报道过特异的病毒感染，但真正的感染源尚未找到。

一、病因

病因尚无明确结论，早期认为该病为先天性胆管发育异常，与胚胎期第 4～10 周胆管系统发育停顿或紊乱有关。然而，对大量流产或早产儿胆道系统的解剖却并未发现过胆道闭锁，相反近年研究有更多证据支持此病为后天形成。部分病儿出生时有正常黄色大便，数周后才出现灰白色大便及黄疸，也提示这些病儿胆道梗阻出生后才发生。此外，病理检查发现肝脏组织呈炎症性变化，肝门及胆管周围有炎症细胞浸润，肝小叶发生微小脓灶或局限性坏死，胆管闭塞处肉芽组织形成。通过对肝外胆道闭锁和新生肝炎的对比病理研究，发现两者肝组织病变相似，仅程度不同。肝外胆道闭锁以胆管胆栓和炎症病变表现为主，而婴儿肝炎肝细胞坏死表现更突出。因此现在认为胆道闭锁可能是一种与婴儿肝炎病理过程相似的获得性疾病。出生后所见的胆道闭锁是炎症过程的终末阶段和结局，炎症破坏致使胆管纤维瘢痕化并且闭塞。引起炎症的病因以病毒感染为主，如乙肝病毒、巨细胞病毒等，也可能是风疹病毒、甲型肝炎病毒或疱疹病毒。有学者提出胰胆管汇合部位异常也可能是胆道闭锁发生的先天性因素。

本病的病因虽多，但最终结果是胆汁排泄通路梗阻，出现阻塞性黄疸。近期研究表明，肝内、外胆道的发育为两个来源，从而可以解释胆道闭锁者胆囊以下管道可以通畅，而肝胆管以上管腔纤维化致闭锁的情况。

二、发病机制

本病由于胆道阻塞，胆汁淤积，使肝实质受损。早期肝可轻度肿大，数个月后即可发展为严重胆汁性肝硬化，肝脏明显肿大，质地变硬，表现为褐绿色，呈细颗粒状或结节状。切面可见网络状灰白色结缔组织增生。显微镜下，肝小叶被增生的纤维组织条索分隔变形，大小不等，形状不一，中央静脉偏位或不清，肝细胞索排列紊乱，肝血窦扩张或变窄。肝细胞有胆汁沉着，呈均匀黄染、细颗粒状或粗颗粒状。全部病例可见肝细胞空泡样变性、肝细胞肿胀、肝细胞增生和库普弗细胞动员象。肝内型病理改变在出生后 2～3 个月可表现为胆汁滞留、肝硬化，出生 5～6 个月，多数小叶间胆管破坏消失，小胆管排列不整齐，狭窄或闭锁，新生胆管明显减少，在汇管区域几乎见不到胆管。肝外型胆管闭锁的肝内胆管开放，而肝外部分或完全闭锁。由于梗阻的部位和范围不同，胆道闭锁的病理改变也有差异。闭锁的胆道在组织学上符合炎症改变，有少许细胞浸润的结缔组织组成其内面覆盖肉芽组织，在肉芽组织中可见到很多圆形细胞浸润和吞噬胆色素的组织细胞，而具有内腔的胆总管见不到上述病理改变，组织学结构正常，其内衬以圆柱形上皮。有学者发现 2/3 以上的胆管闭锁病儿有巨肝细胞出现，与新生儿巨细胞肝炎相似，故认为这两种疾病有密切的关系。Hitch 按肝组织结构的改变罗列了 8 项指标：①肝小叶结构变化；②肝细胞质肿胀；③汇管区炎症；④胆液淤滞；⑤纤维化；⑥胆管增生；⑦巨细胞转化；⑧髓外造血。后 5 项指标对于胆管闭锁和新生儿肝炎差异是显著的。电镜检查可见：肝细胞内可见较多的形态各异、大小不一、密度不均的高电子密度物质（EDM），Kupffer 细胞质内亦可见有 EDM。有些毛细胆管附近细胞膜连接破坏，使细胞间隙局限性不规则扩大。微绒毛未见异常。与胆道闭锁相比，新生儿肝炎患者肝组织内 EDM 较少，毛细胆管数量略少，管径稍小，未见破坏现象，微绒毛则较多。学者们对胆道闭锁电镜所见解析不一，有待进一步研究。

三、病情评估

（一）临床表现

胆道闭锁和新生儿肝炎综合征代表了一个持续性病变过程多于一个特殊的病变。两种疾病通常在生后 2 周出现高胆红素黄疸，白陶土粪便，肝脏肿大。3 周至 2 岁出现生长缓慢，皮肤瘙痒，门脉高压症状。

（二）鉴别诊断

胆道闭锁和新生儿肝炎综合征鉴别困难，生后肝功能反映胆汁淤积和肝细胞感染，适当的检查能排除其他原因引起的新生儿梗阻性黄疸（如特殊感染、α-抗胰蛋白酶缺乏症、半乳糖血症、囊性纤维化）。直接以及总胆红素、AST、ALT，碱性磷酸酶和血清胆汁酸水平常不能明确区分胆道闭锁和伴有严重胆汁淤积的新生儿肝炎。超声检查时若未发现明显的胆囊和肝外胆道多提示存在胆道闭锁；相反，超声检查能明确胆总管囊肿是否挤压阻塞了胆总管。通过胃十二指肠导管收集十二指肠液能确认有无胆汁排泄（也可做胆汁测定），若无胆汁分泌则极大地支持胆道闭锁的诊断。放射性核素^{99m}锝 PIPIDA 做肝区扫描可检测肝外胆道内有否胆汁流动。对疑难病例，经皮肝活检是最准确的诊断检测方法，用以鉴别新生儿肝炎及胆道闭锁，其结果应由儿科病理学家给予解释。

四、急救措施

若怀疑患儿存在胆道闭锁，应当在生后 2 个月内施行剖腹手术，因为延迟手术会导致患儿发生不可逆的胆汁性肝硬化。术中应做胆道造影以了解胆道情况，肝组织应做活检，冷冻切片了解其形态学改变。仅有 5%～10% 的患儿能成功地行胆道再吻合术，而其余的患儿通过 Kasai 术（肝门肠吻合术）常能重建胆汁通道。然而许多患儿术后仍存在明显的慢性病患，包括胆汁淤积，反复胆道炎症和发育迟缓，从而导致晚期死亡率增加。对于肝功能衰竭的患儿，肝移植挽救了肝脏的功能。在此，胆道闭锁是儿科领域最多见的肝移植指征，新生儿肝炎所引起的胆汁淤积通常治疗缓慢，造成永久性的肝脏损伤，一些患儿也因此而死亡。

五、护理要点

（一）评估观察要点

1. 患儿一般情况。
2. 患儿黄疸程度，大小便颜色。
3. 腹部体征，有无腹壁静脉曲张。
4. 辅助检查结果。
5. 了解手术方式，术中出血、输血、麻醉等情况。

6. 观察术后生命体征、意识状态、面色、疼痛。

7. 切口情况，有无渗血，术后是否留置管路，妥善固定。

8. 遵医嘱用药，评估药物的副作用。

9. 术后有无并发症发生。

10. 患儿家长心理状态。

（二）护理问题

1. 营养失调，低于机体需要量

与肝功能受损有关。

2. 生长发育迟缓

与肝功能受损致消化吸收功能障碍有关。

3. 疼痛

与胆管扩张胰胆液反流有关。

4 有感染的危险

与肝功能受损致机体抵抗力下降有关。

5. 潜在的并发症

肝功能障碍、胆汁漏、胆管炎、切口裂开等。

（三）护理措施

1. 术前护理

（1）观察患儿神志，警惕肝昏迷的发生。

（2）观察患儿腹部体征，有无腹胀。有腹水的患儿记录24小时出入量，每日测量腹围一次并记录。

（3）观察并记录患儿黄疸程度及部位，观察有无出血倾向。

（4）保持皮肤清洁干燥，观察大小便颜色。

（5）保肝治疗，晚期肝功能损伤的患儿要注意出入量和电解质的观察。

（6）有低蛋白血症患儿应遵医嘱输入人血白蛋白。

（7）术前晚遵医嘱清洁灌肠。

（8）术前应遵医嘱给予留置胃管。

2. 术后护理

（1）持续心电监护监测血氧饱和度、心率和呼吸变化，保持呼吸道通畅。

（2）麻醉清醒后，患儿呈半卧位或低斜坡位。

（3）禁食期间，严格记录24小时出入量，及时补液，预防水、电解质紊乱。

（4）观察肠蠕动恢复情况，观察腹部体征，有无腹胀、腹肌紧张等。

（5）肝功能异常患儿恢复进食后应继续记录出入量，观察患儿黄疸消退情况，比较大小便性状较术前有无变化。

（6）腹带加压包扎伤口，胆瘘患儿及时换药，避免胆汁刺激周围皮肤，导致发红破损，加强患儿皮肤护理。保持各引流管有效引流。

（7）T管通常于术后两周左右拔出，拔出前可试行夹管1~2天，观察患儿有无恶心、呕吐、上腹痛、发热、黄疸等不良反应。

（8）观察有无术后出血、吻合口瘘、粘连性肠梗阻、胆管炎等并发症的发生。

（四）出院指导

1. 合理喂养，加强营养。

2. 保持皮肤清洁，注意预防感染。

3. 定期复查随访。

（唐青　边婷婷　王敏）

第十六章　新生儿感染

第一节 新生儿败血症

新生儿败血症是指细菌侵入血循环并在其中生长繁殖、产生毒素所造成的全身性感染，是新生儿、早产儿、极低出生体重儿常见的疾病，也是重要的死因之一。

一、病因和发病机制

新生儿尤其是早产儿由于免疫功能不完善和围产期的环境有一定联系，故易患败血症。

（一）免疫功能缺陷

新生儿非特异性和特异性免疫的防御机制与众人不同，一方面未发育成熟，功能尚欠完善，另一方面是缺乏"经验"，尚未接触过外环境中的抗原物质。因此，更易感染某些病毒、细菌、霉菌和原虫，且病情较重，治疗反应欠佳等。

1. 非特异性免疫反应

新生儿血液中 C_3 水平低，白细胞吞噬过程中的调理趋化性差。皮肤屏障作用差，如皮肤角化层及真皮层薄弱，胶原纤维粗松，易受机械和物理性损伤；皮肤含水量多；pH 值高利于细菌生长；消化道肌层薄弱，通透性高利于细菌通过；淋巴结过滤作用差，不易使感染局限等。

2. 特异性免疫

（1）体液免疫。IgG：脐血 IgG 等于或稍高于母体水平（可超过母体水平 10%），早产儿，小于胎龄儿，过期产儿的 IgG 水平则低于母体，新生儿期血清 IgG 水平迅速下降，出生 4 周的 IgG 约为脐血水平的 1/2。

IgM：不能通过胎盘。脐血 IgM 升高（ > 2 g/L）时，应考虑有宫内感染。IgM 很少，易患革兰阴性菌感染。

IgA：脐血中 IgA 含量甚微，IgA 不能通过胎盘，故易患呼吸道及消化道感染。若脐血 IgA 增高，同样提示宫内感染的可能性。

（2）细胞免疫：由于正常胎儿在宫内没接触过病原性的抗原物质，T 细胞反应能力低，生后 5 ~ 10 天内未致敏的 T 细胞不能充分发挥细胞免疫作用，因此易患严重的病毒感染，甚至死亡，缺乏致敏淋巴细胞也容易发生真菌感染。

二、病情评估

（一）病史

可有产程过长、羊膜早破、羊水污染、皮肤黏膜损伤、脐带感染等病史。

（二）临床表现

常缺乏"典型"表现。一般早期有不同程度衰弱，食欲低下甚至拒奶，体重不增或下降。体温波动大，发热或反而体温不升。随病情进展，中毒症状明显、嗜睡、烦躁不安或惊厥。黄疸进行性加重、呕吐、腹泻、腹胀、肝脾大。严重病例可见出血倾向，少数可有中毒性心肌炎及循环衰竭表现，如心音低钝、心律不齐、脉搏微弱等。

（三）实验室及其他检查

血培养有致病菌生长。血白细胞增高或明显降低，白细胞内有中毒颗粒。C反应蛋白增高（≥15 μg/mL）。白细胞层涂片检查可发现较多的细菌。暴露感染灶或脐部涂片、深部脓液等培养有参考价值。血浆、浓缩尿的对流免疫电泳、乳胶凝集试验阳性对诊断B组链球菌败血症有帮助。

（四）诊断和鉴别诊断

1. 诊断

诊断需根据感染病史，临床具有感染中毒症状、实验室检查和血培养获得阳性结果。若血培养为条件致病菌生长，必须培养2次或2~3个标本均为同一细菌生长，方可确诊为败血症。虽有感染病史和临床感染中毒症状，血培养仅一次为有条件致病菌生长，只能临床诊断为败血症。

2. 鉴别诊断

新生儿肺炎、脐炎、肝炎等局部感染可有哭声低、发热、气促、食欲低下等表现，但一般状况较轻，血培养阴性。

三、急救措施

（一）一般治疗

注意保温，纠正缺氧。供给足够的热量和水分，维持水与电解质平衡，口服量不足时，予10%葡萄糖溶液或1:4液（生理盐水:5%葡萄糖溶液）每日50~60 mL/kg，静脉滴注。病情严重者可予少量多次输血浆或新鲜全血。

（二）控制感染

在病原菌未明确前选用球菌、杆菌兼顾的抗生素联合给药、经静脉给药，疗程2~3周，脓毒败血症则需4~6周。一般先用两种抗生素，明确病原菌后根据药物敏感试验调整用药。

1. 病情危重而病原菌不明时可用头孢他啶加氯唑西林静脉滴注。

2. 病情不严重病原菌不明时用新青霉素Ⅱ加氨苄西林或阿米卡星静脉滴注。

3. 革兰阴性杆菌败血症用氨苄西林加阿米卡星或头孢噻肟。

4. 金黄色葡萄球菌败血症用新青霉素Ⅱ、氯唑西林、头孢霉素或万古霉素。

5. 链球菌、肺炎双球菌败血症用大剂量青霉素，每日10万~20万U/kg。或头孢吡肟、头孢噻肟。

6. 铜绿假单胞菌败血症用羧苄西林，≤7天每日200 mg/kg，分2次；>7天者每日300 mg/kg，分3次。

7. 厌氧菌败血症时首选甲硝唑，其用量≤7天者每日15 mg/kg，分2次；>7天者每日15~30 mg/kg，分3次，也可用林可霉素。

（三）治疗并发症

休克者扩充血容量及使用血管活性药物如多巴胺。高胆红素血症时应进行光疗，糖皮质激素的应用必须在有效足量抗生素的前提下方可应用。

（四）免疫治疗

1. 免疫球蛋白治疗

尤其是早产儿，可用大剂量免疫球蛋白 0.5～1 g/kg，静脉点滴。

2. 部分交换输血

主要用于严重感染，白细胞减少或有高胆红素血症，不仅供给抗体、补体、调理素、粒细胞，还可将含毒素或未结合胆红素的血换出来，一般用新鲜肝素化全血（150 mL/kg）。

四、护理要点

（一）评估观察要点

1. 初始评估

（1）患儿是否早产；出生时有无复苏抢救史，是否接受过损伤性操作；近期有无皮肤黏膜破损，有无脐炎、脓疱疮等。

（2）有无宫内、产时、产后感染史。

（3）观察面色及肤色、反应、哭声、吃奶、体温、体重情况。

（4）有无呕吐、腹胀、腹泻、气促、发绀、呼吸暂停、黄疸和肝脾肿大、硬肿、出血倾向、肢端冷、心率快、皮肤花纹及休克等。

（5）家长有无焦虑及对该病认知程度，护理知识和技能掌握程度，家庭卫生习惯等。

2. 持续评估

（1）生命体征是否平稳。

（2）皮肤是否完整，局部感染是否控制。

（3）喂养是否耐受，体重是否增长。

（4）有无并发症发生，是否及时处理。

（5）家长是否掌握护理知识，学会识别感染的表现。

（二）护理问题

1. 体温调节无效

与感染有关。

2. 皮肤完整性受损

与皮肤破损或感染灶有关。

3. 营养失调，低于机体需要量

与吸吮无力、摄入不足及疾病消耗有关。

4. 潜在并发症

感染性休克、DIC、化脓性脑膜炎等。

（三）护理措施

1. 维持体温稳定

患儿体温易波动，除感染因素外，还易受环境因素影响。当体温低或体温不升时，及时予保暖措施；当体温过高时，予物理降温，一般不予药物降温。

2. 控制感染

及时应用有效抗生素，防止感染蔓延扩散，保证抗菌药物有效进入体内，注意药物毒副作用。保持皮肤清洁，及时处理局部病灶：如脐炎、鹅口疮、脓疱疮、皮肤破损等。

3. 保证营养供给

除经口喂养外，结合病情考虑静脉内营养。

4. 用药护理

早期、联合运用抗生素，足量、足疗程、静脉给药，注意保护血管，有计划地交替穿刺部位。

5. 病情观察

加强巡视，如患儿出现面色青灰、呕吐、脑性尖叫、前囟饱满、两眼凝视提示有脑膜炎的可能；如患儿面色青灰、皮肤发花、四肢厥冷、脉搏细弱、皮肤有出血点等应考虑感染性休克或 DIC，应立即与医生联系，积极处理。

五、出院指导

1. 指导家长正确护理患儿。
2. 出院后需要继续口服用药时，指导家属正确地进行服药，并观察用药后的效果。
3. 指导家长做好居家卫生，饮食卫生，避免引起再次感染。
4. 发现有后遗症时，尽早带患儿进行功能训练和智力开发，减轻脑损伤影响。
5. 指导家长如发生脐部、皮肤、呼吸道和消化道感染时，应及时就医。

（仇杰　梁翠翠　王宵静）

第二节　新生儿破伤风

新生儿破伤风是由破伤风杆菌侵入脐部而引起的急性感染性疾病，常于生后 7 天左右起病，临床症状以全身骨骼肌强直性痉挛和牙关紧闭为特征，俗称"脐风""七日风""锁口风"。中华人民共和国成立后随着无菌接生的推广和医疗护理质量的提高，其发病率和死亡率明显下降，但偏僻地区仍有发病，应引起重视。

一、病因

接生时用未消毒或消毒不彻底的剪刀、线绳来断脐、结扎，或用未消毒的敷料包裹脐端，使破伤风梭状杆菌侵入脐部。

破伤风杆菌为革兰阳性厌氧杆菌，广泛分布于土壤、尘埃和人畜粪便中，在一定条件下产生芽孢，芽孢抵抗力极强，在无阳光照射的土壤中可几十年不死，能耐煮沸 1 小时，干热 150℃ 1 小时，需高压消毒，用碘酒等含碘的消毒剂或气体消毒剂环氧乙烷才可将其杀灭。

二、发病机制

坏死的脐残端及其上面的覆盖物可使该处氧化还原电势降低，有利于破伤风杆菌繁殖，并产生破伤风痉挛毒素。此毒素沿神经轴逆行至脊髓前角细胞和脑干运动神经核，也可经淋巴、血液至中枢神经系统，与神经节苷脂结合，使后者不能释放甘氨酸等抑制性传递介质，导致全身肌肉强烈痉挛。活动频繁的咀嚼肌先受累，使牙关紧闭，面肌痉挛而呈苦笑面容；腹背肌肉痉挛，因背肌较强呈角弓反张。此外，毒素可兴奋交感神经，导致心动过速、高血压、多汗等。

三、病情评估

（一）病史

出生时有脐带消毒不严史，脐带晚脱或脓汁流出。

（二）临床表现

潜伏期 3～14 天，以 4～6 天间发病最多，故俗称"四六风"。潜伏期越短，病死率越高。哭闹不安，张口及吸吮困难，随后牙关紧闭，出现苦笑貌，伴四肢抽搐，呈强直性痉挛，甚至角弓反张。任何轻微刺激均可引起痉挛发作。呼吸肌和喉肌痉挛可引起窒息。患儿神志清，早期不发热。痉挛期可因全身肌肉强烈痉挛而致体温升高。可因继发感染而死亡。

痉挛期四肢肌肉呈强直性痉挛，腹直肌可强直如板，甚可表现角弓反张，如并发肺炎，肺部听诊可闻及湿性啰音。脐部常有感染，脐轮红、有分泌物。

（三）实验室及其他检查

脐部脓汁涂片可见细菌及中性粒细胞。培养阳性率较高。早期尚无典型症状时，用压舌板检查咽部用力下压时，牙关咬得很紧。压舌板不易拔出，有助于早期诊断。

（四）诊断

1. 旧法接生或产后脐带处理不洁，或有外伤史。

2. 生后 4～7 天发病（最迟 14 天），患儿哭闹不安、张口困难、牙关紧闭。颜面肌肉抽搐呈"苦笑"面容，全身肌肉呈阵发性、强直性痉挛，呼吸肌痉挛，遇光、声或触动等刺激即引起痉挛发作，重者呈角弓反张状。喉肌、呼吸肌痉挛可引起发绀、窒息。

3. 脐部或伤口处分泌物做厌氧菌培养，部分患儿可查到破伤风杆菌。

4. 一般无发热，但反复抽搐可引起体温升高。病程中神志始终清楚。

四、急救措施

原则是保证营养，控制痉挛，预防感染。

（一）保证营养减少刺激

病初应暂时禁食，以免误吸，以静脉输液供给营养，痉挛减轻后，用胃管喂养，给充足的营养和热量。减少刺激，治疗要集中，操作要轻快，病室需安静、避光。

（二）控制痉挛

这是治疗本病的主导环节，可依次选用下述药物。

1. 地西泮

每次 0.3 ~ 0.5 mg/kg，静脉缓慢注射，5 分钟内即达有效浓度，但半衰期短，仅半小时，不适用维持治疗。镇痉后，插鼻胃管并保留胃管，给予安定计划治疗，轻度每日 2.5 ~ 5 mg/kg，重度每日 5 ~ 10 mg/kg，分 6 次经胃管或肛管给药，达到安定化，使患儿处于深睡状态，维持 4 ~ 7 天，逐渐减量，直至能张口吃奶，痉挛解除可停药。地西泮一般不用肌内注射，因不易吸收。

2. 复方氯丙嗪

每次 1 ~ 2 mg/kg，可 4 ~ 8 小时 1 次，静脉或肌内注射。

3. 苯巴比妥钠

止惊效果好，维持时间长，不良反应小。可先用负荷量 15 ~ 20 mg/kg，静脉注射，维持量每日 5 mg/kg，分 2 次静脉注射，需做血浓度监测，以免蓄积中毒。

4. 水合氯醛

止痉作用快，效果佳，而且安全，10% 溶液每次 0.5 mL/kg，灌肠或胃管注入。

5. 副醛

止惊作用快而安全，每次 0.1 ~ 0.2 mL/kg，稀释成 5% 溶液静脉注射，也可用 0.2 ~ 0.3 mL/kg 肌内注射或灌肠。本药由肺排出，有呼吸道感染者不可使用。

6. 维生素 B_6

每日 100 mg 可增加脑内 γ – 氨基丁酸的含量，达到解痉挛效果。

上述药物的常用方法是，安定与复方氯丙嗪，或地西泮与苯巴比妥钠交替使用，每 4 ~ 6 小时用 1 次。药物剂量以安静或小刺激时不抽为宜，长期大剂量用药的婴儿可能从痉挛状态转为松弛苍白状态。应予注意。

（三）中和毒素

1. 尽早用破伤风抗毒素（TAT）

1 万 ~ 2 万 U 用生理盐水稀释后缓慢静脉滴注，3 000 U 脐周封闭，抗毒素对游离于血液或淋巴液中留存的毒素起中和作用，但对已与神经组织结合的毒素无效。

2. 人体破伤风免疫球蛋白

疗效较抗毒素为佳，可用 500 U 肌内注射。

（四）抗生素

目的在于阻止脐部的需氧杂菌滋生和破伤风杆菌繁殖，还能防治肺炎、败血症等细菌感染并发症。常用青霉素每天剂量为 20 万 ~ 30 万/kg，分次静脉滴注，连用 10 天。甲硝唑能杀灭体内的破伤风杆菌，消除破伤风外毒素的来源，每天剂量为 50 mg/kg，分为 3 ~ 4 次口服，重者可用 7.5 mg/kg 静脉点滴。有并发症时应加用广谱抗生素，并延长青霉素的用药时间。

（五）气管切开

用于病情严重者如潜伏期在生后 4 天内，反复抽搐、喉痉挛、窒息且咳嗽及吞咽反射消失，或支气管内分泌物阻塞等时，应尽早做气管切开术，但必须控制痉挛后才可施行手术。

（六）脐部处理

用 3% 过氧化氢或 1:4 000 高锰酸钾溶液清洗脐部，再涂以 2.5% 碘酊，再用 75% 酒精脱碘，每日 1 次，直到创面愈合。

（七）其他

缺氧时吸氧。有呼吸衰竭表现用东莨菪碱每次 0.03 ~ 0.05 mg/kg，间隔 10 ~ 30 分钟重复使用，病情好转后延长使用时间。必要时气管插管使用人工呼吸器。有脑水肿时应用呋塞米或甘露醇等脱水剂。水肿、少尿者应限制液量。

五、护理要点

（一）评估观察要点

1. 询问生产方式。

2. 症状与体征

早期有无哭闹、口张不大、吸吮困难，压舌板试验阳性。

3. 辅助检查

细菌培养、脑脊液及周围血象。

（二）护理问题

1. 有窒息的危险

与呼吸肌、喉肌痉挛有关。

2. 组织完整性受损

与破伤风杆菌感染脐残端有关。

3. 喂养困难

与咀嚼肌痉挛、张口困难有关。

4. 有受伤的危险

与反复惊厥有关。

（三）护理措施

1. 保持呼吸道通畅

及时吸出呼吸道内分泌物，防止堵塞，注意喉痉挛，必要时行气管切开。

2. 保持室内安静，避光强光声音刺激。必要操作最好在使用止痉药后有条理的集中完成，动作轻柔。

3. 用药护理

（1）遵医嘱注射破伤风抗毒素、镇静药等，注意观察药物不良反应。

（2）建立静脉通路，尽可能应用留置针，避免反复穿刺，减少肌内注射，可以减少痉挛的发作，保证止痉药物顺利进入体内。

4. 用氧

有痉挛发作出现呼吸困难、缺氧、发绀者立即用氧，但避免鼻导管给氧，可选用面罩给氧。

5. 密切观察病情变化

加强监护，详细记录病情变化，尤其是用止痉药后第一次抽搐发生时间、强度、持续时间和间隔时间，观察痉挛发作前的征兆：如烦躁不安、双眼凝视，或上翻、屏气等，以便及时控制痉挛发作。

6. 脐部护理

用破伤风抗毒素 3 000 U 封闭脐周，以中和未进入血液的游离毒素。有脓性分泌物者用3%过氧化氢清洗后涂抹碘伏消毒，保持脐部清洁、干燥。

7. 保证营养，禁食期间给予静脉营养，以保证能量供给。病情允许情况下给予鼻饲喂养。病情好转后，可以用奶瓶喂养来训练患儿吸吮力及吞咽功能。

8. 做好基础护理，如口腔、皮肤护理，防止继发感染和损伤。

（四）出院指导

1. 嘱其患儿家长阅读有关育儿知识书籍，指导家长做好脐部护理。

2. 指导家长合理喂养，少量多次，以免引起呛咳和误吸。

3. 注意保暖，预防感染，按时随访。

（仉杰　王宵静　梁翠翠）

第十七章　新生儿寒冷损伤综合征

新生儿寒冷损伤综合征是由于寒冷、早产、感染、窒息等原因引起的一种皮肤和皮下脂肪硬化的疾病，临床表现为体温不升、哭声低下或不哭、吸吮困难、拒乳、硬肿等。

一、病因和发病机制

本病病因尚未完全明确，可能与下列因素有关：

（一）解剖生理特点

1. 新生儿体温调节中枢发育尚未完善，调节功能较差，体表面积相对较大，皮肤薄，血管较多，易于散热而体温偏低，未成熟儿更是如此。

2. 新生儿皮下脂肪中含饱和脂肪酸较多，其溶点高，在产热不足或受寒时易发生凝固。

3. 新生儿体内有棕色脂肪，分布于中心动脉附近和两肩胛之间，棕色脂肪细胞内含有丰富的线粒体，在氧的参与下，该处进行代谢，产生热量。未成熟儿棕色脂肪少，产热贮备能力不足；窒息的婴儿由于缺氧；严重感染婴儿由于缺氧、酸中毒和休克，棕色脂肪产热过程受抑制，易出现体温不升，若摄入量不足，机体热量更少，则皮下脂肪易于凝固。

（二）寒冷

寒冷是造成本病的主要客观因素，因此本病多见于寒冷季节出生、保暖不佳的新生儿。但此因素必须与机体解剖生理特点相结合才发病。

（三）感染和其他因素

败血症、肺炎等严重感染性疾病、窒息、颅内出血以及某些先天性畸形，引起热量摄入不足，循环及代谢障碍，均与发病有一定关系。

二、病情评估

（一）病史

本病多发生于出生后 1 周内，多有受寒、早产、感染、窒息等病史。

（二）临床表现

表现为皮肤发凉、变硬、呈紫红色，先在小腿、大腿外侧出现水肿及皮下脂肪硬化，以后整个下肢、臀部、下腹部、面颊、上肢也受累，严重者波及全身，硬如板状。患儿一般情况差，体温可降至 31～35℃，哭声微弱或不哭，吸吮困难，肢体动作少。胸腹硬肿者可发生呼吸困难，尿少，常伴心肌损害和酸中毒。

（三）新生儿硬肿的分度及硬肿面积计算法

头颈部 20%，双上肢 18%，前胸及腹部 14%，背及腰骶部 14%，臀部 8%，双下肢 26%。

硬肿病情分度见表 17 - 1。

表 17 - 1　硬肿症病情诊断分度

评　分	体温℃		硬肿范围（%）	器官功能改变
	肛温	腋—肛温差		
0	≥35	负值	<30	无、轻度功能低下
1	<35	0 或正值	~50	器官功能损害
4	<35 或 30	正值或负值	>50	功能衰竭

说明：①总分为 0 者为轻度，1~3 分为中度，4 分以上为重度；②体温检测：肛温在直肠内距肛门约 3 cm 处测，持续 4 分钟以上；腋温将上臂贴紧胸部测 8 ~ 10 分钟。腋—肛温差正值说明产热良好，负值提示产热衰竭；③器官功能低下包括不哭、不吃、反应低下。功能损害表现有心率缓慢、心电图异常、血生化异常等。器官功能衰竭指休克，心、肾衰竭，DIC，肺出血等。

（四）实验室及其他检查

1. 血常规

以血小板减少为主，若合并感染时，白细胞增高，以中性粒细胞为主。

2. 低血糖

血细胞比容升高，凝血酶原时间延长。

3. 血气分析

低氧血症及代谢性酸中毒，$PaO_2\downarrow$，$PaCO_2\uparrow$。

4. 心电图

PR 间期延长，QT 间期延长，低电压，T 波低平、倒置，ST 段下降。

5. 胸部 X 线

肺部有炎症、淤血、水肿、出血改变。

（五）诊断

1. 有受寒、低体重、早产、感染、产伤、出血、高胆红素、喂养不当及窒息等诱因。

2. 多见于生后 1 周内，体温不升、反应低下、不哭、拒食、少动、呼吸浅表。

3. 脂肪堆积处皮肤有不同程度的硬肿，受损皮肤紧贴皮下组织呈紫红或鲜红至苍白，触之冷，伴水肿。重者易合并心、肺、肾衰竭症状，硬肿面积 >50%，常合并有肺出血、消化道出血、败血症、休克及 DIC。

（六）鉴别诊断

1. 新生儿皮下坏疽

系皮下组织急性化脓性感染，病原菌多为链球菌或金黄色葡萄球菌，好发于背、骶、臀、枕部等受压部位，局部皮肤硬而发红，略肿，边缘不清，迅速扩大，病变中央由硬变软，色转暗红，触之漂浮感，最后呈紫黑色坏死、脱落，形成溃疡。本病有感染中毒症状，常伴发热、哭闹，血培养常阳性。

2. 新生儿水肿

正常新生儿，尤其早产儿，可因肾脏暂时性钠、氯排泄功能不足，水潴留，引起手、足背、眼睑、头皮、女婴阴唇等处水肿；全身性水肿可见于早产儿、新生儿溶血症、先天性心脏病、先天性肾病、先天性脚气病、低蛋白血症、失血性贫血等，其特点是四肢、躯干广泛的凹陷性水肿，肤色苍白发亮，不凉，不硬，体温正常。

三、急救措施

（一）复温

轻者可放在 26～28℃ 室温中，置热水袋，使其逐渐复温。重者可先置 26～28℃ 室温中 1 小时，然后放入 28℃ 暖箱中，每小时提高箱温 1℃，直至 30～32℃，使皮肤温度达 36℃ 左右。也可因地制宜地采用其他保暖和复温方法，希望在 12～24 小时使体温恢复正常。

（二）喂养

保证足够的热量供给，对疾病的恢复是很重要的。若有吸吮和吞咽功能者，可直接哺喂或用滴管喂养，不会吸吮可用胃管喂养。重症或伴腹胀、呕吐者，暂不哺喂而由静脉补充液体和营养。

（三）热量和液体供给

病程中患儿已消耗大量热量，治疗时复温和维持正常体温又需足够热量，因此在复温的同时，必须供给足量的葡萄糖，热量从每天 209 kJ/kg 开始，以后随体温上升迅速递增至每天 418～502 kJ/kg，经口、部分或全部静脉营养，体温低时给糖速度宜慢，静脉滴注葡萄糖按每分钟 6 mg/kg 给予，复温后可加快至每分钟 12～14 mg/kg，防止高血糖。液量开始按每天 60～80 mL/kg，以后按每天 100 mL/kg 给予，有明显心、肾功能损害者，应严格限制输液速度及液量。

（四）控制感染

硬肿症常同时伴有感染，须注意隔离，适当选用抗生素。一般用青霉素或氨苄西林，如合并肺炎或败血症者可加用其他广谱抗生素。

（五）肾上腺皮质激素的应用

能促进机体代谢，促进糖原异生和分解以增加热量，增强耐寒力。轻症者可口服泼尼松每日 1～2 mg/kg，分 3～4 次；重症者以氢化可的松每日 5～10 mg/kg 静脉滴注，连用 3～5 天。

（六）DIC 的治疗

1. 肝素

疑有 DIC 者给肝素每次 1 mg/kg，加于 10% 葡萄糖 5 mL 中，静脉注射，每 6 小时 1 次，第 2 天每 8 小时 1 次，第 3 天每 12 小时 1 次，至凝血酶原时间和凝血时间正常，或病情好转停药。一般用药 3 天左右。应用肝素 1～2 次后立即输血 25 mL，必要时翌日再输血 1 次。

2. 莨菪类药

山莨菪碱能解除血管痉挛，增加肾脏血流量，改善肾小球滤过功能，增加尿量，加速体内毒素排泄，调节酸碱平衡，还能减轻心脏前后负荷，从而改善心功能。有人在综合治疗基础上应用山莨菪碱每次 2～3 mg/kg 加入到 10% 葡萄糖 80～100 mL 内静脉滴注，每日 1 次，用至硬肿完全消失为止。结果病死率 32%。用药后可见体温上升时间平均为 18.9 小时，硬肿完全消退时间为 7 天。另有人用东莨菪碱 0.01～0.1 mg/kg 加入 10% 葡萄糖液中静脉滴注，重者酌加剂量，治疗新生儿硬肿症 25 例，治愈 20 例；对照组 25 例，治愈 10 例。

3. 多巴胺

机制是本品可增加肾血流灌注，促进利尿；也可扩张冠状动脉，增强心肌收缩力；此外还能改善循环障碍，有助于胃肠功能恢复、阻断 DIC 和预防肺出血等。文献报道在综合治疗的基础上加用本品治疗 42 例，治愈 28 例，死亡 14 例，死亡率 33%，与目前国内外的报道明显降低。方法：在纠正酸中毒、扩容后静脉滴注多巴胺，剂量每次 1 mg/kg（每 1 mg 多巴胺加入 10% 葡萄糖 10 mL 内），滴注速度每分钟 5～8 μg/kg，每日 1～2 次，连用 2～7 天。

4. 双嘧达莫

可降低血液黏滞度，加快血液流速，改善微循环，对早期 DIC 疗效显著。强调早期应用，尤其是早产儿和双胎儿可防治 DIC 的发生和进展。剂量每日 1～2 mg/kg 加入 10% 葡萄糖 50 mL 缓慢静脉滴注，待硬肿开始消退停用，一般用药 3～4 天。

5. 补充凝血物质

DIC 消耗凝血因子，故应及时输入少量鲜血或血浆，每次 5～10 mL/kg。此外，应适量使用纤溶抑制药物，如 6 – 氨基己酸，0.1 g/kg；或对羧基苄胺每次 8～12 mg/kg。

（七）合并心力衰竭及肺水肿的治疗

可用强心利尿剂，常用氨茶碱 2～3 mg/kg，呋塞米 1～2 mg/kg，毒毛花苷 K 0.007～0.01 mg/kg，缓慢静脉注射。

（八）循环障碍的治疗

有休克或循环障碍者及时扩容、纠酸。扩容先用 2:1 液 15～20 mL/kg（明显酸中毒者用 1.4% 碳酸氢钠等量代替）在 1 小时内静脉滴入，继用 1/3 或 1/4 张液，每日 70～90 mL/kg 纠正酸中毒，以 5% 碳酸氢钠 2～3 mL/kg，或以血气 BE 值公式计算：补充碳酸氢钠的毫摩（mmol）数 = BE × 体重（kg）× 0.3。先给 1/2 量，稀释成等张液后滴注，必要时余量 6 小时内给予。血管活性药：早期伴心率低者首选多巴胺，每分钟 5～10 μg/kg 静脉点滴，或用酚妥拉明，每次 0.3～0.5 mg/kg，每 4 小时 1 次；或山莨菪碱（654 – 2），每次 0.5～1 mg/kg，15～20 分钟 1 次，可连用 2～4 次。

（九）急性肾衰竭的治疗

严格限制液量，尿少或无尿给呋塞米每次 1～2 mg/kg。无效时加用多巴胺或氨茶碱静脉滴注。有高钾血症时给胰岛素加葡萄糖静脉输注（每 4 g 葡萄糖加 1 U 胰岛素），同时控制钾的摄入。低钙血症时，补充葡萄糖酸钙。

（十）肺出血的治疗

早期做气管内插管，进行正压呼吸（CPAP 或 IPPV）治疗，平均气道压（MAP）10.75～12.75 cmH$_2$O。2～3 天病情好转，减低呼吸器参数并撤离。同时要积极治疗引起肺出血的原因。

（十一）其他

补充维生素，维生素 C 每日 200～300 mg；维生素 E 5 mg，每日 3 次口服。中药以活血化瘀，温阳祛寒为主。

四、护理要点

（一）评估观察要点

1. 病史评估

患儿胎龄、日龄、体重、分娩史及 Apgar 评分情况，患儿有无感染史，还要了解患儿分娩时环境温度及出生后保暖措施。

2. 评估患儿吸吮和吞咽能力，体温、脉搏、呼吸、硬肿的部位、面积及程度、哭声、肌张力、尿量及四肢末梢循环。

3. 评估家长育儿知识，家庭保暖措施，对疾病认识和经济承受能力。

（二）护理问题

1. 体温过低

与新生儿体温调节功能低下、寒冷、早产、感染、窒息有关。

2. 营养失调，低于机体需要量

与吸吮无力、热量摄入不足有关。

3. 有感染的危险

与免疫、皮肤黏膜屏障功能低下有关。

4. 皮肤完整性受损

与皮肤硬肿、水肿有关。

5. 潜在并发症

肺出血、DIC。

6. 知识缺乏（家长）

缺乏正确保暖及育儿知识。

（三）护理措施

1. 病室应空气流通，定期消毒做好隔离工作，防止交叉感染。注意皮肤的清洁、干燥、衣服、床单及尿布应柔软、清洁、平整，防止皮肤、肺部等继发感染。

2. 能吸吮者尽量母乳或奶瓶喂养。不能吸吮者可用滴管或鼻饲喂养，吞咽功能恢复后选用小奶孔软奶头试喂，无青紫、发憋逐渐增加奶量。重症伴呕吐者可由静脉补充营养物与液体。热量开始时每日 209 kJ/kg，以后随病情及日龄增长，渐递增为每日 418～502 kJ/kg。

3. 复温为新生儿硬肿症治疗之关键，必须遵循逐渐复温之原则，切忌升温过快。措施如下：

（1）入院后先用体温计（可用水温表代替）正确测量肛温，做好记录。然后根据不同体温给予处理。

（2）中度低体温（30℃以上，肛腋温差为零或正值）患儿可立即放入 30～32℃的温度环境中，通过减少散热使体温升高。根据患儿病情和体温恢复情况，把暖箱箱温调节到 30～34℃，力争 6～12 小时复温。

（3）重度低体温（低于 30℃，肛腋温差为负值，说明无产热能力）患儿应在立即纠正代谢紊乱、恢复器官功能、静脉补充热量的同时采用外加温形式逐渐复温。先让患儿在比其体温高 1～2℃ 的暖箱内复温，然后每小时提高 0.5～1℃ 箱温（不超过 34℃），使患儿体温在 12～24 小时恢复正常。

（4）复温过程中用低温计测肛温，每 2 小时一次，体温正常 6 小时后改为每 4 小时一次，并做好记录。

（5）同时记录患儿生命体征、尿量、环境温湿度，并检测血气、血糖、电解质及肾功能。

（6）给氧：对有窒息史、感染合并缺氧及休克的患儿，应给氧。

4. 有酸中毒者可给予 5% 碳酸氢钠 3～5 mL/kg 稀释成等渗液后静脉滴注。

5. 对有呼吸困难、发绀者，应及时给氧，并注意保持呼吸道通畅。

6. 硬肿症皮肤血循环很差，应经常更换体位，以免局部受压时间过长而影响病变的恢复，甚至发生压疮。每 2 小时翻身一次，动作要轻柔。

7. 注意预防感染。硬肿症患儿的抵抗力很弱，一旦发生感染，预后很差。常见的感染有肺炎和败血症。要注意清洁护理，防止皮肤及黏膜的破损。做好口腔、皮肤、脐部、臀部的护理，各种注射严格无菌操作。接触患儿的毛巾、衣服、尿布等应柔软并经消毒处理。注意隔离，室内每日紫外线照射一次。为控制和预防感染，应及早选用抗生素。

8. 皮下和肌内注射药物时，应避开硬肿处以利吸收。

9. 当出现各种并发症时，分别做好各有关护理。

10. 病情观察

1）密切观察患儿一般状态及生命体征的变化，此类患儿反应差，呼吸表浅，循环不良，如面色突然发青、发灰，是内出血的征兆，立即报告医师进行处理。

2）观察皮肤的颜色、硬肿部位及程度、范围。硬肿严重者，注意皮肤黏膜及其他部位的出血倾向。如鼻腔溢出血性泡沫液体为肺出血，立即报告医师，在抢救过程中，避免胸部做人工呼吸，以防加重肺出血。

3）静脉滴注葡萄糖时，滴速不宜过快；遵照医嘱应用糖皮质激素、肝素、抗生素、止血药治疗时，剂量应准确，并观察毒不良反应；应用肝素过程中须定时测定凝血时间。

4）注意观察并发症的发生

（1）肺炎与败血症：如患儿治疗反应不佳，而出现呼吸浅促、发绀、呼吸暂停时应做胸部摄片。如病情加重、反应差、黄疸加深、皮肤有淤点时，应及时做血培养。因此类患儿易伴发肺炎或败血症。

（2）弥散性血管内凝血：对重症患儿要密切注意皮肤有无淤点、淤斑以及有无消化道或呼吸道出血症状。如有呕血或黑便时表明有胃肠道出血现象。如口鼻流血性泡沫样分泌物，肺内出现细湿性啰音时，表明已有肺出血。为弥散性血管内凝血之改变，要及时通知医生，积极进行抢救。

五、出院指导

1. 向家属说明保暖对患儿疾病恢复的重要性及保暖的方法，如使用热水袋的注意事项。

2. 向家属介绍保持空气新鲜、阳光充足、室内温湿度及定期消毒的重要性：即预防感染，温度保持在 26～28℃，湿度为 55%～65%。

3. 教授母亲母乳喂养的方法（坐式、侧卧式、环抱式）及母乳喂养的优点。母亲保证充足休息和加强营养的重要性。

4. 及时更换尿布，保持局部皮肤干燥、清洁，以免发生红臀，保持脐部干燥，以免尿布刺激引起脐部感染。

5. 说明严禁探视及讲究卫生的重要性，防止交叉感染。

6. 说明发生并发症的早期表现及对疾病预后影响，如肺炎、败血症、DIC 的先兆症状。

（姬生芹　魏召婷　贾文秀）

第十八章　儿科急重症

第一节 急性上呼吸道感染

急性上呼吸道感染（AURI）简称上感，是小儿最常见的疾病，主要指鼻、鼻咽和咽部的急性感染。若上呼吸道某一局部炎症特别突出，即按该炎症处命名，如急性鼻炎、急性咽炎、急性扁桃体炎等，而急性上呼吸道感染主要用于上呼吸道局部感染部位不确切者。该病一年四季均可发生，但以冬、春季节多见。

一、病因

90%以上由病毒引起，如呼吸道合胞病毒（RSV）、流感病毒、副流感病毒、腺病毒、鼻病毒、柯萨奇病毒等。在病毒感染的基础上也可继发细菌感染，常见有溶血性链球菌、肺炎球菌等。婴幼儿时期由于上呼吸道的解剖生理和免疫特点易患呼吸道感染，若有疾病影响（如维生素 D 缺乏性佝偻病、营养不良、贫血、先天性心脏病等）、环境因素（如居室拥挤、通风不良、冷热失调）及护理不当，则易发生反复上呼吸道感染或使病程迁延。

二、病情评估

（一）临床表现

本病症状轻重不一。与年龄、病原和机体抵抗力不同有关，年长儿症状较轻，而婴幼儿较重。

1. 一般类型上感

婴幼儿局部症状不显著而全身症状重，可骤然起病，高热、咳嗽、食欲差，可伴有呕吐、腹泻、烦躁，甚至高热惊厥。年长儿症状较轻，常于受凉后 1～3 天出现鼻塞、喷嚏、流涕、干咳、咽痛、发热等；有些在发病早期可有阵发性脐周疼痛，与发热所致阵发性肠痉挛或肠系膜淋巴结炎有关。

体检可见咽部充血，扁桃体肿大，颌下淋巴结肿大、触痛等；肺部呼吸音正常；肠病毒感染者可见不同形态的皮疹。

病程 3～5 天，如体温持续不退或病情加重，应考虑感染可能侵袭其他部位。

2. 两种特殊类型上感

（1）疱疹性咽峡炎　系柯萨奇 A 组病毒所致，好发于夏秋季。表现为急起高热、咽痛，流涎、厌食、呕吐等；咽部充血，咽腭弓、悬雍垂、软腭等处有 2～4mm 大小的疱疹，周围有红晕，疱疹破溃后形成小溃疡，病程 1 周左右。

（2）咽—结合膜热　由腺病毒 3 型、7 型所致，常发生于春夏季，可在儿童集体机构中流行。以发热、咽炎、结合膜炎为特征；多呈高热，咽痛，眼部刺痛，咽部充血，一侧或两侧滤泡性眼结合膜炎；颈部、耳后淋巴结肿大，有时伴胃肠道症状。病程 1～

2 周。

（二）实验室检查

白细胞计数，因病原不同而异。病毒感染时，减少或正常；细菌感染时，一般增高。

三、急救措施

患病期间应充分休息，重视一般护理及支持疗法，严格掌握抗生素及抗病毒的应用指征，预防并发症，也可进行中西医结合治疗。

1. 一般治疗

发热及症状较重者应充分休息，多饮水，给予高热量易消化饮食。加强护理，室内温度及湿度应适宜。

2. 病因治疗

常用抗病毒药物：①双嘧达莫（潘生丁）对 R. A 病毒及某些 D. A 病毒均有抑制作用，每日 3 ~ 5 mg/kg；②利巴韦林（病毒唑）具有广谱抗病毒作用，疗程为 3 ~ 5 日。如病情重、有继发细菌感染，或有并发症者可选用抗生素，常用者有复方新诺明、青霉素，疗程 3 ~ 5 日。如证实为溶血性链球菌感染，或既往有风湿热、肾炎病史者，青霉素疗程应为 10 ~ 14 日。

局部可用 1% 病毒唑滴鼻液，每日 4 次；病毒性结合膜炎可用 0.1% 阿昔洛韦滴眼，每 1 ~ 2 小时 1 次。

3. 对症治疗

高热可给予物理降温，如头部冷敷、酒精擦浴。婴儿应用退热药后，可发生体温骤降至 35℃ 以下与虚脱。年龄小于 1 岁者，尽可能不用或少用退热剂。退热药常用对乙酰氨基酸片或柴胡注射液。高热烦躁不安者同时给苯巴比妥钠每次 4 ~ 6 mg/kg，肌内注射。鼻塞用 0.5% 麻黄碱滴鼻。咳剧痰多可用祛痰止咳药，但婴儿不宜用大剂量止咳药。

四、护理要点

（一）护理问题

1. 体温过高

与上呼吸道感染有关。

2. 舒适的改变

与咽痛鼻塞有关。

3. 口腔黏膜改变

与咽部充血、口腔黏膜溃疡有关。

4. 潜在并发症　高热惊厥。

（二）护理措施

1. 行呼吸道隔离，患儿卧床休息，有发热者执行发热护理常规。

2. 给高热量、高维生素、清淡易消化饮食，多饮水。

3. 及时清除鼻腔分泌物，以免影响呼吸。

4. 咳嗽频繁、痰液黏稠者，可给蒸汽吸入，以湿润呼吸道，减少刺激，减轻咳嗽，使痰液易于咳出。经常变换体位，拍击背部协助排痰。

5. 高热者按发热护理常规护理。发生高热惊厥时，执行惊厥护理常规。

6. 蛔虫病患儿在上感时由于体内环境变化，可使蛔虫骚动而产生腹痛，需与其他外科急腹症鉴别，可予按摩、镇静和解痉。

7. 做好口腔护理，每天生理盐水漱洗口腔 1~2 次，婴幼儿可勤喂开水，尤于食后，以清洗口腔，增进食欲，防止发生口腔炎。

8. 保持皮肤的清洁，及时擦干尿液，更换湿污的被服，婴儿勤换尿布。

9. 密切观察病情变化，观察体温、脉搏、呼吸及精神状态，有无皮疹、恶心、呕吐、烦躁等，以早期发现某些传染病的前驱期症状，及时进行隔离。

10. 如感染时间过久，炎症蔓延可引起中耳炎、气管炎、肺炎等，应注意观察。年幼体弱者，感染经血循环可播散于身体各处，并发败血症或化脓病灶，也可使机体产生变态反应，发生肾炎、风湿病、心肌炎等。故应观察病情变化，如病情加重，体温持续不退，应考虑到炎症是否向下呼吸道蔓延或出现其他并发症。

11. 保持呼吸道通畅。鼻塞时影响呼吸、睡眠和食欲，宜使鼻孔通畅，并保持清洁。鼻黏膜水肿而有呼吸困难时，用 0.5%~1% 麻黄碱溶液或 0.5%~1% 呋喃西林麻黄碱液滴鼻，每日数次，每次 1 滴，可使鼻黏膜血管收缩，应避免麻黄碱经鼻咽部咽下引起咳呛。鼻孔四周可涂油以防皮肤刺激。勿用力擤鼻涕，避免增加鼻腔压力，使炎症经耳咽管向中耳发展造成中耳炎。

五、出院指导

1. 小儿的居室应宽敞、整洁、采光好。室内应采取湿式清扫，经常开窗通气，成人应避免在小儿居室内吸烟，保持室内的空气新鲜。

2. 指导家长合理喂养小儿，及时添加辅食，加强营养，保证摄入足量的蛋白质及维生素，要营养平衡，纠正偏食。

3. 多进行户外活动，多晒太阳，预防佝偻病的发生。加强体格锻炼，增强体质，加强呼吸肌的肌力与耐力，提高呼吸系统的抵抗力与适应环境的能力。

4. 在上呼吸道感染的高发季节，家长应尽量少带小儿到公共场所去。如有流行趋势时，可用食醋熏蒸法将居室空气进行消毒（每立方米用食醋 5~10 mL，加水 1~2 倍，加热熏蒸到全部汽化），或给易感儿服用板蓝根、金银花、连翘等中药汤剂预防。

5. 在气候骤变时，应及时增减衣服，注意保暖，避免着凉。

（安然然　贾文秀　魏召婷）

第二节　急性感染性喉炎

急性感染性喉炎为喉部黏膜急性弥漫性炎症。冬、春季多见，常见于婴幼儿，新生儿极少发病。

一、病因

由细菌或病毒感染引起，亦可并发于麻疹、流感、百日咳、白喉等急性传染病。由于小儿喉腔狭小，软骨柔软，黏膜血管及淋巴管丰富，黏膜下组织疏松，感染后易充血、水肿而致喉梗阻。

二、病情评估

（一）临床表现

发病前可先有上呼吸道感染史。起病较急，多有发热、声嘶、咳嗽等。初起声嘶多不严重，哭闹时有喘声，继而炎症侵及声门下区，则呈"空、空"样咳嗽声，夜间症状加重。病情较重者可出现吸气性喉鸣，吸气时呼吸困难，胸骨上窝、锁骨上窝、肋间及上腹部软组织吸气期内陷等喉阻塞症状。如不及时处理，可能出现拒食，烦躁不安，面色发绀或苍白，吸气无力，循环、呼吸衰竭，昏迷，抽搐，甚至死亡。

（二）实验室及其他检查

做喉镜检查，可见喉黏膜充血、肿胀，尤以声门区及声门下区黏膜红肿为著，使喉腔显著狭窄。声门常附有黏膜脓性分泌物。

三、急救措施

1. 保持呼吸道通畅

防止缺氧加重；吸氧；可用 1%～3% 麻黄碱和肾上腺皮质激素超声雾化吸入，有利于黏膜水肿消退。

2. 控制感染

由于起病急、病情进展快、难以判断系病毒抑或细菌感染，一般给予全身抗生素治疗。有气急、呼吸困难时，应及时静脉输入足量广谱抗生素，常用者为青霉素类、大环内酯类、氨基糖苷类或头孢菌素类等。

3. 激素

有喉阻塞症状时，加用类固醇激素，常用者有泼尼松，口服，每日 1～2 mg/kg；地塞米松，肌内注射或静脉滴注每日 0.2 mg/kg；氢化可的松，静脉滴注每日 4～8 mg/kg，可减轻喉部组织水肿，减轻喉部阻塞症状。

4. 气管切开

重度喉阻塞或经药物治疗，喉阻塞症状未缓解者，应及时做气管切开术。如无条件，在紧急情况下可先做环甲膜穿刺以缓解喉阻塞症状，方法为：患者仰卧，头向后，摸清环状软骨的前弓，在环状软骨的上缘与甲状软骨下缘之间即是环甲膜，用 1～2 个粗针头从此处缓缓刺入，针尖一经穿透环甲膜进入声门下腔，即空气从针孔中出入，且有落空感，这样使之先通气，争取时间做正规气管切开术。亦可紧急行环甲膜切开术。

四、护理要点

（一）护理问题

1. 呼吸困难

与喉头水肿有关。

2. 舒适的改变

与咳嗽、呼吸困难有关。

3. 发热

与病原菌感染有关。

4. 进食困难

与喉头水肿有关。

5. 恐惧

与呼吸困难有关。

（二）护理措施

1. 改善呼吸功能和保证呼吸通畅

卧床休息，集中护理，避免哭闹，减少氧消耗。保持室内空气清新，维持室内空气湿度在 60% 左右，有利于缓解喉头痉挛，必要时定时给予超声雾化吸入。抬高床头，持续低流量吸氧，以纠正缺氧。

2. 严密观察病情变化

注意患儿的呼吸、心率、精神状态、呼吸困难程度，以及治疗后的反应。重病患儿在内科治疗的同时，做好气管切开术的准备工作，以备救急。

3. 保证营养和入量

喉炎患儿容易咳呛，应耐心喂养，如口入不足，必要时应静脉补液。

4. 心理护理

关心患儿，及时给家长解释病情的发展和可能采取的治疗方案，使家长理解治疗措施的意义，以取得家长的合作。

五、出院指导

避免受凉、感冒，加强体育锻炼，增强体质。

（安然然　贾文秀　魏召婷）

第三节 肺 炎

肺炎是由不同病原体或其他因素所引起的肺部炎症。肺炎是我国儿童重点防治的四种疾病之一，也是我国小儿死亡的第一位病因。多见于婴幼儿，冬、春季或气候骤变时发病率高。本病可原发，也可继发于上呼吸道感染、支气管炎及麻疹、百日咳等急性传染病之后。当患营养不良、佝偻病等疾病时，发病率更高，死亡率也高。

发达国家中小儿肺炎病原以病毒为主，发展中国家则以细菌为主，细菌感染以肺炎链球菌多见，近年来流感嗜血杆菌和肺炎支原体有增多趋势。

一、分类

目前，小儿肺炎的分类尚未统一，常用的分类方法有：

1. 病理分类

可分为大叶性肺炎、小叶性肺炎（支气管肺炎）、间质性肺炎等。

2. 病因分类

（1）感染性肺炎：如病毒性肺炎、细菌性肺炎、真菌性肺炎、支原体肺炎、衣原体肺炎、原虫性肺炎。

（2）非感染性肺炎：如吸入性肺炎、过敏性肺炎等。

3. 病程分类

急性肺炎：病程在 1 个月以内；迁延性肺炎：病程在 1～3 个月；慢性肺炎：病程在 3 个月以上。

4. 病情分类

轻症：病情轻，无全身中毒症状，除呼吸系统症状外其他系统仅有轻微受累。重症：病情重，全身中毒症状明显，除有较严重的呼吸系统症状外，其他系统亦受累。

5. 典型及非典型

根据临床表现是否典型分类。

（1）典型性肺炎：肺炎链球菌、流感嗜血杆菌、金黄色葡萄球菌、革兰阴性杆菌及厌氧菌肺炎。

（2）非典型肺炎：肺炎支原体、衣原体、军团菌肺炎，某些病毒感染引起的肺炎。

6. 其他肺炎分类

（1）社区获得性肺炎（CAP）：指无明显免疫抑制的患儿在院外或住院 48 小时内发生的肺炎。

（2）院内获得性肺炎（HAP）：指住院 48 小时后发生的肺炎，也包括呼吸机相关性肺炎。

二、病因和发病机制

肺炎多为上呼吸道感染和支气管炎发展所致，亦可继发于麻疹、百日咳等呼吸道传染病后。病原较复杂，细菌感染有肺炎球菌、金黄色葡萄球菌、链球菌、流感杆菌及大肠杆菌等。病毒引起的有腺病毒、流感病毒和副流感病毒、呼吸道合胞病毒等。支原体肺炎亦不少见。病原体常由呼吸道入侵，少数经血行入肺。

病原体侵入呼吸道以后，由于机体抵抗力低下，病变不能局限，炎症向下蔓延至支气管、细支气管及肺泡。病变呈点片状播散性分布，多见于两肺下叶。病变以肺组织充血、水肿、炎症浸润为主，肺泡内充满渗出物。炎症使呼吸道黏膜增厚及下呼吸道阻塞而导致通气与换气功能障碍，主要表现为低氧血症，重症尚可出现高碳酸血症。高碳酸血症是由于通气不足二氧化碳（CO_2）潴留所致。换气不足则导致动脉血氧分压（PaO_2）和动脉血氧饱和度（SaO_2）降低，严重者出现发绀。若严重缺氧（PaO_2 及 SaO_2 降低）又有 CO_2 排出受阻，$PaCO_2$ 增高，则可发生呼吸衰竭。由于缺氧、CO_2 潴留及病原体毒素和炎性物质的吸收，可导致机体细胞酶代谢失常和器官功能障碍。

三、病情评估

（一）临床表现

1. 轻型肺炎

以呼吸系统症状为主，无呼吸衰竭及其他脏器或系统功能的明显损害。起病可急可缓，一般先有上呼吸道感染症状，但也可骤然发病。

（1）发热多为不规则热，可呈弛张热或稽留热；新生儿、重度营养不良等患儿可不发热，甚至体温不升。

（2）咳嗽最为常见，其严重程度与肺炎的轻重不一定平行。开始为频繁的刺激性干咳，以后咳嗽有痰，剧咳时常引起呕吐、呛奶。

（3）呼吸表浅增快，可有鼻翼扇动，部分患儿口周、指甲轻度发绀。

（4）肺部体征：多数患儿肺部叩诊正常；早期呼吸音粗糙或稍低，以后可闻及固定的中、细湿啰音，以肺底部及脊柱旁较多，深吸气末更为明显；少部分患儿病灶融合，出现肺实变体征。

（5）常有食欲不振、乏力、嗜睡或烦躁不安。婴儿常有拒乳。如治疗及时得当，多在两周内恢复。

2. 重症肺炎

除呼吸系统症状和全身中毒症状加重外，常有循环、神经和消化系统受累的表现。

（1）循环系统：常见心肌炎、心力衰竭。前者主要表现为面色苍白、心动过速、心音低钝、心律不齐，心电图显示 ST 段下移、T 波低平或倒置；后者主要表现为呼吸困难加重，呼吸加快（>60 次/分），烦躁不安，面色苍白或发绀，心率增快（婴儿 >180 次/分，幼儿 >160 次/分），心音低钝或出现奔马律，肝脏迅速增大等。重症革兰阴性杆菌感染还可发生微循环障碍、休克甚至 DIC。

（2）神经系统：发生脑水肿时出现烦躁或嗜睡、意识障碍、惊厥、前囟隆起、瞳孔对光反射迟钝或消失、呼吸节律不齐甚至停止；脑膜刺激征等。

（3）消化系统：表现为食欲减退、呕吐或腹泻。发生中毒性肠麻痹时出现明显腹胀，呼吸困难加重，肠鸣音消失；发生消化道出血时出现呕吐咖啡样物，大便潜血试验阳性或柏油样便。

若延误诊断或金黄色葡萄球菌感染者可引起并发症。如在肺炎的治疗过程中，中毒症状及呼吸困难突然加重，体温持续不退或退而复升，应考虑脓胸、脓气胸、肺大疱等并发症的可能。

（二）实验室及其他检查

1. 血常规检查

病毒性肺炎白细胞总数大多正常或降低；细菌性肺炎白细胞总数及中性粒细胞常增高，并有核左移。

2. 病原学检查

可做病毒分离或细菌培养，以明确病原体。血清冷凝集试验在50%～70%的支原体肺炎患儿中可呈阳性。

3. 胸部 X 线检查

早期肺纹理增粗，以后出现大小不等的斑片状阴影，可融合成片，可伴有肺不张或肺气肿。

四、急救措施

1. 一般治疗

保持呼吸道通畅，及时清除上呼吸道分泌物，经常变换体位，多饮水，有利于痰液的排出。给予足量的维生素和蛋白质，少量多餐。

2. 抗生素治疗

主要用于细菌性肺炎、支原体肺炎、衣原体肺炎及继发细菌感染的病毒性肺炎。使用原则：①根据病原菌选用敏感药物；②早期治疗；③联合用药；④选用渗透下呼吸道浓度高的药物；⑤足量、足疗程，重症宜静脉给药。

革兰阳性球菌感染一般选用青霉素类，第一、二代头孢菌素；可联合应用氨苄西林或氨基糖苷类。金黄色葡萄球菌肺炎选用新型青霉素、阿奇霉素、头孢菌素等。革兰阴性杆菌感染一般选用氨苄西林、氨基糖苷类，第二、三代头孢菌素等。支原体、衣原体肺炎首选阿奇霉素或红霉素。铜绿假单胞菌感染选用头孢拉定等药物。

用药时间应持续至体温正常后5～7天，临床症状基本消失后3天。支原体肺炎至少用药2～3周。金黄色葡萄球菌肺炎体温降至正常后还要继续用药2周，总疗程6周。

《急性呼吸道感染抗生素合理使用指南（试行）》关于抗生素的应用做了如下指导：

1）社区获得性肺炎（CAP）：应选用至少能覆盖肺炎链球菌和流感嗜血杆菌的抗生素，病情严重者还应覆盖金黄色葡萄球菌。

（1）轻至中度肺炎：首选青霉素，或阿莫西林，或氨苄西林，或第一代头孢菌素，备选第二代头孢菌素（如头孢克洛等）口服。考虑病原为支原体、衣原体或百日咳杆菌者可选用大环内酯类抗生素。

（2）重度肺炎：应视患儿具体情况选用下列方案之一。

方案①：阿莫西林—克拉维酸或氨苄西林—舒巴坦。

方案②：头孢呋辛，或头孢曲松，或头孢噻肟。

方案③：苯唑西林或氯唑西林，适用于对甲氧西林敏感的金黄色葡萄球菌（MSSA）、甲氧西林敏感的表皮葡萄球菌（MSSE）。

方案④：大环内酯类抗生素＋头孢曲松或头孢噻肟，适用于重症细菌性肺炎或高度怀疑合并支原体、衣原体等感染者。

2）院内获得性肺炎（HAP）

（1）轻至中度 HAP，可按重度 CAP 方案①、②、③、④选用抗生素。

（2）轻至中度 HAP 伴有下列因素之一者：原有心肺基础疾病、恶性肿瘤、机械通气、长期 ICU、长期使用抗生素或糖皮质激素或其他免疫抑制剂、胸腹部手术、昏迷伴有吸入、糖尿病或肾功能不全等，可采用以下方案之一：

方案⑤：方案①、②、③或④＋克林霉素或甲硝唑，适用于考虑合并厌氧菌感染者。

方案⑥：替卡西林—克拉维酸或哌拉西林—他唑巴坦，适用于考虑为假单胞菌感染者。

（3）轻至中度 HAP 并存多种危险因素，可参照下述重度 HAP 方案。

（4）重度 HAP：可选用方案⑥或下列方案之一：

方案⑦：头孢他啶或头孢哌酮，或头孢哌酮—舒巴坦，或头孢吡肟，适用考虑假单胞菌等革兰阴性杆菌感染者。

方案⑧：方案⑥/⑦＋⑨氨基糖苷类抗生素，限于 6 岁以上患儿或病情严重、必须使用氨基糖苷类抗生素患者。

方案⑨：亚胺培南或美洛培南，适用于产生 β 内酰胺酶的细菌感染者。

方案⑩：方案⑥/⑦/⑨＋万古霉素，针对极重度 HAP 和考虑甲氧西林耐药金黄色葡萄球菌（MRSA）及甲氧西林耐药表皮葡萄球菌（MRSE）感染的肺炎患儿。

3. 抗病毒治疗

明确为病毒感染者用抗病毒制剂，一旦确立细菌感染应该加用有效抗生素。

（1）利巴韦林：具有广谱抗病毒作用。剂量 10～15 mg/（kg·d），每日 1 次静脉滴注，疗程 5～7 日。也可进行超声雾化吸入，剂量：2 岁以下 10 mg，2 岁以上 20～30 mg，溶于 30 mL 蒸馏水中雾化完为止，每日 2 次，连用 5～7 日。还可用 0.5%～1% 的溶液，1～2 小时滴鼻 1 次。

（2）干扰素：具有对巨噬细胞、.K 细胞的激活作用，使病毒不能在细胞内复制，抑制其扩散。人 α-干扰素对病毒性肺炎有效，雾化吸入局部治疗比肌内注射疗效好，可早期应用，疗程 3～5 天。

（3）聚肌胞：为干扰素诱生剂，能增强机体抗病毒能力。2 mL 肌内注射，每日 1 次。

（4）阿昔洛韦（无环鸟苷）：剂量为每日 20～30 mg/kg，分 3 次静脉点滴，疗程 5～7 天。有广谱抗病毒作用，是抗疱疹病毒首选药物治疗。

4. 对症治疗

（1）氧疗：凡具有低氧血症者，有呼吸困难、喘憋、口唇发绀、面色苍灰等时立即给氧。一般采取鼻前庭给氧，氧流量为 0.5 ~ 1 L/ min；氧浓度不超过 40%；氧气应湿化，以免损伤气道纤毛上皮细胞和痰液变黏稠。缺氧明显者用面罩给氧，氧流量为 2 ~ 4 L/ min，氧浓度为 50% ~ 60%。若出现呼吸衰竭，则使用人工呼吸器。

（2）退热：高热时用物理降温或用退热药。

（3）镇静：咳嗽频繁，影响睡眠，或烦躁不安者可用小量镇静剂，复方氯丙嗪每次 0.5 ~ 1 mg/kg 肌内注射；惊厥者可选用苯巴比妥钠每次 5 ~ 8 mg/kg 肌内注射，或地西泮每次 0.1 ~ 0.3 mg/kg 肌内注射或静脉滴注，或水合氯醛灌肠每次 50 mg/kg。

（4）止咳化痰：溴己新（必咳平）每次 2 ~ 4 mg，每日 3 次。氯哌斯汀（咳平）每次 0.5 ~ 1 mg/kg。喷托维林每次 0.5 ~ 1 mg/kg。0.5% 可待因糖浆每次 0.1 mL/kg，每日 1 ~ 3 次。右美沙芬每次 0.3 mg/kg，每日 3 次。α - 糜蛋白酶每次 2.5 ~ 5 mg，每日 1 ~ 2 次，肌内注射或雾化吸入。

（5）止喘：可用复方氯丙嗪，每次 1 mg/kg，每 6 小时 1 次肌内注射；也可用氨茶碱每次 2 ~ 4 mg/kg，稀释于 10% 葡萄糖液 20 ~ 40 mL 中缓慢静脉注射；还可选用地塞米松 2.5 ~ 5 mg，异丙肾上腺素 1 mg，红霉素 100 mg，糜蛋白酶 5 mg，每 6 ~ 8 小时以超声气雾器治疗 1 次。严重者可给氢化可的松每次 5 ~ 10 mg/kg，加于葡萄糖中静脉滴入或地塞米松静脉注射。

（6）腹胀：新斯的明每日 0.01 ~ 0.02 mg/kg 肌内注射。酚妥拉明每次 0.5 ~ 1 mg/kg，静脉滴注。2% 肥皂水灌肠后，保留肛管排气。松节油 2 ~ 4 mL，加生理盐水 200 ~ 300 mL，灌肠。泛酸钙每日 5 ~ 10 mg/kg。低钾腹胀可服氯化钾 0.15 g/kg。

5. 液体疗法

对不能进食者，可进行输液治疗。总液量以每日 60 ~ 80 mL/kg 为宜，婴幼儿用量可偏大，较大儿童则应相对偏小。对高热、喘重或微循环功能障碍的患儿，由于不显性失水过多，总液量可偏高。急性期患者易发生钠潴留，故钠的入量不宜过多，一般不合并腹泻者，每日不超过 3 mmol/kg（相当于生理盐水 20 mL/kg），将液体配制成 10% 葡萄糖与生理盐水之比为 4∶1 或 5∶1 的混合液。静脉滴注速度不可太快，控制在每小时 5 mL/kg 以下。输液时间不可太长，以免影响患儿休息和变换体位，能口服时立即停止输液。严重患儿可考虑输血浆或全血，以增强抵抗力，一般每次 20 ~ 50 mL。必要时每日或隔日 1 次，连输 2 ~ 3 次。对于明显脱水、酸中毒的患儿，可用 1/2 ~ 1/3 等渗的含钠液补足累积丢失量，然后用上述液体维持生理需要。

6. 糖皮质激素的应用

糖皮质激素可减少炎性渗出物，解除支气管痉挛，改善血管通透性，降低颅内压，改善微循环。适应证：①中毒症状明显；②严重喘憋；③伴有脑水肿、中毒性脑病、感染性休克、呼吸衰竭等；④胸膜有渗出的病例。常用地塞米松，每日 2 ~ 3 次，每次 2 ~ 5 mg，疗程 3 ~ 5 日。

7. 物理疗法

对病程迁延，肺部啰音经久不消的患儿，可用超短波、红外线等照射胸部，每日 1

次。也可用芥末泥敷胸、松节油热敷或拔火罐等，能促进肺部渗出吸收及啰音消失。

8. 并发症治疗

（1）心力衰竭的治疗：首选毛花苷C或毒毛旋花子苷或地高辛。毛花苷C剂量：0.01~0.015 mg/kg静脉注射或加入小壶中静脉滴注；必要时2~3小时可重复1次，以后改为地高辛洋地黄化。不太急的病例，一开始就可以应用地高辛，口服洋地黄化量<2岁0.04~0.06 mg/kg，>2岁0.03~0.04 mg/kg。首次用洋地黄化量的2/5，以后每6~8小时给1/5量。末次给药12小时后开始用维持量，维持量为洋地黄化量的1/5，分2次服。静脉注射为口服量的3/4。

（2）中毒性脑病：纠正缺氧最重要。可静脉推注甘露醇每次1~1.5 g/kg，根据病情需要，每日4次；地塞米松每日2~5 mg；呋塞米每次1~2 mg/kg，静脉推注或肌内注射。

（3）DIC治疗：积极治疗肺炎，纠正缺氧、酸中毒，改善微循环，注意补充液量每日70~90 mL/kg，应用双嘧达莫10 mg每6小时1次肌内注射，或肝素每次50 U/kg每6小时1次静脉应用。

（4）其他：并发感染性休克、呼衰时做相应处理。

五、护理要点

（一）护理问题

1. 气体交换受损

与肺部炎症有关。

2. 清理呼吸道无效

与呼吸道分泌物多，黏稠，无力排痰有关。

3. 体温过度

与肺部感染有关。

4. 营养失调，低于机体需要量

与摄入不足，消耗增加有关。

（二）护理措施

1. 绝对卧床休息，保持室内清洁，空气新鲜，环境安静。定时变换体位，轻拍背部，以减轻肺部充血。

2. 给高热量、高维生素易消化的流质、半流质饮食，并保证充足水分。

3. 保持呼吸道通畅，鼻及咽喉部分分泌过多可致呼吸困难，应及时排除。痰液黏稠可给予雾化吸入，促使痰液湿化，以利咳出。痰多可用祛痰剂。

4. 做好口腔护理，防止发生口腔炎，增进食欲。

5. 加强皮肤护理，衣着要合适而宽大，勤换尿布。保持皮肤清洁，经常翻身，防止发生皮肤并发症。

6. 密切观察病情变化，应注意以下几点：

（1）定时准确地测量体温、脉搏、呼吸等生命体征。发热者按发热患者护理常规护理。

（2）观察神志情况，瞳孔的变化及肌张力等，若有嗜睡、烦躁、昏迷、呼吸不规则、肌张力增高等，立即与医生联系进行抢救。

（3）观察心力衰竭情况，如患儿表现呼吸困难突然加重、烦躁不安、多汗、面色苍白或发绀、心音低钝、心率增快、肝脏短期内迅速增大、肺部湿性啰音增多时，应及时报告医生纠正心衰。

（4）观察呼吸困难及缺氧程度、呼吸的速率节律、口唇有无发绀以及鼻翼扇动、张口呼吸、抬肩、三凹征等，以判断缺氧程度，及时发现呼吸衰竭的情况。

7. 注意患儿的缺氧程度，及时给予氧疗。一般情况下，轻度缺氧者不必输氧，可采用冷空气疗法以改善症状。中度缺氧者间歇给氧。重度缺氧者持续给氧，一般用面罩法。新生儿肺炎应尽早给氧，不要等到呼吸困难明显时再给氧。因为新生儿缺氧症状有时不明显，仅表现鼻唇沟的发青，有时口吐泡沫，故应引起重视。

8. 注意观察体温变化，高热者按发热护理常规护理。新生儿体温若低于正常或体温不升，应予保暖或置入暖箱，并加强巡回。

9. 烦躁不安的患儿可按医嘱使用镇静剂，用药后注意药效及反应，并尽量减少打扰和刺激，保持安静，以利于休息。

10. 对于进食困难、摄入量不足或须静脉给药者，可采用静脉补液。但重症肺炎常有水、钠潴留，为减轻心脏负担，水分和钠的入量应予限制，静脉输液速度宜慢，以防输液量过多、输液速度过快而发生肺水肿和心衰。婴幼儿及心衰者静脉滴注速度每分钟不超过 8 滴，儿童每分钟不超过 15 滴。呼吸性酸中毒合并代谢性酸中毒须用碱性药物时，应首选 THAM，但该药碱性强，滴注时应防止漏至血管外，以免引起局部红肿、坏死。滴注速度不能过快，以防呼吸抑制、低血压、低血糖等发生。

11. 重症肺炎患儿常有微循环障碍，甚至可引起 DIC，可表现为血压下降，四肢发凉，脉弱而速，皮肤黏膜及胃肠道出血等症状，应及时做好凝血的检查及采取相应措施。

12. 观察、处理腹部并发症，注意检查腹部体征，若出现腹胀，应查找原因并针对性进行处理。对于低钾引起的腹胀应给予 10% 的氯化钾口服或加入葡萄糖液中静脉缓滴；肠胀气明显者行肛管排气，必要时肌内注射新斯的明。

13. 密切观察病情及时发现并发症，并给予相应处理。对胸腔闭式引流者，在严格无菌技术操作下，每日更换水封瓶，观察并记录排出物颜色、量及性质，保持引流装置的密闭性。

六、出院指导

1. 指导患儿加强营养、增强体质。

2. 进食高蛋白、高维生素饮食，开展户外活动，进行体格锻炼，尤其加强呼吸运动锻炼，改善呼吸功能。

3. 教育患儿咳嗽时用手帕或纸捂嘴，尽量使痰、飞沫勿向周围喷射。不随地吐痰，防止病菌污染空气而传染他人。易患呼吸道感染的患儿，在寒冷季节或气候骤变外出时，应注意保暖，避免着凉。

4. 让家长了解呼吸道感染常用药物的名称、剂量、用法及常见不良反应，使疾病在早期得到及时处理。

（安然然　韩丽丽　高雪）

第四节　心源性休克

心源性休克，是急性心排血量不足所致的全身微循环障碍，组织不能获得足够的氧和营养物质以维持生理需要，又不能将代谢产物及时移走，造成细胞代谢紊乱和功能衰竭。心源性休克是指心脏作为血泵的功能衰竭，使循环失去有效的驱动。

一、病因

（一）先天及后天性心脏病

左室发育不良综合征是出生1周内最常见的病因，先天性冠状动脉起源异常或川崎病有冠状动脉并发症者可致心肌严重缺血，发生心肌坏死而致休克。

（二）心脏手术

直接损伤心肌或心脏传导组织、围术期发生的缺氧、电解质紊乱（如低钾、低钙、低镁血症）或严重心律失常，原患先心病有左室发育不良者，纠正术后易发生低排综合征。

（三）心肌疾病

各类心肌病、病毒或细菌感染引起的心肌炎，可因心肌收缩力减弱而致心排量下降。

（四）心包填塞症

急性化脓性或结核性心包炎、心包积血等使心室舒张充盈受限，心排量下降。

（五）心律失常

严重心律失常如室性或室上性心动过速时，心室舒张充盈不足而致心排量下降。

（六）急性肺梗死

静脉或右心的流栓至肺动脉干或肺动脉分支而发生栓塞时，由于迷走神经的反射作用使肺小动脉痉挛，致使肺动脉压突然升高，流入左室的血量减少，心排量下降。

（七）其他

心肌创伤、低温、代谢障碍（低血糖、高血钾、酸中毒等）亦可损伤心肌致心肌收缩力下降而形成泵衰竭。

二、病情评估

（一）临床表现

临床表现与其病理生理过程有关。心排血量下降导致血压下降为心源性休克的主要血流动力学改变。正常心脏排血指数为 $3.0 \sim 3.5$ L／（min·m^2），当减少到 2.2 L／（min·m^2）时即有心衰发生，< 2.0 L／（min·m^2）出现心源性休克，< 1.5 L／（min·m^2）心源性休克严重，濒于死亡。除原发病表现外，休克的临床过程分为 3 期：

1 期：休克早期（代偿机制保持血压）

心排血量减低后主要依靠颈动脉窦和血管压力感受器的反射作用，使周围血管阻力增加而保持血压在正常低限，以尽量保证重要脏器如心脏、大脑的血液灌注。此时临床表现为面色苍白、烦躁不安、心率增快，抢救易于成功。

2 期：休克中期（组织灌流不足）

上述机制不能维持正常血压，重要脏器的血液灌注亦不足，脑、心、肾等脏器发生缺血、缺氧、出现休克恶化的症状如皮肤湿冷、发绀、少尿（每小时婴儿少于 5 mL，儿童少于 10 mL）、脉搏细速、反应迟钝、神志模糊等。

3 期：休克晚期（微循环衰竭及细胞膜损伤）

长期严重低血压引致各脏器缺血、缺氧，功能衰退，细胞坏死。心肌缺血致心肌收缩力减弱，无氧代谢造成乳酸增多而致代谢性酸中毒，亦可致心肌收缩力减弱及血管扩张，加重休克。肾缺血可致急性肾小管坏死。微血管内皮细胞损害可增加毛细血管通透性，致液体及蛋白渗出细胞外，致使血容量减低及休克恶化，最终发生溶酶体酶外溢，导致血管内皮细胞损伤、坏死，逐渐形成不可逆性休克。患儿垂危、昏迷、四肢厥冷、发绀、脉搏极弱或摸不到、肠麻痹、腹胀、无尿、心率变缓、血压进一步下降或消失，甚至死亡。

三、急救措施

治疗目的在于提高心排出量，改善组织的血流灌注。

（一）病因治疗

及早明确病因，并予治疗。

（二）一般治疗

1. 绝对卧床休息，保持安静，以减少氧消耗量

必要时用镇静剂，如 10% 水合氯醛 50 mg/kg 保留灌肠，或地西泮 $0.1 \sim 0.2$ mg/kg 静脉或肌内注射，或苯巴比妥 $5 \sim 10$ mg/kg 肌内注射。肺水肿有极度烦躁者，可肌内注射盐酸吗啡 $0.1 \sim 0.2$ mg/kg。

2. 畅通气道，吸入较高浓度的氧气或加压给氧

有气道阻塞的重度低氧血症及高二氧化碳分压者可气管插管或气管切开，应用人工呼吸机呼气末正压给氧。

3. 输液通道尽快建立，如周围静脉穿刺有困难者，可行静脉切开术，或行锁骨上、下静脉及颈内静脉穿刺插管，小婴儿可用脐静脉插管，以便于静脉给药及纠正水、电解质及酸碱失衡。心源性休克时，血容量不减少，中心静脉压正常，但由于微循环障碍、毛细血管血流淤滞及血浆向组织间隙渗出，造成循环血量相对不足，如输液量过多或速度过快，可导致心衰加重及肺水肿，故输液易在强心及血管活性药物治疗的基础上，在

监测中心静脉压及动脉压下进行。首次输液可给 10% 葡萄糖生理盐水，或林格液，或低分子右旋糖酐 10～20 mL/kg。如尿量增加、神志好转、血压回升、末梢循环改善时可重复 1 次。每日总液体量（包括静脉及口服）100～120 mL/kg。如有额外丢失（腹泻、呕吐、大量出汗等）可适当增加液量，液体多用 10% 葡萄糖维持。有代谢性酸中毒时，可用 1.4% 碳酸氢钠。注意纠正电解质紊乱，在低血钾者如肾功能正常可静脉滴注 0.3% 氯化钾 2 mmol/（kg·d）。

（三）辅助循环

1. 体外膜氧合（ECMO）

利用体外循环机的工作原理，多采用静脉－动脉转流。一根导管置于右心房，另一根导管置于主动脉。静脉血由内置泵输入膜肺，进行气体交换，再输回动脉，也可采用颈内静脉及颈总动脉等不同血管通路，转流量可为心排量的 70%～80%。ECMO 减少了肺血流量，减轻肺水肿，减少双心室射血所做的功及维持动脉血压。ECMO 与血液透析或滤过装置相连接，可同时用于纠正电解质紊乱及减少血容量。多用于 5 岁以下儿童或双心室射血功能均下降者。

2. 主动脉内球囊反搏（IABP）

长球囊导管置于降主动脉，球囊位于左锁骨下动脉开口下方。左心室舒张时，向球囊内输入氦气或 CO_2，球囊膨胀产生的阻力，可提高冠状动脉充盈压。左心室收缩时，抽出球囊内的气体，球囊缩小产生的吸力，可减小左室射血时遇到的阻力。球囊膨胀向降主动脉远端挤压的血液，可改善肾供血。多用于 5 岁以上儿童且仅有左心室射血功能不良者。

3. 心室辅助装置（VAD）

左心室辅助装置（LVAD），流入导管于左心耳，左心房或肺静脉。流出导管置于主动脉。右心室辅助装置（RVAD），流入导管置于右心房，流出导管置于肺动脉。上游血液经内置泵输入下游动脉，节省左或右心室射血所需做的功。适用于单侧心室射血功能不足。本装置不含氧合器，常需与呼吸机合用。

辅助循环在休克的治疗中，虽然取得了令人鼓舞的结果，但价格昂贵，操作复杂，易产生并发症。主要并发症有出血、栓塞、溶血、血管损伤及感染等。主要用于心外科手术后及药物治疗效果不佳，进一步治疗仍有成功可能的患儿。

四、护理要点

（一）护理要点

1. 组织灌流量改变

与有效循环血量减少有关。

2. 心输出量减少

与心脏衰竭有关。

3. 气体交换受损

与肺组织灌流量不足有关。

4. 潜在并发症

多器官系统衰竭。

（二）护理措施

1. 一般护理

应将患儿安置在监护室，设专人护理，密切监测生命体征的变化，每 15~30 分钟测量体温、脉搏、呼吸、血压 1 次。详细记录病情及液体出入量（特别是尿量），并设特护记录。置患儿于平卧位或头及下肢略抬高位（30°），头偏向一侧并应左右交替，以减轻患儿的疲劳和不适。保持呼吸道通畅，有分泌物时及时吸出。给予高流量氧吸入。迅速建立静脉通道，根据病情及血压变化调节液体入量及滴速，严防液体外渗，保护好血管。加强皮肤护理，随时清除排泄物及口腔分泌物，保持衣物、床单清洁、整齐、平整、干燥、尽量不要搬动患儿，必须搬动时，动作要轻，且保持水平位，防止因体位改变致血压继续下降。烦躁不安或神志不清的患儿，输液的肢体用夹板适当固定，并衬以软棉垫，松紧适度。为保证患儿安全，随时关好床栏，防止坠床。保持各种引流管、导尿管及输液管的通畅。在冬季注意保暖，必要时使用热水袋，但温度不可过高，避免发生烫伤。保证营养供给，必要时鼻饲高热量和高蛋白流质饮食。

2. 病情观察

（1）意识：意识和表情反应神经中枢的血液灌注量。意识清楚，表示神经中枢灌注量充足；表情淡漠甚至模糊，表示灌注量不足，中枢缺氧。但小儿不同年龄有不同的意识障碍表现，应熟悉各年龄患儿意识变化的特点，及时予以判断。

（2）脉搏和血压：脉搏和血压表示心脏的搏血量。若脉搏快而弱，血压不稳定，脉压减小为休克早期；若血压下降，甚至测不到，脉搏慢而细弱，颈静脉充盈不显或塌陷，表示病情继续发展。应根据病情每 10、20 或 30 分钟测量脉搏和血压 1 次。

（3）皮肤色泽及肢端温度：若患儿面色苍白，甲床青紫，按压甲床时毛细血管充盈时间延长，说明微循环血流不足；若全身皮肤发花，出现淤点、淤斑，提示有弥散性血管内凝血；早期休克仅有手足发凉，若延及全身冰凉，出冷汗，表示休克加重。

（4）心跳及呼吸：休克时心肌受损，加之大量输液，易发生心力衰竭，应严密观察心率、心音及心律变化，严格控制液体输入速度。休克时呼吸增快，若伴有脑水肿时，则有呼吸节律改变或呼吸衰竭。应每隔 15~30 分钟测量心跳及呼吸频率及节律 1 次，及时了解病情变化。

（5）尿量：休克时肾血流量减少，肾小球滤过量也减少，则尿量减少。应记录每小时的平均尿量，测酸碱度及尿比重，作为了解休克的演变及扩容治疗的重要依据。

（6）体温：每 2~4 小时测量体温 1 次，如体温低，需给予保温措施，高热时应及时降温。

3. 对症护理

（1）低血压：血压变化是诊断和治疗休克的主要指标，尤其是脉压变化意义更大。休克前期，机体通过各种代偿功能，如微血管收缩及血液在体内重新分配等，保证重要生命器官（心、脑、肾等）的血液供给。此时，血压及心排血量尚可维持在一定水平，但脉压开始减小。休克早期若能及早发现，及时去除病因及积极治疗，则可使病情缓解。反之，病情将进一步恶化。因此，应密切监测血压变化，休克未纠正前每 15～30 分钟监测 1 次，待病情好转，收缩压稳定上升至 80～90 mmHg，且无大的波动时，改为 1～2 小时监测 1 次。对严重休克的患儿，用一般血压计听诊法不易测到时，可用触诊法或用多普勒听诊器测试。情况允许时可在桡动脉内留置聚四氟乙烯针直接记录血压（专用的小型压力传感器）动态，并用持续注入泵连续注入肝素液，以防凝血。有条件时应同时测量中心静脉压或用漂浮导管测量肺动脉楔压（左室舒张末压）。

在监测血压的同时，应密切观察体温、呼吸、脉搏、心率变化，并注意瞳孔、眼底等生命体征的监护，发现异常即给予相应的护理和治疗。

（2）意识障碍：意识变化反映休克和微循环障碍的程度。意识清楚，反应良好，提示无明显的微循环障碍，为轻度休克；意识模糊，反应淡漠，提示有微循环障碍、血容量不足及缺氧，为中度休克，谵妄、嗜睡、昏迷，且伴有瞳孔不等大、不等圆时，常提示有脑水肿存在，应遵医嘱给予脱水剂、激素及纠正酸中毒等治疗。

4. 治疗护理

（1）扩容、纠酸：及时补充血容量是抢救休克患儿的重要原则之一，可以纠正血容量不足和微循环灌注不良，提高心排血量，改善心、脑、肾等重要脏器的血流灌注。但心源性休克的扩容，应严格掌握输注液体的种类、量及速度。电解质浓度不宜过高，输液量不宜过多、过快，否则会进一步加重心脏负荷。应密切观察呼吸、心率、血压、尿量变化，注意肝脏大小及肺底有无湿性啰音，随时判定补液过量或不足。有条件时可行中心静脉压测定（CVP，正常值为 4～12 cmH$_2$O）。CVP 降低时，说明回心血量不足，应继续扩容；当 CVP > 15 cmH$_2$O，血压仍不恢复时，提示血容量相对过多，心功能不良，应给予强心、利尿剂，严格控制扩容量；CVP 在正常范围，血压仍低的患儿，提示血容量不足或正常，容量血管过度收缩，心功能不良，应给予血管扩张剂。

休克患儿由于组织缺氧，无氧代谢增强，酸性代谢产物积聚，加之血流缓慢，组织摄氧增加，因此均会产生不同程度的代谢性酸中毒，应给予碱性药物纠正。

（2）血管扩张剂应用护理：用血管扩张药时应注意要在补液充足、中心静脉压正常或增高、电解质紊乱与酸碱平衡失调纠正后，血压仍未纠正时方可选用。如异丙肾上腺素、苄胺唑啉、苯苄胺。有明显末梢循环灌注不足的患儿，如出现面色苍白、皮肤发花、四肢厥冷、脉压低、眼底小动脉痉挛等，应及时给予胆碱能受体阻滞剂（如阿托品、654－2），以改善微循环。但此类药物对过高热、心动过速、心力衰竭或消化道出血者应慎用；对慢性长期消耗而出现休克的患儿易引起中毒，宜少用。

（3）激素及肝素的应用：肾上腺皮质激素可稳定溶酶体膜，起到保护细胞的作用。休克患儿主张大剂量，短疗程应用。肝素主要用于弥散性血管内凝血时，以早期高凝状态为宜。用药时应严格用药剂量，并观察有无出血倾向，随时采集血标本送检出、凝血时间。出现异常及时停药或减量。

5. 对因护理

抢救心源性休克的同时，应尽快查明原发病，针对不同病因进行治疗及护理。如严重心律失常引起的心源性休克，除采取升压措施外，宜迅速备好抗心律失常药物，及时纠正心律失常；如急性心包积液引起"心包填塞"所致的心源性休克，应尽快备好心包穿刺包，及时行心包穿刺抽液减压，从而增加心排血量。

五、出院指导

1. 心源性休克通常发生于原有严重心脏疾病的患儿，故纠治原有的心脏疾病、改善心功能，是预防本病的根本措施。

2. 向患儿家长详细说明恢复期患儿仍应以卧床休息为主，给予低盐饮食，继续服用营养心肌及治疗原发病药物的重要意义。

3. 避免受凉，预防呼吸道感染及其他并发症的发生。定期门诊复查。

（张琳　高雪　韩丽丽）

第五节　感染性休克

感染性休克是致病性微生物及其毒素侵入人体后所导致的急性微循环障碍，包括毛细血管血流灌注不足、组织器官缺血缺氧、代谢紊乱等一系列病变，最后导致重要生命器官功能衰竭。感染性休克的临床特征有：面色苍白、四肢湿冷、精神烦躁或萎靡、尿少、脉搏细速、呼吸急促或发绀、血压降低、脉压小等。

一、病原学

感染性休克常见致病菌为革兰阴性菌如大肠杆菌、痢疾杆菌、脑膜炎、双球菌、铜绿假单胞菌、肠杆菌、肺炎杆菌、变形杆菌和克雷伯菌等。革兰阳性菌如金黄色葡萄球菌、肺炎球菌、链球菌和梭状芽孢杆菌等，以及流行性出血热病毒及钩端螺旋体也可发生。

二、发病机制和病理

感染性休克的发病机制极为复杂。20 世纪 60 年代提出休克微循环学说，70 年代以来，休克发病机制研究已深入到分子代谢水平。

（一）微循环障碍

1. 当致病微生物及其毒素侵入人体后，引起全身微循环反应性调节紊乱，相继出现痉挛、扩张，发展至衰竭状态。其中微血管的痉挛，是造成毛细血管血流灌注不足的根本原因，毛细血管通透性增高，血容量显著减少，其结果导致组织的缺血缺氧、代谢紊乱，甚至细胞变性坏死，重要脏器功能出现障碍。

2. 弥漫性血管内凝血　微血管的痉挛使血流灌注量不足，血流缓慢，血液浓缩，再加之血管壁受内毒素的损伤，毛细血管内易有凝血及血栓形成，严重影响了毛细血管的循环通畅，这种病称为 DIC。DIC 的发生消耗了大量的血小板及其他凝血因子，使患者出血倾向加重，使休克不易恢复。

（二）神经—体液调节失衡

交感神经兴奋，促使儿茶酚胺分泌增加，引起血管收缩，心率增快，心肌耗氧增加，肺泡通气量增加等。胰舒血管素、5 - 羟色胺等均可引起血管扩张。

（三）细胞代谢功能障碍

微循环障碍所引起的组织缺血缺氧，以及内毒素的直接作用，均可损伤细胞膜，使其通透性增加，最终导致细胞能量衰竭。这种基础能量衰竭为多系统器官功能衰竭，构成了代谢障碍的基础。另外，在内毒素的作用下使细胞自溶和组织损伤。

（四）内源性炎症介质释放

炎症介质如自由基、白细胞介素 - 1 和肿瘤坏死因子（TNF）的大量产生，以及蛋白酶的激活，均可损伤血管或心肌，使血流动力学急剧变化而发生感染性休克。

三、病情评估

（一）临床表现

小儿感染性休克起病迅猛，甚至在原发病未显现前，即发生重症休克；表现为循环功能不全和组织缺血缺氧，重要器官代谢功能障碍。除上述症状外，婴儿表现嗜睡或烦躁，双眼凝视，面色青灰，肢体发凉，肢端冷并出现花纹，发绀更明显，体温不升或高热，心率增快，心律不齐；年长儿可有反复寒战、发绀，四肢皮肤湿冷，腹部皮肤发烫，体温骤升，精神萎靡不振、嗜睡。医护人员应充分掌握休克早期症状，以便及时控制。休克分为轻、重两型（表 18 - 1）。

表 18 - 1　感染性休克的临床表现

临床表现	轻　症	重　症
神志	清醒到烦躁或萎靡	不清醒到昏迷或惊厥
面色、肢温	面色苍白、手足发凉	面青灰、四肢发绀、湿冷、皮肤花纹
脉搏	细速	微弱或扪不到
血压	正常或偏低	降低或测不到
脉压	偏低 * 20 ~ 30 mmHg	下降 < 20 mmHg
呼吸	增快	深长或浅慢，节律不齐
毛细血管再充盈时间	1 ~ 3 秒 **	> 3 秒
尿量	少（婴儿 10 ~ 5 mL，儿童 20 ~ 10 mL/h）	少或无尿（婴儿 < 5 mL/h，儿童 < 10 mL/h）

* 脉压正常 > 30 mmHg　　** 正常 1 秒转红。

休克晚期常并发多脏器功能衰竭：如心功能不全、脑症状（感觉迟钝或意识障碍）、休克肺、急性肾功能衰竭、肝功能衰竭、应激性溃疡及肠麻痹、DIC 等，抢救不及时可导致死亡。

（二）实验室及其他检查

1. 血象

白细胞总数增多，中性粒细胞增多伴有核左移现象。严重患者白细胞正常或减少。血小板减少往往是 DIC 及休克发展成严重情况的先兆，宜引起重视。血红蛋白值和红细胞比容，对了解血液浓缩或有效血容量的减少有帮助。

2. 尿常规和肾功能检查

尿常规在发生急性肾功能衰竭时，尿比重低而固定。血尿素氮和肌酐值升高，尿钠排泄量正常或偏高。

3. 血清电解质和酸碱度检查

①血钠和氯化物多偏低，血钾高低不一。②血气分析包括二氧化碳结合力（CO_2CP），酸碱度（pH），碱剩余（BE），缓冲碱（BB），标准重碳酸盐（SB），及氧分压（PO_2）和二氧化碳分压（PCO_2）等测定了解酸碱平衡。③乳酸含量测定，可反映休克严重的程度，乳酸升高的程度与休克的预后有密切关系。

4. DIC 检查

血小板进行性减少，纤维蛋白原减少，凝血酶原时间延长，提示消耗性凝血障碍。红细胞形态异常，呈盔形、三角形、芒刺状或碎片。如有纤维蛋白降解产物增加，优球蛋白溶解时间缩短，提示有纤溶。

5. 血清酶、补体量及补体裂解产物检查

①血清转氨酶、肌酸磷酸激酶、乳酸脱氢酶同工酶谱的测定，反映心、肝损害的情况。②酸性磷酸酶及 β – 葡萄糖醛酸酶测定，能协助判断休克发生的情况，当休克恢复，这些酶亦下降至正常。③休克发生前数小时，补体 C_3、C_5 效价已明显下降，补体裂解产物增加，故对严重细菌感染者，测定补体裂解产物，可预测休克的发生。

6. 病原学检查

应在抗菌药物使用前，做血、其他体液及脓液培养，并做药敏试验。

7. 其他

包括心电图、X 线检查等。

（三）诊断

根据血流动力学改变将休克分为高排低阻型和低排高阻型。前者多属于轻型休克或休克早期，心输出量正常或增加，总外周阻力低，中心静脉压偏高，动脉血压低，临床表现有皮肤潮红、干燥、肢末温、意识清楚等"暖休克"象。后者多见于重型休克或休克晚期，心输出量下降，总外周阻力高，中心静脉压低，动脉血压低，临床表现为面色苍白或发绀、嗜睡、四肢冷湿、尿少等"冷休克"象。当患儿处于暖休克阶段加以纠正是感染性休克抢救成功的关键。

四、急救措施

感染性休克必须争分夺秒，综合治疗。主要包括：积极控制感染；扩充有效循环血量，纠正代谢紊乱；调整微血管舒缩功能，保护重要脏器；抗介质治疗等。治疗过程中应定期做血流动力学监测，如血压、脉压、脉搏、心音及中心静脉压。如脉搏微弱，心率快而心音低钝，脉压 <20 mmHg，收缩压低于正常（年龄 ×2 +60 mmHg），甚至测不出，均为循环功能不全的指征。中心静脉压（CVP）反映测压时病员的血容量、心功能和血管张力的综合状况。正常值为 6 ~ 12 cmH_2O；CVP <6 cmH_2O，提示血容量不足，CVP >12 cmH_2O，为循环负荷过重。

（一）一般疗法

安静平卧，头和下肢均抬高20°，以利静脉回流和减轻呼吸负担。室温宜在24℃左右。必要时吸痰和吸氧。鼻管氧流量每分钟2~3 L，浓度以30%左右为宜。立即建立静脉输液通道，专人守护。

（二）原发病的治疗

积极迅速的控制感染，采用抗生素足量、联合用药。病原菌已确定按药敏试验结果或经验选药；病原体未能确定者，根据临床表现选用强有力、抗菌谱广的抗菌药物进行治疗。为减轻毒血症，在有效抗生素治疗下，可短期给予肾上腺皮质激素。及时处理化脓性病灶。

（三）抗休克治疗

1. 补充血容量

严重感染未发生休克前，患儿往往因发热、进食少或呕吐，已有血容量不足，休克时更为减少。因此，补充足量的血容量，至为关键。液体选择应参考原发病、年龄、病情等。由于感染的影响，患儿常并发心肌和肾的损害，补液过多将导致心、肾负担过重，而补液不足又难以纠正休克。因此，在纠正血容量不足时，最好以中心静脉压（CVP）作为指导，调整输液量和输液速度。

（1）轻型病例：每小时给3:2:1液8~10 mL/kg，至休克纠正后减慢速度，然后用1/5至1/3张维持液，直至病情稳定。

（2）重型病例

1）第一批液体包括低分子右旋糖酐10~15 mL/kg，2:1液15~20 mL/kg（总量不超过300 mL）及5%碳酸氢钠5 mL/kg，于1小时内输入。

2）继续输液：1/2~2/3张液体30~50 mL/kg，于6~8小时输入。

3）维持输液：1/5~1/4张维持液50~80 mL/kg。

2. 纠正酸中毒

感染性休克时，代谢性酸中毒占90%以上。酸中毒可使心脏收缩力减弱、心输出量下降，并可削弱血管活性药物的治疗作用。纠正酸中毒要积极而慎重，应在病儿心、肺、肾、脑等脏器功能可负荷的前提下，以较快速度纠正酸中毒。儿科常用2:1等渗含钠液或1.4%碳酸氢钠扩容纠正酸中毒。为慎重起见，纠正酸中毒应参考血气分析、电解质测定值。

3. 应用血管性药物调整微血管的舒缩功能

应用原则是剂量小、不独用、早停药。要求在扩容、纠酸、强心、抗呼衰的措施下合用。

1）α受体阻滞剂：可解除血管痉挛和循环淤滞，有抗5-羟色胺和组胺的作用，能扩张肺血管，对防治休克肺有一定作用。①苄胺唑啉0.1~0.5 mg/kg，加入100 mL葡萄糖溶液中静脉滴注。②酚苄明0.5~1.0 mg/kg，加入200 mL葡萄糖中静脉滴注。③氯丙嗪0.5~1.0 mg/kg，肌内注射或加入200 mL葡萄糖溶液中静脉滴注。适用于伴有高热、惊厥及中枢神经系统高度兴奋的休克患者。用药期间，注意呼吸，保持气道通畅。

2）β受体兴奋剂：常用多巴胺调整血管舒缩功能，10 mg 加入 100 mL 葡萄糖溶液中静脉滴注。具有增强心肌收缩力，增加心搏出量、肾血流量和尿量，轻度增高动脉压，并有抗心律失常的作用。

3）抗胆碱能药物：具有解除血管、气管、支气管痉挛，兴奋呼吸中枢，抗迷走神经兴奋，提高窦性心率作用。①阿托品：0.03 ~ 0.05 mg/kg，静注，10 ~ 20 分钟 1 次。②山莨菪碱：0.03 ~ 0.05 mg/kg，10 ~ 20 分钟 1 次。③东莨菪碱：0.03 ~ 0.05 mg/kg，静注，10 ~ 20 分钟 1 次。对已有心率快或惊厥者，应避免使用。

4）缩血管药：有去甲基肾上腺素和间羟胺（阿拉明）为 α 受体兴奋剂。适用暖休克或休克经扩血管药物等综合治疗后仍无效时，可换用或加用缩血管药，以互补长短，提高疗效。阿拉明常用剂量每次 0.02 ~ 0.2 mg/kg，静脉滴注。去甲基肾上腺素目前已少用。

5）其他抗休克药

（1）肾上腺皮质激素：大剂量具有扩张血管，降低外周阻力、加强心肌收缩力、保持血管壁、细胞膜、血小板及溶酶体膜的完整性或稳定性，稳定补体系统，维持肝脏线粒体正常氧化磷酸化过程和肝脏酶系统的功能。并有减轻毒血症，抑制垂体 β - 促脂素的分泌，抑制花生四烯酸代谢等作用。国外推荐应用大剂量，甲基泼尼松龙每次 10 ~ 30 mg/kg 或地塞米松 1.5 ~ 3.0 mg/kg，每 4 ~ 6 小时 1 次，静脉注射。一般认为应尽量在休克早期应用，常在治疗后 1 ~ 4 小时内脱离休克状态。静脉注射比滴注收效更速，以 4 次为度，不超过 24 小时，可突然停药。国内一般用量地塞米松每次 0.25 ~ 0.5 mg/kg，方法同上，持续 1 ~ 2 天。

（2）纳洛酮：能阻断 β - 内啡肽与阿片受体结合，以对抗 β - 内啡肽的作用，能增强心肌收缩力和提升血压的效应，是抗休克新药，剂量按每次 0.01 ~ 0.02 mg/kg，肌内注射或静脉注射，必要时可反复注射。

4. 维护重要脏器功能

（1）改善心功能：重症休克和休克晚期常并发心功能不全，可用毒毛旋花子苷 K、毛花苷 C，严格控制静脉输液量和滴速，限制钠盐。

（2）维持呼吸功能：如吸氧、防治肺水肿、防治诱发 ARDS。

（3）保护肾功能：维持正常血容量及血压，保证肾血流量。持续少尿者，用 20% 甘露醇快速静脉注射，每次 0.5 ~ 1 g/kg 或静注呋塞米每次 1 mg/kg，如 3 小时内排尿，则可再给一次，如无尿，按急性肾功能衰竭处理。

（4）防止脑水肿：如解除脑血管痉挛、应用脱水剂、头部降温等。

（5）DIC 治疗：一经确诊，应在抗休克、控制感染基础上及早给予肝素 0.5 ~ 1.0 mg/kg，静脉滴注，每 4 ~ 6 小时 1 次，以维持凝血时间（试管法）在 20 ~ 30 分钟为宜，常需使用 2 ~ 3 天或更长。

5. 抗内源性炎症介质的治疗

这是目前一种较新的治疗方法，其目的是阻止毒性介质产生或拮抗其作用，减少自身损伤。

五、护理要点

（一）护理问题

1. 组织灌流量不足

与微循环障碍，有效循环血量减少有关。

2. 体温改变

与感染有关。

3. 潜在并发症

多器官系统衰竭。

（二）护理措施

1. 专人看护，心电监护，建立特殊护理记录单，严密观察患儿的病情变化，如神志、体温、呼吸频率、呼吸节律、心率、心律、心音、血压、脉压、面色、肢体温度、尿量及各项检查回报结果。

2. 患儿宜平卧，头偏向一侧，尽量保持其安静，少搬动。

3. 保证患儿安全，为使用低床栏的患儿加设床栏。对烦躁和惊厥患儿给予约束。

4. 注意口腔、会阴和皮肤的护理，防止继发感染和皮肤压伤。

5. 应积极建立有效循环，纠正缺氧缺血，维持酸碱平衡。

（1）休克时心脏受损，易发生心功能不全。早期应用强心药物，如多巴胺、多巴酚丁胺等，增加心肌收缩力，增加冠脉血流是维护心脏功能的有效措施，护士应注意按医嘱要求控制输液速度，准确记录出入量。

（2）供给充足的氧气，以改善细胞功能和机体代谢。保持呼吸道通畅，及时吸出口鼻及咽腔分泌物，以利通气和换气。提高 PaO_2 防止 CO_2 蓄积。

（3）注意保护肝、肾功能，避免使用损坏肝、肾功能的药物。注意监测肝、肾功能情况，如血清乳酸含量、乳酸脱氢酶、转氨酶、尿素氮和肌酐等。

（4）头置冰袋，积极降温。降低头部耗氧量，减少脑损害，预防脑水肿。

六、出院指导

1. 经过抢救治疗，大病初愈，病儿消耗很大，应指导家长及病儿选择保证有高热量、高营养的饮食摄入。

2. 充分休息好，酌情逐渐增加活动量，使机体逐渐康复。

（张琳　张晓晓　赵君迪）

第六节　心力衰竭

心力衰竭是指心脏泵功能下降。小儿的心力衰竭，多见于在心脏充足回心血量前提下，不能维持足够的心排血量供应生理需要，而出现静脉回流受阻，体内水分潴留，脏器瘀血等，临床上表现为充血性心力衰竭，简称心力衰竭。小儿各年龄均可发病，1岁以内发病率最高。

一、病因

（一）心源性

以先天性心脏病引起者最多见。心肌炎、心包炎、心内膜弹力纤维增生症、风湿性心脏病、心糖原累积病等亦为重要原因。

（二）肺源性

婴幼儿时期常见支气管肺炎、毛细支气管炎、儿童时期常见于哮喘持续状态。

（三）肾源性

急性肾炎所致的急性期严重循环充血。

（四）其他

克山病、重度贫血、甲状腺功能亢进、维生素 B_1 缺乏、电解质紊乱和缺氧等均可引起心力衰竭。

二、病情评估

（一）临床表现

详细询问患儿的病史、发病过程。有无呼吸困难、咳嗽、气喘、胸闷、水肿及青紫史，发现心脏杂音及其他心脏疾患的具体时间。收集患儿饮食、生活方式、活动情况、尿量多少等。

小儿心力衰竭的临床表现依病因不同、心力衰竭发生的部位、心功能减退的程度、心力衰竭发生的速度及代偿机制不同等因素而有差异。临床表现除原发病症状及体征外，同时有心力衰竭的表现：

1. 心功能减退的表现

尿少、可凹性水肿（足背部、胫前、踝部等）、上腹部胀痛、食欲缺乏、精神萎靡或烦躁不安、多汗、心悸气短、咳嗽。体检有心动过速、心脏扩大、舒张期奔马律、末梢循环障碍（脉搏无力、血压偏低、肢端发凉、皮肤发花等）及生长发育障碍等。

2. 右心衰竭的表现

肝大伴叩触痛，颈静脉怒张，肝颈静脉回流征阳性，水肿严重者可有腹水、胸水、心包积液，也可出现轻度黄疸。

3. 左心衰竭的表现

呼吸急促浅表，重者可有呼吸困难，夜间阵发性呼吸困难，咳泡沫血痰与发绀，严重者呈端坐体位（婴儿常表现为直立抱起或半卧位时呼吸困难减轻），肺部可闻喘鸣音及湿性啰音。

小儿多见左右心力衰竭同时存在，临床常发生左心衰竭，继发于左心衰竭后肺动脉压增高，则致右室负荷增加出现右心衰竭。右心衰竭出现后则肺动、静脉压开始下降，肺水肿减轻，即左心衰竭症状减轻。

（二）实验室及其他检查

1. 胸部 X 线检查

对心力衰竭的严重程度及心脏原发病诊断提供依据。心力衰竭时心脏扩大，心胸比率增加。由于肺静脉压增高，肺血管增粗，肺部瘀血。随肺毛细血管楔压（PCWP）升高，液体由血管移向肺间质（正常时 PCWP 为 6~12 mmHg），当 PCWP > 20 mmHg 时出现轻度肺淤血，PCWP 为 20~30 mmHg 时，中度至重度肺淤血，PCWP > 30 mmHg 则急性肺水肿。晚期心力衰竭肺门充血，可呈絮状渗出，严重时可有片状影及 KerleyB 线。可有单侧或双侧胸腔积液。透视下心搏动幅度减低。

2. 超声心动图

对心力衰竭的病因及心功能检测有重要价值。泵功能测定可有射血分数减低（正常值 > 50%），短轴缩短率下降［正常值（35 ± 2.7）%］，左室每搏出量减少，心排血量及心脏指数减低，等容收缩及等容舒张期延长，心室射血时间及充盈时间缩短，心室内径增大等。此外，二尖瓣 EF 斜率降低，左室舒张末压和肺毛细血管楔压增高提示左室舒张功能减低。此外观察心脏内部结构，有助于病因诊断。

3. 心电图

对心力衰竭诊断无特异性。心力衰竭时由于心室容量负荷增加可引起右束支传导阻滞或左束支传导阻滞，尤以前者多见。偶见心室肥厚及心律失常（如期前收缩、短阵室性心动过速、心房纤颤等）。

4. 血流动力学监测

为有创性心功能检测，肺毛细血管楔压增高（正常 6~12 mmHg），中心静脉压升高（正常 10~12 cmH_2O）。动脉血压下降，表明心泵功能明显减低。

5. 放射性核素技术检查

可计算心室容量、左室射血分数及心脏贮备功能，对诊断有参考价值。

6. 其他

可见血清胆红素轻度升高（正常 < 34 μmol/L），尿蛋白（ + ）~（ + + ）。循环时间延长、静脉压升高等。

三、急救措施

1. 正性肌力药物的应用

目的是增强衰竭心脏的收缩力，应用于心肌收缩力减低者。

强心苷类：为心力衰竭的首选药。直接作用于细胞膜的 $Na^+ - K^+ - ATP$ 酶，减少 $Na^+ - K^+$ 交换，使细胞内 Na^+ 浓度升高，促进 Ca^{2+} 内流，而增加心肌收缩力。尚有拟迷走神经作用，减慢心率，反射性的消除交感神经兴奋，间接地扩张血管而减轻后负荷的作用。

洋地黄抑制窦房结自律性，减慢房室交接区传导及延长不应期，因此在房性心律失常（房扑、房颤、慢性或紊乱性房性心动过速）并发心力衰竭者是减慢室率的常用药物。注意洋地黄可使 $Na^+ - K^+$ 交换过度减少，K^+ 外流丢失过多，自律细胞舒张期自动去极化加速，可诱发异位性快速心律失常。

洋地黄正性肌力作用与用量呈线形关系，即小剂量有弱作用，随剂量递增其作用随之增强。每个个体对洋地黄的敏感性及耐受性差异较大，不同的基础心脏病对药物作用反应也不同，因此用药的原则是因人而异，常规计算仅供参考。常用洋地黄的剂型、剂量及用法见表 18 - 2。地高辛剂型全（针剂、片剂）、吸收良好、起效快、蓄积少，已成为最广泛应用于临床的制剂。新型洋地黄制剂 β - 甲基地高辛特点是口服吸收好，生效迅速，用量小（为地高辛用量的 2/3），生物利用率高，不良反应小。

洋地黄用法有两种：

（1）饱和量法：即洋地黄化。饱和量是指用最适宜的剂量达到最大的心肌收缩疗效之剂量。临床判断有效指标是心率减慢或恢复至正常范围，呼吸频率减慢，呼吸困难减轻，肝脏回缩，尿量增多，水肿减轻。以后则可根据病情需要，每日补充体内代谢及排泄的剂量（即维持量），以维持疗效。饱和量法多用于中、重度及急性心力衰竭。

（2）维持量法：每日用维持量经 6 ~ 8 天（即 4 ~ 5 个半衰期）可达到饱和量的效应，多用于慢性及轻度心力衰竭。

使用地高辛应密切观察临床效应，有效时则心率及呼吸减慢，肝脏缩小，尿量增多，浮肿消失，肺部喘鸣音消失及一般情况好转等。根据治疗反应及参照药物血浓度，可进行药量的调整。

应用洋地黄的注意事项：洋地黄中毒及高度房室传导阻滞者禁用；预激综合征患儿用洋地黄可缩短房室旁道逆传不应期，促进激动下传，可致室性快速心律失常，应禁用或慎用；肥厚型心肌病及特发性肥厚性主动脉瓣下狭窄者，洋地黄可加重左室流出道肌肉收缩及流出道梗阻故禁用；主动脉缩窄、心包填塞或缩窄性心包炎、重度二尖瓣狭窄等患儿应慎用；甲状腺功能亢进者目前已用 β 受体阻滞剂和维拉帕米代替了洋地黄；肾功能不全者减量应用。

表 18 - 2　洋地黄制剂的剂量及用法

制　　剂	给药途径	洋地黄化量	（mg/kg）	维持量	用　　法
地高辛 0.25 mg/片	口服	未成熟儿	0.01 ~ 0.02	1/4 化量 分 2 次	首剂为化量的 1/2，余量分 2 ~ 3 次，相隔 4 ~ 6 小时。末次投药 12 小时后开始服维持量
		足月儿	0.03		
		1 个月至 1 岁	0.035		
		>1 岁	0.04		
		儿童（>20kg）	0.03 ~ 0.05		
0.5 mg/mL	静脉注射	口服量的 75%			
毛花苷 C 0.4 mg/2 mL	静脉注射	<2 岁	0.03 ~ 0.04		首剂为化量的 1/3 ~ 1/2，余量分 2 ~ 4 次，每 4 小时 1 次
		>2 岁	0.02 ~ 0.03		
毒毛花苷 K 0.25 mg/mL	静脉注射		0.006 ~ 0.012		化量加入葡萄糖液 10 mL 后慢静推，必要时每 6 ~ 8 小时重复 1 次
		<2 岁	0.005 ~ 0.010		
		>2 岁			

2. 儿茶酚胺类

其正性肌力作用是兴奋心肌 α 受体及 β 肾上腺素能受体，激活腺苷酸化酶，后催化 ATP 转化为 3′, 5′ - 环腺苷酸（AMP），激活蛋白激酶，通过心肌浆网上某些蛋白的磷酸化，促进细胞钙的释放。此类药常用的有多巴胺、多巴酚丁胺、肾上腺素、异丙肾上腺素和去甲肾上腺素，后三者多用于严重心动过缓或心搏骤停者，其他很少应用。

3. 利尿剂

水、钠潴留，应用利尿剂降低血容量、减轻心脏负荷。常用的有：

1）噻嗪类：最常用的为双氢克尿噻，1～2 mg/（kg·d），分两次服用。服 4 天，停 3 天。

2）袢利尿剂：主要作用于髓袢升支及远曲小管。常用的有：

（1）呋塞米：强利尿剂，作用迅速，其利尿效应在一定范围内有剂量效应。剂量为每次 1～2 mg/kg，静脉或肌内注射。

（2）依他尼酸：作用与呋塞米相似。剂量为每次 1 mg/kg，静脉或肌内注射。

和呋塞米同为强排钾利尿剂。

（3）保钾利尿剂：作用于远曲小管，抑制钠的再吸收而利尿并减少 K^+ 的排出。较前两类利尿剂的利尿作用弱，常用的有：①螺内酯：保钾保镁为其优点，剂量为 2～3 mg/（kg·d），分 2 次口服，常与排钾利尿剂合用。本药有抗雄性激素不良反应，故避免长期使用。②氨苯蝶啶：作用于远曲小管，抑制 $Na^+ - K^+$ 交换而利尿。剂量为 2～4 mg/（kg·d），分 2 次用。

近年来最常采用利尿剂的联合应用，如氢氯噻嗪加螺内酯或加氨苯蝶啶或加卡托普利，呋塞米加氨苯吡咪等。

4. 血管扩张剂

主要是通过扩张周围容量血管（静脉）及阻力血管（动脉），从而减轻心脏前、后负荷，减少室壁张力及心肌耗氧量，而增加心排血量。尚有减轻心内膜下心肌缺血的作用。

（1）硝普钠：扩张动静脉平滑肌，静脉滴注见效快，作用强。其效应与剂量呈线性关系，宜从小剂量开始，逐渐加到有效剂量。常用于治疗急性心力衰竭及顽固性心力衰竭。本药在肝脏内降解为氰化物，由肾排泄。肝、肾功能障碍及大量长期应用可发生硫氰酸盐中毒。注意避光使用（黑纸包裹输液器）。应随配随用，以免药物降解。

（2）酚妥拉明：扩张小动脉，增强心肌收缩力及加快心率作用，生效快，持续时间短，不良反应小，可重复使用。

（3）硝酸盐：扩张静脉同时改善心肌缺血。作用迅速，但维持时间短，易产生耐药，多与其他扩张血管药合用，不是首选治疗心力衰竭的扩张血管药。

（4）哌唑嗪：用于静脉滴注后长期口服。

（5）肼屈嗪：与氢氯噻嗪合用疗效好，不良反应小。长期用药易产生耐药。

（6）血管紧张素转化酶抑制剂：常用的有①卡托普利：主要是通过抑制血管紧张素 I 转换酶活性而减少血管紧张素 II 的生成，扩张小动脉减轻后负荷。用药后心脏指数及每搏量增加，肺毛细血管楔压下降，临床症状减轻，并减少并发心律失常的发生率，其不良反应小，为临床最广泛使用的扩血管药；②乙丙脯氨酸：是一种新的血管扩张素转换酶抑制剂，降压明显，维持时间长为优点，剂量开始为 0.1 mg/（kg·d），后逐渐增量，最大量不超过 0.5 mg/（kg·d），分 2 次服。

（7）硝苯地平：钙通道阻滞剂，扩张动脉。成人多用于高血压心脏病心力衰竭的治疗。

血管扩张药改善心力衰竭疗效显著且快速，但作用不持久，故很少单独应用。多在强心、利尿基础上加用以提高疗效。如扩张型心肌病伴心力衰竭及暴发性感染性心肌炎伴心源性休克时，常联合应用多巴胺和（或）多巴酚丁胺与血管扩张药疗效较好。

应用血管扩张剂宜从小剂量开始，依病情需要且无不良反应时逐渐加量至有效水平。终止治疗前应逐渐减量，防止反跳作用。用时监测血压，有条件应采用无创性或漂浮导管进行血流动力学监测，包括动脉压、中心静脉压、肺毛细血管楔压、心输出量、心脏指数等，以指导用药。

5. 改善心肌舒张功能

舒张性心功不全的治疗目的是增加心肌迟缓率、改善心室顺应性及舒张功能。为在临床常规抗心力衰竭治疗的基础上选择用药。主要有：

（1）β受体阻滞剂：治疗心力衰竭的机制尚不完全明了。其作用主要是抑制已增强的交感神经活性，降低血浆儿茶酚胺的浓度，减低心肌能量消耗，并使心肌细胞膜上的β受体密度上调，而恢复对儿茶酚胺的敏感性。此外尚有抗心律失常、扩张血管及减轻水钠潴留的作用。常用药物有①美托洛尔（美多心安）：开始 $0.2 \sim 0.5$ mg/（kg·d），分 3 次服，后逐渐递增，最大量 2 mg/（kg·d）。②普萘洛尔（心得安）：2 mg/（kg·d）分 3 次口服。使用中应注意β受体阻滞剂的不良反应，如负性肌力作用、诱发哮喘、心动过缓及低血压等，故应严格掌握适应证。宜从小剂量试用，密切观察，无不良反应并病情改善者可逐渐加量并长期口服。

（2）钙通道阻滞剂：心力衰竭时是否应用目前看法不一，其作用可松弛血管平滑肌、减少钙离子向心肌细胞内转移、扩张血管改善心肌缺血及减轻后负荷。常用的有维拉帕米 $2 \sim 3$ mg/（kg·d），分 3 次服。硫氮草酮 $0.5 \sim 1$ mg/（kg·d），分 3 次服。此类药物不良反应主要是激活肾素血管紧张素系统及负性肌力作用，故应慎用。

舒张性心功不全轻度或早期，首先应用利尿剂或静脉扩张剂（硝酸盐类）以减轻前负荷及左室舒末压。收缩功能正常者原则上禁用正性肌力药物。动脉血管扩张药可至低血压，故应慎用。

6. 心肌代谢赋活药

心力衰竭是心肌内生物化学变化，能量不足，应用此类药物并充足供氧，以改善心肌能量代谢。常用的药物有：

（1）能量合剂：三磷腺苷（ATP）$20 \sim 40$ mg，辅酶 A（CoA）100 U 及细胞色素 C15 ~ 30 mg，加入 10% 葡萄糖液静脉滴。

（2）极化液：10% 葡萄糖液 100 mL，加入普通胰岛素 4 U 及 10% 氯化钾 3 mL 静脉滴注。

（3）1，6 – 二磷酸果糖（FDP）：作为外源性 FDP 的补充剂，可促进细胞内 FDP 增加，增强磷酸果糖激酶和丙酮激酶的活性，促进 ATP 的生成。可抑制氧自由基和组织胺的释放，而起到保护心肌作用。剂量为 $100 \sim 250$ mg/（kg·d），1 或 2 次静脉滴注，共 $7 \sim 10$ 天。

（4）辅酶 Q10：为细胞代谢及呼吸的激动剂。应用于心肌病慢性心力衰竭，

5 mg/次，每日 3 次。

7. 心力衰竭非药物治疗

（1）一般治疗：保证患儿充分休息，必要时可用镇静剂（地西泮、水合氯醛等）。雾化氧气吸入，保持呼吸道通畅。予易消化富营养食品，必要时可鼻饲或少量多餐，以保证热量摄入，防止便秘。水肿者限制食盐及液体入量 $[1200\ mL/(m^2\cdot d)]$。

（2）主动脉内气囊反搏：为抢救急性心泵衰竭的一种辅助装置。将反搏气囊导管置于主动脉内，心脏舒张时气囊快速充气，使降主动脉舒张压增高以增加冠状动脉灌注。心脏收缩开始前气囊的气体排尽而萎缩，主动脉压减少，左室的射血阻力减少，使血液迅速流向主动脉。气囊容量与心动周期同步变化，能辅助衰竭的心脏维持泵功能。近年来已广泛应用于心脏手术前、中或后的低排血量心力衰竭及心脏复跳后仍无法维持血压的休克，可辅助左室克服暂时性心功不全。反搏处置有效时，主动脉内平均动脉压升高，心率恢复，心排血量及冠状动脉灌注增加，尿量增多，并可减少升压药物用量。有效者可维持应用 2 周或更长。

（3）心脏移植：上述各种治疗无效或严重原发性心脏病各种治疗无效可行心脏移植术，如先天性左室发育不良、扩张型心肌病晚期、限制型心肌病等。

8. 急性左心力衰竭及肺水肿的处理

（1）酒精氧气吸入：每 20～30 分钟吸入 20%～30% 酒精的氧气 1 次，持续 10～20 分钟。有明显二氧化碳潴留及动脉氧分压降低者可应用机械呼吸。

（2）镇静：盐酸吗啡每次 0.1～0.2 mg/kg，静脉或皮下注射，无呼吸抑制而躁动不安者，隔 20～30 分钟可重复用 1 次。

（3）强力利尿剂：常用呋塞米每次 1～2 mg/kg，静脉注射。

（4）快速洋地黄化：地高辛和毛花苷 C 静脉注射。

（5）血管扩张剂：常用酚妥拉明 0.3～0.5 mg/kg（1 次总量＜10 mg），加入葡萄糖液 10 mL 静脉慢注，必要时隔 15～30 分钟重复 1 次，或硝普钠持续应用。

（6）氨茶碱：2～5 mg/kg，加入葡萄糖液缓慢滴入。

（7）应用止血带将 3 个肢体缚住，维持血压在收缩压与舒张压之间，每隔 15～20 分钟轮流松解 1 个肢体。

（8）患儿应采用半坐体位。并应注意原发病及诱因治疗。

四、护理要点

（一）护理问题

1. 气体交换受损

与心功能不全，肺淤血等有关。

2. 活动无耐力

与心排血量下降有关。

3. 体液过多

与体循环淤血、水钠潴留和肾血液量减少有关。

4. 焦虑

与病情反复、漫长有关。

5. 潜在并发症

洋地黄中毒、电解质紊乱。

（二）护理措施

1. 安静休息，减轻对心脏负担，减少哭闹和不良刺激，解除患儿惊恐，必要时可用苯巴比妥等镇静剂，维持正常体温。半卧位，宽松衣服，以利胸部自由扩张。

2. 呼吸困难及青紫时供氧。

3. 维持营养的供应

予以易消化、富于营养的食物，控制钠盐入量，重度心力衰竭时忌盐。年长儿钠盐每日 0.5 ~ 1.0 g。危重及液体量不足可给静脉补液，速度不可过快，以免加重心力衰竭。

4. 做好心理护理

对年长患儿要做好心理护理，多做解释说服工作，使其能够较好地配合治疗。

5. 观察患儿有无突然呼吸困难加重、心率快、呕吐、烦躁、多汗、面色苍白（或青紫）、肝大等心力衰竭表现；如出现呼吸困难、咳嗽、咯血、缺氧明显、肺水肿等为左心衰竭；如下肢或全身水肿、肝肿大、颈静脉怒张等为右心衰竭。发现异常及时通知医生。

6. 应用洋地黄制剂

必须询问患儿，曾否用过洋地黄制剂治疗，有无毒性反应，若 2 周前用过同类的药物而心力衰竭未纠正者，可继续用药，但必须严密观察其毒性反应。

（1）给药前应认真数足 1 分钟脉搏，并注意节律、强弱，若心率过缓，或突然加快，或变为不规则，应立即向医生反映，考虑是否停药。

（2）给药前应准确执行医嘱，并详细记录给药时间、剂量、方法。

（3）洋地黄的毒性反应：如心动过缓、心律失常、恶心、呕吐及神经系统症状，如嗜睡、视物模糊等。

（4）使用洋地黄过程中，避免使用钙剂，因钙剂与洋地黄有协同作用，可促使洋地黄中毒，如使用洋地黄时，患儿出现低钙抽搐，应先用镇静剂，然后在严密观察下静脉缓慢滴注或口服适量钙剂，绝不可从静脉直接注射。

（5）洋地黄应避免与利血平合用，因利血平可增强洋地黄敏感性，而发生洋地黄中毒。

（6）静脉给予洋地黄针剂注射时，应加入 25% ~ 50% 葡萄糖液 20 ~ 40 mL 缓慢推注，注射时间每次不得少于 10 分钟，注射时如患儿出现心悸、恶心、呕吐，应当立即停止注入。每次注毕，应让患儿绝对卧床休息半小时以上，勿下床大小便，以免发生意外。

（7）洋地黄类药物应用后的有效指标是：心率减慢，肝脏缩小，气急改善，安静，食欲好转，尿量增加。

（8）应用洋地黄类药物后，心力衰竭症状未见减轻或加重，应分析原因，药量是否准确，是否按时给予，有否呕吐。并及时和医生联系采取相应措施。

7. 使用利尿药时的护理

应用呋塞米或依他尼酸静脉注射后，10~20 分钟显效，维持 6 小时，故利尿剂应早给以免夜间排尿。用利尿剂患儿应测体重，并记录 24 小时出入量。进食含钾丰富的食物，如香蕉、橘类、绿叶蔬菜等。观察低钾表现，低钾易发生洋地黄中毒，注意患儿有否四肢无力、腹胀、心音低钝、精神萎靡及心律失常等情况，应及时通知医生，给予相应处理。

五、出院指导

1. 积极去除病因，如根据病因不同给予抗风湿、控制肺部炎症。有先天性心脏病给予手术矫治，二尖瓣狭窄者可做单纯分离术，严重者可考虑换瓣治疗。有心律失常引起者，行抗心律失常治疗等。

2. 患儿应避免过劳，防止受凉，出院后定期门诊复查。

（姬生芹　赵君迪　张晓晓）

第七节　先天性心脏病

先天性心脏血管病简称先心病，系指出生时就存在的心血管结构或功能的异常，是由于胎儿时期心血管发育异常或发育障碍以及出生后应当退化的组织未能退化造成的心血管畸形。

一、患病率

国外报告出生后活婴中本病患病率为 3.2‰~8‰；国内报告各地患病率不同，在 1 000 个出生的活婴中，发生本病者 7~8 名，学龄儿童中占 1.5‰~3.1‰，青海高原儿童中达 13.7‰，广州报告成人中占 1.08‰。根据上海和北京 1 085 例临床资料分析，我国常见的先心病依次为心房间隔缺损（21.4%）、动脉导管未闭（21.2%）、心室间隔缺损（15.5%）、单纯肺动脉口狭窄（13.1%）、法洛四联症（13.1%）、艾生曼格综合征（2.8%）等。

二、病因

目前认为本病是多因素疾病。

1. 妊娠期病毒感染、先兆流产、胎儿受压、母体营养不良、高龄（35 岁以上）、糖尿病等。

2. 曾应用过细胞毒性药物，尤其在妊娠后 2~3 个月内。

3. 许多证据表明遗传因素的影响，患先心病的母亲和父亲其子女的先心病患病率分别为 3% ~16% 和 1% ~3% 远高于人群的患病率。

4. 近亲结婚，高原环境，放射线的使用等。

三、分类

根据临床表现的主要特点发绀的有无，可分为无发绀和发绀两大类。

（一）无发绀型先天性心脏血管病

1. 无分流类

左右两侧血液循环途径之间无异常的通道，不产生血液的分流。

（1）发生于右心的畸形：单纯肺动脉口狭窄、肺动脉瓣关闭不全、原发性肺动脉扩张、原发性肺动脉高压、双侧上腔静脉、下腔静脉引流入奇静脉系统等。

（2）发生于左心的畸形：主动脉口狭窄、主动脉瓣关闭不全、二叶式主动脉瓣、主动脉缩窄、左房室瓣狭窄、左房室瓣关闭不全、三房心等。

（3）其他：右位心、异位心和房室传导阻滞等，但均可并发其他先天性心脏血管畸形。

2. 左至右分流类

左右两侧血液循环途径之间有异常的通道，使动脉血从左侧各心腔（包括肺静脉）分流入静脉血中（包括右侧各心腔及肺动脉）。

（1）分流发生于心房水平：房间隔缺损、部分肺静脉畸形引流等。

（2）分流发生于心室水平：心室间隔缺损（包括左心室—右心房沟通）。

（3）分流发生于大动脉水平：动脉导管未闭、主动脉—肺动脉间隔缺损等。

（4）分流发生于主动脉与右心之间：主动脉窦瘤破裂入右心、冠状动脉—右心室瘘、冠状动—静脉瘘。

（5）分流发生于多处水平：心内膜垫缺损、心房心室间隔联合缺损、心室间隔缺损伴动脉导管未闭等。

（二）发绀型先天性心脏血管病

左右两侧血液循环途径之间有异常通道，使静脉血从右侧心腔不同部位（包括肺动脉）分流入动脉血中（包括左侧各心腔及肺静脉），故有发绀。如法洛四联症、法洛三联症、艾生曼格综合征、Ebstein 畸形伴有房间隔缺损或卵圆孔未闭、永存主动脉干、大血管错位、单心室、右室双出口、右房室瓣闭锁、肺动脉瓣闭锁等。

四、病情评估

（一）病史

1. 注意询问患儿母亲的妊娠史、产前健康状态及家族史，妊娠头 3 个月内曾否患过风疹、肠道病毒感染、腮腺炎等。母亲有无糖尿病、营养不良、苯酮尿、高血钙、放射线和细胞毒性药物应用史。

2. 患儿出生时情况，心脏病起病年龄与何时被发现心脏有特征性杂音；有无发绀及其出现的时间，仅于剧哭时出现或持续性；有无气急、多汗、水肿、反复呼吸道感染、活动耐力差及喜蹲踞位等。

（二）临床表现

先心病的临床表现，与该先天性畸形所引起的病理解剖和病理生理变化密切相关。轻型的无分流和由左至右分流者，可无或仅有轻度症状，且症状出现较晚；重型者早年即可出现症状，以发育差、心悸、气急、易患呼吸道感染、易疲劳、头昏等为常见。有右至左分流者，尚常有下蹲动作、出现发绀和杵状指（趾）等。大多数的先心病具有特殊的体征，特别是典型的杂音，胸廓畸形也颇常见。

（三）体检

注意患儿体格发育及营养状态，呼吸频率、脉搏、四肢血压及差距；有无杵状指（趾）、发绀的程度及分布；有无胸廓畸形及心前区隆起、心尖冲动弥散、心前区有无震颤及部位、时限、心界扩大，有无心音异常、杂音的部位、响度、时限、性质及传导方向。有无周围血管征。

（四）实验室及其他检查

胸部 X 线、心电图、超声心动图、心导管和心血管造影检查、放射性核素及磁共振等。

五、预后

本病的预后随畸形的类别和严重程度不同而有很大的差别。轻型的无分流和由左至右分流的先天性心血管病，常可存活到成年甚至老年，重型者预后较差。有右至左分流和复合畸形者，常难以存活到成年，有些在婴、幼儿期即夭折。幼时发绀即很明显的先心病，一般只有法洛四联症类能存活到成年。

六、处理

治疗本病的根本办法是施行外科手术彻底纠正心脏血管的畸形，从而也消除了该畸形所引起的病理生理改变。这种手术往往要切开心脏在直视下施行，因此需要低温麻醉或体外循环的条件。学龄前儿童期是施行手术的适合年龄，严重的或有必要时在婴儿期即可施行手术。不能耐受纠治手术的婴儿或儿童，可先行姑息性手术，部分地改善其病理生理变化，为以后纠治手术创造条件。

未施行手术、暂不宜施行手术或病变较轻而不考虑施行手术的患者，宜根据病情避免过度劳累，预防感染，注意个人卫生，以免引起心力衰竭，感染性心内膜炎或血栓栓塞等。如果发生，应及早予以内科治疗。凡本病患者在施行任何其他手术的前后，包括拔牙、扁桃体切除等，都要应用抗生素以预防感染性心内膜炎。

七、护理要点

（一）护理问题

1. 活动无耐力

与先天性心脏病体循环血量减少或血氧饱和度下降有关。

2. 营养失调

营养低于机体需要量，与喂养困难、食欲低下有关。

3. 生长发育改变

与体循环血量减少或血氧下降影响生长发育有关。

4. 潜在并发症

呼吸道感染及感染性心内膜炎、心力衰竭、昏厥、脑血栓等。

5. 焦虑或恐惧

与疾病的威胁和对手术的担忧有关。

（二）护理措施

1. 帮助家长和患儿克服焦虑、恐惧。初入院时往往因患心脏病而产生焦虑不安和恐惧心理，要向患儿及家属介绍有关疾病的基本知识、诊治计划，说服家长和年长儿配合各项检查与治疗。对于幼小患儿倍加爱护，建立良好关系，使诊疗工作能顺利进行。

2. 做好卫生咨询，协助安排合理的生活制度，根据患病严重程度、心功能情况决定活动量，使患儿能安全达到适合于手术的年龄。

3. 对住院患儿，要提供充足的休息，保持病重小儿的宁静，避免哭闹，保证患儿的休息和睡眠。

4. 维持营养，提供易消化食物，注意蛋白质、热量及多种维生素的供给，菜肴不宜太咸，应适当限制食盐摄入。注意供应适当的蔬菜类粗纤维食品，以保证大便通畅。婴幼儿喂哺时要细心、耐心，对法洛四联症患儿，尚应警惕喂哺中出现阵发性呼吸困难。人工喂养先天性心脏患儿，奶头孔的大小要适当，太小吸吮费力，太大易致呛咳，因此必须掌握恰当。

5. 预防感染，先天性心脏病患儿体质差，易继发感染，尤其易患肺炎，应避免与感染性疾病者接触，一旦发生感染，积极治疗，防止肺炎并发心力衰竭，防止感染性心内膜炎。

6. 注意观察防止法洛四联症患儿因活动、哭闹、便秘引起缺氧发作，如发生应将小儿置于膝胸卧位，给予吸氧，并与医生合作给予吗啡及普萘洛尔（心得安）抢救治疗。

7. 对右向左分流的先天性心脏病青紫病例，要注意供给充足液体，防止因血液浓缩，增加血液黏稠度导致血栓栓塞。发热、出汗、吐泻时应多饮水，必要时可静脉输液。

8. 观察有无心率增快、呼吸困难、端坐呼吸、吐泡沫样痰、水肿、肝大等心力衰竭的表现，如出现及时与医生取得联系。

9. 使用强心药洋地黄类的患儿，必须仔细复核剂量。若选用速效制剂静脉注射时，必须用 1 mL 的注射器精确地抽取药液，再以 10% ~25% 葡萄糖液稀释后缓慢静脉推注（不少于 5 分钟）；选用慢效类制剂时，为确保疗效，应准确、准时、单独给药，单独服用。对婴幼患儿应仔细喂服，使药物全部进入消化道；对年长患儿，应注视其吞下药物后方可离开。若患儿服药后呕吐，应与医生联系，决定补服或采用其他途径给药。应用洋地黄类药物治疗期间，应密切观察用药效果及反应。用药有效的指标是气急改善，心率减慢，肝缩小，尿量增加，患儿安静，食欲好转。洋地黄的毒性反应有食欲减退、恶心、呕吐等消化系统表现；心动过缓或过速、过期前收缩动、房室传导阻滞等心律失常表现；视物模糊、黄视、嗜睡、昏迷等神经系统表现。每次给药前，护士必须测量患儿脉搏，必要时听心率。若婴幼儿脉率每分钟少于 90 次，年长儿每分钟少于 60 次或脉律不齐时，应及时与医生联系，决定是否用药或采取相应的措施。此外，钙剂与洋地黄制剂有协同作用，应避免同时使用；低血钾时可促使洋地黄中毒，应适当补充钾盐。

八、出院指导

1. 进行健康指导，使家长掌握先天性心脏病的日常护理，建立合理的生活制度、适当的营养与喂养，定期复查。

2. 做好用药指导，介绍所用药物的名称、用法、剂量、作用、不良反应和使用时间。指导家长应合理用药，强调按医嘱用药，切勿自行改量、改时，并学会观察药物不良反应。

3. 出院时指导家长做好家庭护理，为家长提供急救中心及医院急诊室电话，指导家长如何观察心力衰竭、脑缺氧的表现，一旦发生应及时就医。

4. 介绍本病的预防知识，强调预防各种感染，尤其是预防呼吸道感染的重要性，若患儿无严重症状出现，应按时预防接种。

5. 教会年长患儿自我监测脉搏的方法，定期带患儿到医院进行随访，复查胸部 X 线、心电图、超声心动图等，以便了解心、肺功能情况，调整心功能达到最佳状态，使患儿能安全到达手术年龄，安度手术关。

心房间隔缺损

一、病因和病理解剖

心房间隔缺损可分为原发孔房缺和继发孔房缺。通常所指的房缺即为继发孔房缺。原发孔房缺实际上是心内膜垫发育不良所致，与房室共同通常同属一类，比较少见。继发性房缺根据其缺损部位的不同可分为中央型、上腔型、下腔型、混合型。由于房缺的存在，导致了心房水平血液左向右分流，分流量大小取决于缺损大小及两心房间的压力阶差大小。分流的方向也取决于左右心房的顺应性和肺动脉的阻力。

二、分型

（一）继发孔（二孔型）房缺
缺损位于卵圆孔，一般直径为1～3 cm。

（二）原发孔（一孔型）房缺
缺损位于房间隔下部，多伴有二、三尖瓣裂缺并出现关闭不全。该型较为少见，但病情也比较严重。

（三）高位房缺
在房间隔上部，少见。

（四）巨大房间隔缺损

可形成单心房。房间隔缺损并发二尖瓣狭窄者，称为鲁登巴赫综合征。

三、病理生理

出生时及新生儿早期，右心房的压力可略高于左心房，血流自右向左，因而发生暂时性青紫。随着肺循环量的增加，左心房的压力高于右心房，故左心房的血液分流入右心房。分流量的大小随缺损和肺循环阻力的大小、右心室的顺应性以及两侧心房的压力差而不同。此时右心室不但接受由上下腔静脉流入右心房的血液，同时还接受由左心房流入右心房的血液，故右心室的工作负担增加，排血量增大。但大量血液在从右心房到右心室、肺血管、左心房，最后又回到右心房这一途径中进行的循环是无效循环。肺循环的血流量增加，常达到体循环的 2~4 倍，体循环的血流量则正常或略降低。肺动脉压与右心室压可正常或增高，右心室与肺动脉收缩压间可有差别（相对性的肺动脉口狭窄）。长期的肺血流量增加，可导致肺小动脉内膜增生，管腔狭窄，肺动脉阻力明显增高而出现显著的肺动脉高压，当右心房压力高于左心房时，便出现右向左分流而引起持久的青紫。第 1 孔未闭伴有二尖瓣关闭不全时，左心室亦有增大。

四、病情评估

（一）症状

本病症状的轻重取决于病理变化的程度，轻者无症状，常在检查时发现。多数病例由于肺充血而有劳累后的胸闷、气急、心悸、乏力等症状，容易反复发生呼吸道感染，甚至发育障碍，患者早期无发绀，后期除出现发绀还可出现心力衰竭，本病可伴有阵发性心动过速等心律失常。

（二）体征

缺损大者发育差，体格瘦小，左胸隆起，甚至胸脊柱后凸。心血管方面的体征：①心尖冲动弥散，可有抬举样冲动，心浊音界扩大；②胸骨左缘第二肋间可听到 2~3 级收缩期吹风样喷射型杂音，多不伴震颤，在杂音之前，第一心音之后可听到短促而高音调的肺动脉收缩期喷射音；③肺动脉瓣区第二心音明显分裂并亢进，这是房间隔缺损的特征之一；肺动脉压显著升高时，可听到由于相对性肺动脉瓣关闭不全引起的舒张期吹风样杂音；④三尖瓣区第一心音亢进，可能听到三尖瓣关闭不全或狭窄引起的吹风样收缩期杂音，或隆隆样舒张期杂音；⑤第一孔型缺损伴二尖瓣关闭不全者，心尖区可听到全收缩期吹风样杂音。

（三）实验室及其他检查

1. X 线

肺部充血，肺动脉增粗，肺动脉总干弧明显突出；肺门血管影粗而搏动强烈，形成所谓肺门舞蹈；右心房及右心室增大，肺动脉弓影缩小。

2. 心电图

右束支传导阻滞，右心室肥大电轴右偏；第一孔未闭型电轴左偏，PR 间期延长。

3. 超声心动图

房间隔部分回声脱长，右心房室内径增大，主肺动脉内径增宽，室间隔与左室后壁同向运动，超声造影可见右房内负性显影区。

4. 右心导管

心房水平血氧含量超过上下腔静脉平均血氧含量 198 mL/L，有时因血液层流右心室血氧可以更高。肺动脉压力有不同程度的升高。也有不少病例，心导管可经缺损进入左房或肺静脉。

（四）诊断和鉴别诊断

根据典型的体征和实验室检查，诊断本病不太困难。

1. 肺动脉瓣区（胸骨左缘第二肋间）有一收缩期喷射性杂音，随之第二心音明显的固定分裂。心电图示电轴右倾，右心导联呈 rSR'。X 线示肺纹理增多。

2. 在心房水平有一左向右分流，伴有下列一种或两种表现。

（1）瓣区有收缩期喷射性杂音。

（2）随之第二心音明显分裂。

（3）心电轴偏右或正常。

3. 心血管造影证实，在心房水平有一左向右分流，肺血管阻力明显增加。

判定：凡具备上述任何一项均可确诊。

体征不很明显的患者需与正常生理情况相鉴别。此外，需与室间隔缺损、瓣膜型单纯肺动脉口狭窄等相鉴别。

五、预后

本病预后一般较好，平均寿命约 50 岁，亦有存活到 70 岁者。但缺损大者易发生肺动脉高压和心力衰竭，预后差。第一孔未闭型缺损预后更差。

六、处理

（一）内科治疗

发生左室或右室衰竭可给予洋地黄和（或）利尿剂；心律失常者按心律失常治疗。

（二）外科治疗

主要进行手术修补，最好手术年龄为 5~7 岁。一般需应用人工心肺机做体外循环，暂时中断心脏血流后切开心房，在直视下施行。有显著肺动脉高压时，尤其是已有右至左分流的病例不宜做手术治疗。

（三）内科心导管房缺堵塞法

近些年来，开展了应用心导管技术行房缺堵塞治疗，如伞堵法、纽扣堵塞法等。因为该手术避免了开胸手术，部分患者避免了全身麻醉，避免了体外循环，治疗效果达到了开胸手术的效果，并发症发生率又低于开胸手术，使其已经成为部分房间隔缺损病例的首选治疗方法或外科手术的替代方法，近年发展非常快，也带动了小儿先天性心脏病介入性治疗的进一步发展。在房间隔缺损介入性治疗发展的过程中曾经出现过很多堵闭装置，各有利弊。早期的三种连接部很细的堵闭装置（纽扣、CardioSeal 和 ASDOS）只能堵闭 20 mm² 以下的缺损，术后残余分流发生率高，有金属骨架的堵闭装置（纽扣、ASDOS、CardioSeal、Angel Wings）都有心房壁或主动脉穿孔的危险性，晚近出现的自身膨胀性、中心定位的堵闭器（Angel Wings，Amplatzer）有更好的堵闭效果和更低的并发症发生率，尤其是 Amplatzer 堵闭器已经得到美国 FDA 的批准，是目前世界上应用最为广泛的堵闭装置。但它也有其缺点，有人曾担心因为该堵闭器应用镍钛合金编制而成，植入后会有较多量的金属置于体内，个别对金属过敏的也有报道。Helex 堵闭器虽然金属少，但只能堵闭 20 mm² 以下的缺损，残余分流发生率也高于 Amplatzer 堵闭器。因此到现在还没有十全十美的堵闭装置，现用的堵闭器仍然需要改进和完善。

心室间隔缺损

心室间隔缺损可单独存在，亦可与其他先天性心血管畸形并存，从而作为法洛四联症或艾生曼格综合征的一部分。通常所称之心室间隔缺损系指单纯的心室间隔缺损而言，为先天性心脏血管疾病中极为常见的一种，占 12% ~17%。

一、病因和病理解剖

本病是由于胚胎期心室间隔组成部分发育不良形成的异常通道，最常见的先天性心血管畸形之一。该病可单独存在，也可为复杂心脏畸形的组成部分。由于室缺的存在，在心室水平血流就存在左向右分流，严重者导致肺高压，出现双向分流，甚至右向左分流，出现艾生曼格综合征。室缺可分为膜部缺损、漏斗部缺损及肌部缺损。目前为了定位准确，更好地适应心脏手术的发展和要求，临床上又分出若干亚型。膜部缺损又分单纯膜部缺损，嵴下型缺损及隔瓣下型缺损。漏斗部缺损又分为嵴内和干下型。

Ⅰ型：室上嵴上型，位于室上嵴上方，又称干下型；流出道型；膜部缺损。

Ⅱ型：室上嵴下型，位于室上嵴下方，为常见的膜部缺损。

Ⅲ型：隔瓣后型，位于三尖瓣隔瓣后方，又称流入道型。Ⅱ、Ⅲ两型为室间隔膜部缺损。

Ⅳ型：肌部型，位于室间隔肌部，较为少见。

二、自然史

其发展有五：①自然闭合：约50%闭合，多发生在3岁前；②缺损变小；③进行性肺血管阻力增高造成右到左分流，即所谓"艾氏征"；④发生右室流出道狭窄而成法洛四联症或单纯漏斗部狭窄。并发主动脉瓣脱垂而致关闭不全。

三、病理生理

由于左心室压力高于右心室，心室间隔缺损所引起的分流是自左至右，一般无青紫。分流量取决于缺损的大小、右心室的顺应性和肺循环的阻力。缺损小、右心室扩张性差和肺循环阻力增高者，肺循环血流量仅略大于体循环；缺损大、右心室扩张性好和肺循环阻力低者，肺循环血流量可为体循环血流量的 3~5 倍。通过肺循环回到左侧心腔的血流相应地增多，因此缺损大者可显著地增加左心室负担，右心室负担亦加重，故左心室和右心室均可增大。肺循环血流量大又可使肺动脉压增高，并逐渐促使肺循环阻力亦增高而产生肺动脉显著高压，待肺动脉血压增高到等于或高于体循环血压时，则出现双向或右至左的分流而出现青紫，即形成所谓艾生曼格综合征。

四、病情评估

（一）症状

本病症状取决于缺损的大小，小者可无症状。缺损大伴分流量大者可有发育障碍、心悸、气促、乏力、咳嗽，易患呼吸道感染。严重者发生心力衰竭，显著肺动脉高压发生双向分流或右向左分流者，出现活动后发绀或发绀症状，本病易并发感染性心内膜炎，个别患者伴有心脏传导阻滞。

（二）体征

典型的体征是胸骨左缘第三、第四肋间有响亮而粗糙的收缩期吹风样反流型杂音，其响度可 4~5 级，几乎都伴有震颤，占据整个收缩期，常将心音掩盖，缺损大的患者，发育较差，可有心脏增大，心尖搏动增强，肺动脉第二心音亢进分裂，心尖区有舒张期隆隆样杂音（相对性二尖瓣狭窄）。肺动脉压显著升高的患者，胸骨左缘第三、四肋音的收缩期杂音减轻，但在肺动脉瓣区可有舒张期吹风样杂音（相对性肺动脉瓣关闭不全），第二心音亢进，有右至左分流时有发绀和杵状指。

（三）实验室及其他检查

1. X 线

小型缺损胸片可无明显的改变。中度以上缺损心影增大，左室增大或左右室并发增大，肺动脉段突出，肺野充血，主动脉结缩小。

2. 心电图

小型缺损心电图在正常范围内。缺损大者可有不完全性右束支传导阻滞、左心室肥大或双室肥大等变化。肺动脉高压时，以右室肥厚为主。

3. 超声心动图

左室、左房、右室均可增大。室间隔连续性中断，多普勒超声心动图可从右心室腔探测到全收缩期湍流。

4. 心导管

右心室血氧含量高于右心房 0.9% 容积以上。即可认为在心室水平有左至右分流的存在。

5. 心血管造影

单纯室间隔缺损一般不需进行造影检查。怀疑并发其他心脏畸形或欲了解缺损数目、大小、部位时可进行选择性主动脉或左室造影。

（四）诊断和鉴别诊断

根据典型的杂音、X 线和心电图检查的发现，诊断本病不太困难，结合超声心动图、右心导管检查和选择性指示剂稀释曲线测定，大多可以确诊。

1. 沿胸骨左缘下部（第四肋间）出现粗糙的收缩期杂音，而且证明在心室水平有一左向右分流，右室压正常。

2. 左室造影证实有缺损。

3. 在心室水平有一左向右分流，肺动脉压增高，心血管造影证明大血管关系正常。

4. 严重肺动脉高压，以及在无其他畸形存在时，心血管造影证明在心室水平有一右向左分流。

判定：凡具备上述条件之一者均可确诊。

应与房间隔缺损、肺动脉口狭窄、主动脉口狭窄等相鉴别。

五、处理

小缺损不需手术，要预防感染性心内膜炎。中等量以上左到右分流者可在直视下行修补术，年龄以 5~7 岁最理想。艾氏征为手术禁忌证。并发漏斗部狭窄或主动脉瓣脱垂者应手术。

类似于治疗心房间隔缺损的导管介入治疗方法，也已开始用于治疗直径不太大的膜部、肌肉部心室间隔缺损。心室间隔缺损封堵的适应证一般为：①年龄 >1 岁；②体重 >10 kg；③肌肉部、膜部缺损，缺损上缘距主动脉瓣环（右冠瓣）≥1 mm；④缺损 ≤14 mm；⑤伴有膜部瘤，轻度三尖瓣反流。

动脉导管未闭

在先心病中动脉导管未闭占 11.9%，居第四位。女多于男。胎儿期的动脉导管在生后 10~15 小时功能上闭合，2~3 周后则永久闭合。此后如仍不闭合，则称为动脉导管未闭。

一、病因和病理解剖

动脉导管是位于主动脉峡部和左肺动脉根部之间的主动脉—肺动脉通道，它是胎儿期间生理状态所必须有的通道，但绝大多数动脉导管在出生后 2 个月内逐渐闭合成为动脉韧带。如果出生后持续开放就会构成主动脉和肺动脉之间的异常通道，在肺动脉水平产生左向右分流而发生一系列病理生理变化。

二、分型

（一）管形

为管样，长度一般为 10 mm，也有长达 30 mm 者，直径 5~10 mm 不等。

（二）窗形

主、肺动脉紧贴呈窗样，直径略大。

（三）漏斗形

主动脉端粗大，肺动脉端细小。

由于左向右分流，血流自左心室→主动脉→肺动脉→肺→左心房→左心室→主动脉，形成肺循环大量血流，左心室舒张期负荷加重，脉压加大。在分流量加大伴有肺动脉高压时，开始为动力型，进而成为阻力型改变，引起双向或右向左分流，表现青紫等症状。

三、病理生理

在无并发症的动脉导管未闭，由于主动脉压高于肺动脉压，故不论在心脏收缩期或舒张期中，血液的分流均由左至右，即由主动脉连续地流入肺动脉。于是肺循环的血流量增多，常达体循环血流量的 2～4 倍，使肺动脉及其分支扩大。回流至左心房与左心室的血液亦相应增加，使左心室的负荷加重，因而左心室增大。由于在心脏舒张期中，主动脉血液仍分流入肺动脉，故周围动脉舒张压下降，脉压增宽。

未闭的动脉导管较粗，分流至肺动脉血量大者可引起肺动脉压力轻度增高。少数患者可伴有肺血管阻力增高，而引起显著肺动脉高压，导致右心室肥大和衰竭，当肺动脉压力超过主动脉时，即发生右至左分流，造成下半身青紫，称差异性发绀。

四、病情评估

（一）症状

随病变严重程度而不同。轻型者无症状，重的有乏力、劳累后心悸、气喘、胸闷、咳嗽、咯血等。少数有发育不良。部分可发生感染性动脉内膜炎，未经治疗的患者晚期可出现心力衰竭、肺动脉显著高压而有发绀、肺动脉或未闭的动脉导管破裂出血等。

（二）体征

胸骨左缘第二肋间可闻及双期连续性、机械性、收缩晚期增强并向左锁骨上窝传导的杂音。局部常伴有震颤，肺动脉瓣区第二心音亢进。另外，还伴有周围血管征，如舒张压降低、脉压增宽、水冲脉、四肢动脉枪击音、毛细血管搏动征。严重的肺动脉高压者并有右向左分流时，可以听不到心脏杂音。

（三）实验室及其他检查

1. 心电图检查

对诊断无明显特异性，可显示心电图正常，亦可有左心室肥厚，左右心室肥厚、右心室肥厚等，后二者乃由不同程度的肺动脉高压所致。

2. X 线检查

左心缘向下向外延长，主动脉结突出，呈漏斗征。肺动脉圆锥隆起，肺门血管阴影浓密，肺纹理增粗。

3. 超声心动图检查

M 超可提示左心室容量增加，但无特征性，B 超可见肺动脉交叉处与降主动脉之间有一通道。

4. 心导管检查

必要时做右心导管检查以明确诊断，并可测知肺动脉压力。

（四）诊断和鉴别诊断

根据典型的杂音和实验室及其他检查，可以相当正确地做出诊断。

1. 典型的连续性杂音。响亮、粗糙特殊的机构性连续的杂音。收缩期是递增型，舒张期是递减型。并能排除以下情况。

（1）先天性乏氏窦动脉瘤破裂。

（2）先天性冠状动—静脉瘘。

（3）主肺动脉隔缺损。

（4）室间隔缺损合并主动脉瓣关闭不全。

2. 心导管从左肺动脉进入降主动脉。

3. 在选择性逆行性主动脉造影时，通过未闭的动脉导管使肺动脉显影。

判定：凡具备其一项均可确诊。若仅具第一项的典型的连续性杂音者，应列为可疑诊断。

应与先天性主动脉肺动脉间隔缺损、主动脉窦动脉瘤破入右心、嵴上型室间隔缺损伴有主动脉瓣关闭不全等相鉴别。

五、处理

手术结扎或切断未闭的动脉导管，是根治本病的方法。未闭动脉导管被结扎后，约有 10% 的患者可重新畅通，故现多用切断缝合的方法，在目前的条件下，本病手术治疗的危险性很小，手术死亡率接近于 0，故多数意见认为，除非患者年龄已超过 50 岁，凡已确诊的动脉导管未闭均应早期手术治疗；有心力衰竭或感染性动脉内膜炎的，在两者得到控制后亦可施行手术。并发肺动脉高压者，更应积极采取手术治疗。

通过经皮导管封堵术将封堵器送到未闭动脉导管处并使之闭塞，能封堵绝大多数患者的未闭动脉导管，目前已成为第一线的治疗措施。它的主要禁忌证为：①患者并发须行手术矫正的其他心血管畸形；②严重肺动脉高压并已导致右向左分流；③封堵术前 1 个月内患有严重感染；④下腔静脉或（和）盆腔静脉血栓形成导致完全梗阻；⑤超声心动图证实右心腔内血栓形成；⑥患儿的体重 ≤4 kg。

发生在早产婴儿的动脉导管未闭，可用影响前列腺素的药物吲哚美辛，每次 0.3 mg/kg，或阿司匹林每 6 小时 20 mg/kg，共 4 次治疗，动脉导管可能在 24～30 小时内关闭。

并发动脉内膜炎而抗生素治疗不能控制的患者，也可考虑施行手术治疗，术后动脉内膜炎可较易得到控制。

六、预后

本病预后一般较好，许多患者并无症状且有些寿命如常人。但未闭动脉导管粗大者可发生心力衰竭、肺动脉高压而发生右至左分流者预后均差。个别患者肺动脉或未闭动脉导管破裂出血可迅速死亡。

法洛四联症

法洛四联症占先心病的 13.6%，居第三位。其畸形最主要的是肺动脉狭窄（多为漏斗部）和大的室间隔缺损。其余有主动脉骑跨于室间隔之上和右室肥厚。其临床表现差异很大，有的运动后才有轻度发绀，有的休息时即重度发绀。决定病情轻重的是肺动脉或漏斗部狭窄的程度。

一、病理解剖

法洛四联症由以下 4 种畸形组成：①肺动脉狭窄；②室间隔缺损；③主动脉骑跨；④右心室肥厚。本病的心室间隔缺损位于心室间隔的膜部。肺动脉口狭窄可能为瓣膜、右心室漏斗部或肺动脉型，而以右心室漏斗部形居多。主动脉根部右移，骑跨在有缺损的心室间隔之上，故与左、右心室均多少直接相连。在 20% ~ 25% 的患者，主动脉弓和降主动脉位于右侧。右心室壁显著肥厚。肺动脉口狭窄严重而致闭塞时，则形成假性主动脉干永存。

本病并发有卵圆孔未闭或心房间隔缺损时称为法洛五联症，其临床表现与法洛四联症相仿。本病还可并发右位心、双侧上腔静脉、动脉导管未闭、部分性肺静脉畸形引流、房室共道永存、三尖瓣关闭不全等。

二、病理生理

由于肺动脉口狭窄，血液进入肺循环受阻，引起右心室的代偿性肥厚，右心室排出的血液大部分经由心室间隔缺损进入骑跨的主动脉，肺部血流减少，而动静脉血在主动脉处混合被送达身体各部，造成动脉血氧饱和度显著降低，出现发绀并继发红细胞增多症。肺动脉口狭窄程度轻的患者，在心室水平可有双向性的分流。右心室压力增高，其收缩压与左心室和主动脉的收缩压相等，右心房压亦增高，肺动脉压则降低。

三、病情评估

（一）临床表现

常有明显发绀，发育障碍，多数患者劳累后有蹲踞现象，病情严重者可有暴发缺氧性昏厥、抽搐。

体征：患者一般发育均较差，有明显发绀与杵状指（趾）。心前区因右心室肥大而向前膨隆，心浊音界可略向左增大，胸骨左缘第二、第三肋间隙可闻及吹风样收缩期杂音，响度多不及单纯性肺动脉瓣狭窄者。肺动脉瓣第二心音可减弱或正常。

（二）实验室及其他检查

1. 实验室检查

红细胞增多可达 8×10^{12}/L，血红蛋白增至 150 ~ 200 g/L。动脉血氧饱和度下降至 40% ~ 90%。

2. 心电图

示电轴右偏，右心室肥大。

3. X 线检查

心影正常或稍大，心尖圆钝，呈"靴形"心影。肺野清晰，肺门血管阴影纤细。主动脉影增宽，肺动脉段凹陷。

4. 超声心动图

二维超声左心室长轴切面可见主动脉内径扩大，骑跨在室间隔上方。室间隔的连续中断。右心室增大，流出道狭小。多普勒示右向左分流。

5. 右心导管检查和选择性右心室造影术

此为诊断此病的必备检查方法。可见右心室收缩压增高，甚至与左心室和主动脉压力相等；在连续测压中，出现肺动脉和右心室压力之外的第三种压力曲线。造影显示右心室流出道狭窄、主动脉骑跨及室缺情况。具体可见有右心室显影之后，主动脉、肺动脉也同时显影，侧位显示主动脉骑跨于室间隔之上，还有不同部位的肺动脉狭窄等。

（三）诊断和鉴别诊断

本病临床表现较具特征性，一般不难诊断。需与其他有发绀的先天性心脏血管病如法洛四联症、艾生曼格综合征、埃勃斯坦畸形和三尖瓣闭锁、完全性大血管错位等相鉴别。

四、预后

本病预后差，多数患者在 20 岁以前死亡。死亡原因包括心力衰竭、脑血管意外、感染性心内膜炎、脑脓肿、肺部感染等。

五、处理

早诊断，早手术治疗。

（一）手术适应证

1. 临床症状轻微者，可等待至 5～10 岁，再施行完全性根治术。

2. 假若婴儿患者出现严重症状，以致需手术抢救生命时，多数人也主张应手术根治。但也有人主张先行姑息手术，待 3 岁后再行根治术。

3. 大部分病例应以直视根治术为首选。

（二）手术方法

1. 分流术

常用的有两种。主动脉与肺动脉吻合术，适用于婴幼儿；锁骨下动脉与肺动脉吻合术，适用于幼童。

2. 根治术

这是目前主要的治疗手段，在低温体外循环或深低温低流量体外循环下行四联症根治术，即疏通右室道及修补室缺。

主动脉缩窄

主动脉缩窄是指头臂干动脉到第一肋间动脉之间的主动脉管腔缩窄，约占成人先天性心脏病的10%，男性多见，男女比例为（4～5）∶1。儿童期本病不易被发现，大部分到成年被诊断，近年来，因开展对高血压的大面积流行病学调查研究，主动脉缩窄的病例才更多地被发现。

一、病理解剖

主动脉发生局限性狭窄（缩窄），根据缩窄的部位可分为主动脉弓缩窄和主动脉峡部缩窄两型。前者是指缩窄位于头臂干动脉和左锁骨下动脉之间，后者指缩窄位于左锁骨下动脉与第一对肋间动脉之间。绝大部分缩窄位于左锁骨下动脉开口的远端，靠近动脉导管处（导管前型），少数患者，缩窄发生在左锁骨下动脉开口近端，或在降主动脉的一段中。不少患者伴有其他心脏畸形，如并发二叶主动脉瓣畸形占1/3，婴儿常并发室间隔损、房间隔缺损而出现较严重的临床症状。主动脉缩窄也常与动脉导管未闭并存。

二、病理生理

缩窄段的存在引起了血流动力学障碍；缩窄段的近端血压升高，出现左心室肥厚，晚期可出现左心室扩大及左心力衰竭。头部及上半身的血液供应正常或增加，狭窄段以下血压降低，下半身血液供应减少，在缩窄段上下动脉分支之间发生广泛的侧支循环，主要是锁骨下动脉的分支（包括上肋间分支、肩胛部分支和乳房内动脉分支）与降主动脉的分支（包括肋间分支和髂外动脉分支）之间的吻合，以维持下半身的血液供应。

三、病情评估

（一）临床表现

先天性主动脉缩窄的临床表现依缩窄的类型、程度和侧支循环形成情况而有所不同。几乎所有病例均有上肢高血压、脉搏强而下肢低血压、脉搏微弱的临床特征，对已有广泛侧支循环形成的患者，颈动脉比桡动脉脉搏动增强。对同时并发有二叶式主动脉瓣或有明显扩张的升主动脉的患者，可在主动脉瓣区闻及收缩期喷射音及柔和的收缩期杂音，后者常有缩窄部位处听到并放射到左上背部，对于老年患者，常以心力衰竭的症状和体征出现而诊治。

（二）实验室及其他检查

1. 心电图

可出现左心室肥厚、劳损、电轴左偏等非特异性表现，如为导管前型的主动脉缩窄也可表现为电轴右偏、右心室肥大、双心室肥大及右束支传导阻滞等。

2. 胸部X线

除表现为心腔扩大、升主动脉扩张、强烈搏动外，主要还可发现扩张侧支循环血管肋间动脉肋骨压迫切迹这一重要的X线征象。一般见到的肋骨血管压迫切迹多为双侧性，常发生在第3~9肋，压迹位置越低提示缩窄位置越低。

3. 二维超声心动图

能显示升主动脉扩大，主动脉缩窄段的部位和范围，加上多普勒超声测定缩窄段前后压力阶差以判断缩窄程度和严重性有重要的诊断意义。但值得注意的是，主动脉缩窄伴有较大的动脉导管未闭时，可能不易测到明显的缩窄前后压力阶差。

4. 磁共振显像

能较清楚地显示主动脉缩窄的部位、范围及程度，是诊断和手术后随访的主要手段。

5. 其他

为了更明确显示缩窄的解剖部位，包括其病变范围、程度、缩窄远近端侧支循环及各种并发畸形，尤其在外科手术矫治手术前的确诊，常需做右心导管、右心系统心血管造影、左心导管和左心系统造影检查，必要时老年患者还须冠脉造影以排除冠状动脉病变。

四、处理

原则上，主动脉缩窄一经确诊，无论有无症状，应外科手术治疗。近年来利用经皮血管内球囊扩张术可用于扩张手术后残余狭窄或术后再狭窄，获得较满意的结果；但由于这一介入性治疗方法有导致动脉瘤的危险性，所以，对于外科手术患者，球囊扩张术是否作为首选治疗方法尚未定论。

单 纯 肺 动 脉 口 狭 窄

单纯肺动脉口狭窄一词，是与法洛四联症的肺动脉口狭窄相对而言。法洛四联症为常见的先心病之一，肺动脉口狭窄是其主要的构成部分，同时有心室间隔缺损和主动脉骑跨。单纯肺动脉口狭窄的患者心室间隔无缺损，但包括以肺动脉口狭窄为唯一的畸形以及伴有心房间隔缺损中卵圆孔未闭者，后两者如肺动脉口狭窄严重，可使右心房压力增高引起右至左分流而出现发绀，则被称为法洛三联症。

一、病理解剖

肺动脉口狭窄是肺动脉出口处的局部狭窄，包括右心室漏斗部狭窄、肺动脉瓣膜狭窄和肺动脉及其分支的狭窄。单纯肺动脉口狭窄绝大多数是瓣膜狭窄，少数是漏斗部狭窄，肺动脉及其分支的狭窄最少见。

肺动脉瓣膜狭窄时，三叶瓣膜融合成一圆锥形的结构，顶部留有小孔，年长者瓣膜可发生纤维化和钙化。右心室漏斗部狭窄时，右心室流出道肥厚或形成隔膜，呈环状狭窄，将整个漏斗部或漏斗部的一部分与右心室隔开，造成了所谓第三心室，多不伴有狭窄后肺动脉扩张。肺动脉的狭窄可累及肺总动脉的一部分或全部，亦可伸展至左、右两分支处，常有狭窄后扩张，均有右心室肥厚。

二、病理生理

肺动脉口狭窄使右心室排血受阻，因而右心室的压力增高，肺动脉的压力则减低或尚正常。长时间的右心室负荷增加，引起右心室肥厚，最后可发生右心力衰竭。在高度狭窄、右心室内压力显著升高的患者，右心房压力亦相应地增高并可超过左心房压力，如有心房间隔缺损或未闭卵圆孔，可引起右至左分流而出现发绀。

三、病情评估

（一）临床表现

早期可无症状。狭窄程度越重，症状也越明显，主要有劳累后气急、乏力、心悸。少数发生水肿、昏厥。

患儿在出现心功能不全以前，发育尚可。心脏可见心前区隆起，胸骨左缘下方搏动较强。肺动脉瓣区可扪及收缩期震颤，并可听到响亮的喷射性全收缩期杂音，向颈部传导。轻、中度狭窄杂音为Ⅱ～Ⅳ级，重度狭窄可达Ⅴ级，但极重度狭窄杂音反而减轻。杂音部位与狭窄类型有关。瓣膜型以第二肋间最响，漏斗部型以三、四肋间最响，混合型杂音范围较广泛。大多数患者肺动脉瓣区第二心音有不同程度的减低。轻、中度瓣膜型狭窄尚可听到收缩早期喷射音（喀喇音）。如右心代偿失调而扩大，还可产生相对性三尖瓣关闭不全的收缩期吹风样杂音，同时可有颈静脉怒张、肝大、下肢水肿等右心衰竭表现。

（二）实验室及其他检查

1. X线检查

X线表现的特征为肺纹理减少，肺野清晰；瓣膜型者肺动脉段可有狭窄后扩张，使肺动脉总干膨出；漏斗部型和混合型肺动脉段多平直。根据狭窄的轻重，右心室有不同程度的增大，甚至右房增大。

2. 心电图

以右心室肥大为主，也可有不完全性右束支传导阻滞，轻者可正常。心电图改变与肺动脉瓣狭窄程度和右心室压力增高程度有一定关系，中度以上狭窄表现为电轴右偏，部分患者右心房肥大。

3. 超声心动图

右心室和右心房内径增宽，右心室前壁及室间隔增厚，中度以上狭窄可见肺动脉瓣于收缩期提前开放。扇形切面显像可见肺动脉瓣增厚，活动受限。漏斗部狭窄可见右心室流出道狭小。此外，尚可应用连续波多普勒估测跨瓣压差。

4. 右心导管检查

其特征性表现为右心室收缩压增高，而肺动脉收缩压降低，将导管自肺动脉拉回右心室的同时连续测压，则可记录到肺动脉和右心室之间的压力阶差，一般大于15 mmHg。此外，连续压力曲线还有助于狭窄类型鉴别：①瓣膜型：肺动脉压力波形较低，右心室压力波形突然增高，无中间带；②漏斗部型：有中间带，它的收缩压与肺动脉相仿，舒张压与右心室相似；③混合型：也有中间带，其收缩压高于肺动脉，低于右心室，舒张压与右心室相似。

（三）诊断和鉴别诊断

根据听诊，心电图和X线一般都能确诊。为了解狭窄程度可做右心导管测压。须和特发性肺动脉扩张、室间隔缺损、主动脉瓣狭窄、房间隔缺损、法洛四联症、直背综合征鉴别。

四、处理

主要施行手术切开瓣膜，或切除漏斗部的肥厚部分。前者可在低温麻醉下施行，后者则需在体外循环条件下施术。下列情况是手术指征：①患者有明显的症状；②心电图或 X 线示显著右心室肥大；③静息时右心室与肺动脉间的收缩期压力差在 40 mmHg 以上。肺动脉狭窄位于近端且狭窄段较短的患者，亦可施行手术治疗。在瓣膜切开术后可能发生关闭不全，但一般多不严重。对于不施行手术治疗的患者，应当密切注意预防感染性心内膜炎和心力衰竭的发生。

完全性大动脉转位

完全性大动脉转位，也称 D 型大动脉转位（D – TGA），是指房室连接一致，而心室大动脉连接不一致，即解剖右心室与主动脉连接，解剖左心室与肺动脉连接。在所有先天性心血管畸形中，完全性大动脉转位占 5% ~ 7%，其中男性居多，占 60% ~ 70%。

一、胚胎发生

完全性大动脉转位的胚胎学形成机制与圆锥动脉干的分隔与旋转异常有关。由于主动脉下方出现圆锥，肺动脉下方圆锥消失，大血管前后的相对关系出现反转，即主动脉从原来的后位转为前位，同时，前位的主动脉从右心室发出，后位的肺动脉由左心室发出。主动脉瓣高度亦与正常相反，而高于肺动脉瓣。主动脉位于肺动脉右前方多见（超过 80%），但也可位于肺动脉的正前方，或稍偏左侧。

二、病理解剖

完全性大动脉转位的明显特征是主动脉下圆锥的存在使主动脉瓣位置比肺动脉瓣的位置高，主动脉瓣远离心脏的其他三组瓣膜，肺动脉瓣与二尖瓣之间存在纤维连接，升主动脉常位于肺动脉干的正前方或稍偏右侧。大动脉转位一般都伴有动脉导管未闭、卵圆孔未闭，可伴有房间隔缺损、室间隔缺损、冠状动脉起源及走行异常等畸形。

（一）室间隔缺损

大约 50% 大动脉错位的患儿伴有 VSD，主动脉通常是主肺动脉直径的 1/2 ~ 2/3，当主动脉瓣环或主动脉下圆锥发育不良时，主动脉比主肺动脉细小。可伴有右室、三尖瓣发育不良，主动脉弓发育不良、狭窄或主动脉弓中断。

如果伴有肺动脉瓣环发育不良，也可能伴有肺动脉瓣环狭窄或肺动脉二瓣化畸形。这种情况下肺动脉比主动脉细小。然而，伴有 VSD 的大动脉错位患者存在左室流出道梗阻时，其临床表现可能不太明显，其发病率通常只有 30% ~ 35%。

（二）左室流出道梗阻

大约 20% 大动脉错位伴有 VSD 的患者在出生时就有左室流出道梗阻。室间隔完整的大动脉错位患者，偶伴有左室流出道梗阻。它可以是功能性的，当肺阻力下降右室压力相对升高时，室间隔凸向左室侧，导致左室流出道梗阻。随着病程的进展，梗阻可由动力型发展为固定的、纤维化的隧道样梗阻。

（三）冠状动脉畸形

由于胚胎期冠状动脉主干与来源于主动脉的乏氏窦异常融合导致冠状窦口闭锁和冠状窦口狭窄。

1. 冠状动脉的 LEIDEN 标准分类

是大动脉转位冠状动脉分支最常用的分类方法。

Yamaguchi 等倡导了进一步的分类方法来区分冠状动脉的心表走行，例如位于主肺动脉的前或后。使用 LEIDEN 标准，起源于冠状窦右后，伴有冠状动脉从肺动脉后方经过的单根冠状动脉将被称为（2R，AD，Cx）左后径路。

2. Yacoub 和 RadLey‑Smith 分类标准

另一常用大动脉错位冠状动脉解剖的分类方法由 Yacoub 和 RadLey‑Smith 在 1978 年提出。这种分类方法的 A 型相当于最常见的冠状动脉分布形式，B 型为仅有 1 个冠状窦口，右冠状动脉从主动脉和肺动脉间通过。

3. 波士顿儿童医院分类标准

首先描述主动脉和肺动脉的相对位置，例如，主动脉位于肺动脉的正前方，主动脉位于肺动脉右前方 45°。当主动脉在肺动脉前方的位置超过 45°时，冠状动脉通常描述为起源于右冠窦或左冠窦。冠状动脉正常分布时，左冠状动脉主干描述为起源于左后窦，右冠状动脉主干起源于右后窦。虽然这个标准提供了患儿冠状动脉解剖的完整描述，但由于没有冠状动脉解剖的编码，这个标准还是不完善的。

三、病理生理

与正常的血液循环系统不同，大动脉转位形成了体循环和肺循环之间相互平行的循环系统。在胎儿时期，由于存在未闭的卵圆孔及动脉导管，平行的体循环和肺循环不会影响其正常发育。出生后平行的体、肺循环状态，氧合后的肺静脉血经左心室仍流入肺循环，而未氧合的体循环血不能进入肺部进行气体交换。只有在两个循环之间存在交通才能维持生存，如开放的卵圆孔、房间隔缺损、室间隔缺损、动脉导管未闭。两个循环交换的有效血流量多少取决于交换的部位、大小。分流量还取决于心室顺应性、心室压力阶差、呼吸相和循环的血管阻力。当室间隔完整时，心室舒张期左室顺应性增高，出现心房内右向左分流；而收缩期左房顺应性降低，出现左向右分流。新生儿早期肺血管阻力高时，动脉导管血流呈双向，随着肺血管阻力的下降，分流逐渐从压力高的体循环向肺循环单向进行。

大动脉转位患儿肺血管疾病的发生早。大多数伴有室间隔缺损的患儿在 6 个月时可出现肺血管疾病，甚至有一些不伴有室间隔缺损的患儿也可有广泛的肺血管组织学变化。肺血管疾病还可见于合并大的动脉导管及少数伴有房间隔缺损的患儿。肺血管疾病可由多种因素引起，如肺动脉高压、低氧血症、红细胞增多症、血管收缩因子及血小板聚集异常等。另一类肺血管异常属于亚临床型，由于左室流出道位置异常导致肺血流优先进入右肺，这种异常的肺血流分布未必会产生临床症状。当有左室流出道梗阻或肺血管阻力增高时，肺血流减少。

四、病情评估

（一）临床表现

完全性大血管错位多见于男性，男女比例为 2∶1～3∶1。临床上最突出的表现是出生时即有发绀。发绀的程度随患儿体重的增加而加重。如不伴室间隔缺损，则发绀更明显，同时呼吸增快、肝肿大、进行性心衰。如伴动脉导管未闭，其血流常由肺动脉流向主动脉，则可见躯体下部与下肢的发绀较身体上部和上肢轻。因患儿往往早期死亡，故发生杵状指（趾）者少，但少数存活至幼儿期者例外，体检 1/3 无杂音，1/3 有轻度杂音，1/3 可听到粗糙的收缩期杂音。胸骨左缘第三、四肋间的杂音提示合并室间隔缺损；心底部收缩期喷射样杂音提示合并肺动脉口狭窄。半数以上病例第二心音分裂。

当存在大的循环间分流，如大的动脉导管未闭或大的室间隔缺损时，因交换血流量较多，则表现为以充血性心力衰竭症状为主，伴有轻度发绀。伴有粗大的动脉导管未闭的患儿通常在生后 1 周内出现症状，典型的表现为水冲脉，连续性杂音可不明显；伴有大型室间隔缺损的婴儿，通常在生后 2～4 周出现心力衰竭症状。新生儿早期肺血管阻力仍较高，杂音可不明显，但在生后最初的几星期常会于胸骨左下缘出现特征性的全收缩期杂音，可伴或不伴有震颤。随着肺动脉高压的发展，逐渐出现第三心音、心力衰竭引起的奔马律及肺动脉瓣区第二心音亢进，在心尖处可闻及因肺静脉血流增加而产生的舒张中期杂音。

当左室流出道梗阻导致肺动脉狭窄时青紫明显，在胸骨左上缘可闻及响亮的收缩期喷射性杂音。除主动脉瓣靠近前胸壁使第二心音较响外，其他临床表现与法洛四联症相似。在伴有前向对位不良的室间隔缺损时，尚需注意是否有左室流出道梗阻的存在。若有股动脉搏动减弱而手臂动脉搏动正常或增强，提示可能伴有主动脉弓中断或水肿。除此之外，还可能表现有上半身较下半身青紫严重的差异性青紫现象。

（二）实验室及其他检查

1. 心电图

示窦性节律，电轴右偏较多，右心室肥大，左室肥大或双室肥大少见。由于严重缺氧，ST 段和 T 波可出现缺血性表现。

2. X 线检查

出生时心脏大小正常，以后渐增大，肺血管影纹增多，心脏轮廓呈斜置蛋形，向两侧扩大，由于主、肺动脉干常呈前后位排列。因此，正位片见大动脉阴影狭小，上纵隔心底部狭小，肺动脉段略凹陷，侧位片示大动脉阴影增宽。大多数病例肺纹理增多，示充血改变。合并肺动脉狭窄者，肺纹理减少。有大型室间隔缺损伴肺动脉高压，则心脏显著扩大，肺血管影增多并可呈现肺水肿表现。

3. 超声心动图

二维超声心动图对大动脉错位具有诊断性价值。新生儿期，胸腺掩盖着大血管和心室，为心脏超声检查提供了有利条件，为冠状动脉和大血管的解剖提供明确诊断。超声检查应明确主动脉和肺动脉根部的相对位置，即主动脉位于肺动脉的正前方，或右前方。主动脉瓣和肺动脉瓣的大小，以及升主动脉和肺动脉主干的相对大小。冠状窦和左、右冠脉主干的位置非常重要。另外，ASD 的大小和位置应明确定义。明确主动脉弓、峡部和导管区域的大小是很重要的，因为这些部位有可能存在发育不良或伴有狭窄。当存在主动脉弓发育不良或狭窄时，检查者应当提高警惕，仔细检查主动脉下区域，也可能存在发育不良。通常是因为室间隔前方的圆锥隔对位不良，伴随有向前对位不良型 VSD。也应当仔细测量三尖瓣瓣环及右心室的大小。左心室后壁的心肌厚以及心肌质量的测定，可为临床做出较具体的测试数据，以判断可否做大动脉转换术。

4. CT 和 MRI

CT 和 MRI 检查对完全性大动脉转位的诊断有一定的帮助。对于牵涉到房室连接，心室大动脉连接是否一致的复杂类型先天性心脏病，判断心房位置、心室位置、大动脉位置及其相互连接十分重要。CT 和 MRI 检查不仅有可能通过直接显示心耳来确定心房位置，还可依靠最小密度投影重建显示双侧主支气管形态来推断心房位置。MRI 自旋回波 T_1W 图像可很好地显示心肌小梁的粗糙程度，据此判断心室位置。心肌小梁粗糙的为形态学右心室，光滑者为形态学左心室。房室连接一致，心室大动脉连接不一致是完全性大动脉转位的诊断要点，然后还需观察左、右心室大小，室间隔缺损的有无及大小、部位，有无肺动脉狭窄等。

5. 心血管造影

心血管造影可进一步明确大动脉位置，心房或心室内分流，有否肺动脉瓣或瓣下狭窄，左右肺动脉发育情况，特别是左右肺动脉和远端肺动脉的发育情况。更重要的是了解左右冠状动脉开口有否异常，冠状动脉口分布情况，对做大动脉转换术的决定非常重要。

6. 心导管检查

虽然球囊房间隔造口术对稳定大动脉错位患儿病情和围术期处理是有益的，而且还能对血流动力学和血管造影数据进行搜集，但这并不等于说心导管检查是必需的。

右心和左心导管检查，主要了解各心房、心室和大动脉的血氧含量及压力测定，以确定心内分流存在和肺动脉高压。如右心导管经右心房和右心室到达主动脉，主动脉含氧量明显下降，并与右心室相同；而右心室压力与主动脉相同，可高达 80 mmHg。同样如导管通过房间隔至左心室和肺动脉，可发现左心室压力低于右心室压力，如有巨大室间隔缺损、动脉导管未闭或肺动脉狭窄，左右心室压力可相等。由于导管检查的创伤较大，目前临床上对新生儿大动脉错位的导管检查应用很少。

（三）鉴别诊断

本病需与法洛四联症、右室双出口、永存动脉干鉴别。

1. 法洛四联症　见"法洛四联症"。

2. 右室双出口伴肺动脉口狭窄

临床表现难于鉴别，特殊检查有助于鉴别。

（1）心电图常有完全性右束支传导阻滞及Ⅰ度房室传导阻滞。

（2）超声心动图示右心室肥厚、主动脉和肺动脉起自右心室、室间隔缺损、肺动脉口狭窄等。

（3）右心室造影可确立诊断。

3. 永存动脉干

（1）发绀于出生后出现，但相对较轻。

（2）胸片示单一粗大的动脉干，双侧心室肥大，而非呈斜置蛋形。

（3）超声心动图可见扩张的动脉干骑跨于左右心室之间。心室造影可确立诊断。

五、处理

（一）内科治疗

新生儿一旦确诊，立即应用前列腺素 E_1 静脉滴注，剂量为 $0.1\mu g/$（kg · min）。若见效果，可维持 24 小时或数月保持动脉导管开放，血氧饱和度升高，发绀减轻。同时控制心力衰竭，纠正缺氧酸中毒，为进一步治疗创造条件。

（二）手术治疗

早在 1948 年 Blalock 和 Hanlon 首先采用房间隔造口方法姑息性治疗完全性大动脉转位；1953 年 Lillehei 和 Varco 采用下腔静脉与左心房连接而右肺静脉与右心房连接方法；1956 年 Baffes 改用为右肺静脉与右心房连接，而采用人造血管连接下腔静脉至左心房的方法。1959 年，Senning 采用心房内调转方法首先取得成功，但死亡率和并发症较高。1963 年，Mustard 采用同样原理的心房内调转术取得成功，由于远期的腔静脉回流梗阻和房性心律失常的发生率较高，又逐渐被 Senning 手术替代。早期采用心房内转换方法（Senning 或 Mustard 手术方法），只是将错就错，在心房内将体、肺静脉血引流换位，使体静脉血引流至左心房，经二尖瓣进入左心室至肺循环，而肺静脉血引流至右心房，经三尖瓣进入右心室至体循环。尽管这样在生理上得到纠治，但心脏的解剖畸形并没有得到纠治。术后解剖左心室承担肺循环功能，而解剖右心室承担体循环功能。由于心脏解剖特征，左心室腔呈圆柱形，收缩时向心性运动，收缩力强；右心室腔呈月牙形，心腔内表面积与容量之比较大，其收缩形态适合大容量、低阻力的肺循环，术后却承受体循环负荷。因此，远期随访发现右心射血分数明显低下，导致三尖瓣反流、心律失常和心脏骤停。直到 1975 年 Jatene 的大动脉转换术（arterial switch 术）成功，不但避免心房内调转术的并发症，而且心脏解剖畸形彻底得到纠治，提高了大动脉转位的远期手术疗效。

目前，大动脉转换术已在临床上普遍开展，并且对失去早期手术机会或以前行心房内调转术出现体循环心室功能不全的患者行二期大动脉转换术。

手术适应证：大动脉转位诊断本身就是手术适应证。手术方法根据其解剖条件、患儿年龄、伴发的心内畸形来决定。室间隔完整而房间隔缺损很小的大动脉转位，一旦诊断明确，即应做姑息手术（房间隔导管球囊扩大术），以增加体循环的血氧含量。大动脉调转根治术一般在房间隔导管球囊扩大术后即施行。伴有室间隔缺损者，尽管缺氧相对较轻，但也应尽早在肺动脉高压出现前做根治术或先行肺动脉环缩术，控制肺动脉高压。手术有姑息手术和根治手术两类。

矫正性大动脉转位

矫正性大动脉转位（C－TGA）也称 L 型大动脉转位（TGA）。表现为心房心室连接不一致和心室大血管连接不一致，发生率约占所有先天性心脏病的 1%。其中绝大多数（99%）伴有其他心内结构异常，临床表现取决于其所伴发的畸形种类及其严重程度。

一、胚胎发生

胚胎期，正常原始心管向右成袢，使解剖右心室位于右前方，解剖左心室位于左后方。在矫正性大动脉转位时，心管向左成袢，使解剖左心室位于右侧，从右心房接受体静脉血，解剖右心室位于左侧，从左心房接受肺静脉血。圆锥嵴的位置不同于正常，为右腹侧及左背侧，分隔成的前外侧圆锥与解剖右心室连接，位于左侧；后内侧圆锥与解剖左心室连接位于右侧。主动脉—肺动脉间隔及动脉干间隔直形与圆锥间隔保持一致，导致主动脉在左前与位于左侧的解剖右心室连接，肺动脉在右后与位于右侧的解剖左心室连接。

二、病理解剖

此畸形分为内脏正位的 SLL 型及内脏反位的 IDD 型。以前者多见，右位心室内面结构与正常的左心室相同，而左位的心室内面结构与正常的右心室相同。SLL 型右房通解剖左室，与位于右侧的肺动脉连接；左房通解剖右室，与位于左侧的主动脉相连接。矫正型大动脉错位的冠状动脉也呈反位，右侧冠状动脉发出前降支后其回旋支经房间沟走向右侧。左侧的冠状动脉与常见的右冠状动脉相似。房室结及传导束走向在本症有其特征，这与手术矫治相关密切。在 SLL 型，其功能房室结起自前上方，常位于二尖瓣环与右心耳口之间，再进入二尖瓣与肺动脉的连续纤维三角，传导束沿肺动脉瓣环上缘于心内膜下走向室间隔的左侧，分为前、后、右三支进入左侧，所以在膜部室间隔缺损（并发率约占 75%）房室传导束是靠近室间隔缺损的前上和前下缘，此乃与正常解剖关系的室间隔缺损的传导束走向不同。在正常解剖的室间隔缺损，其传导束是沿空间隔缺损的后下缘走行，后房室结是位于柯氏三角区。在 IDD 型房室传导束是起自后房室结，按一般走向沿室间隔缺损后下缘行走。

矫正型大动脉错位的心脏传导系统比一般正常心脏细弱，在房室结与房室束连接处常出现自发的纤维变性，故此类患者中可发生自发性完全性房室传导阻滞。

三、病理生理

如无其他心脏畸形，房室连接与心室大动脉连接均不一致时，血液循环正常。合并室间隔缺损，其血流动力学改变与单纯的室间隔缺损相似，心室水平左向右分流，即自解剖右心室向解剖左心室分流。如合并室间隔缺损及肺动脉流出道梗阻，由于室间隔缺损往往较大，其血流动力学类似法洛四联症。如存在三尖瓣关闭不全，可产生类似于结构正常的心脏伴二尖瓣关闭不全时产生的一系列血流动力学改变。伴完全性房室传导阻滞，则影响心脏功能。

四、病情评估

（一）临床表现

纠正性大动脉转位，如不合并其他心脏畸形或无心律失常可长期不被发现。临床表现因伴随畸形的不同而有很大差异。合并室间隔缺损，大多数患儿在婴儿期即出现症状，表现为气急、吸奶停顿、多汗、体重不增及反复呼吸道感染。胸骨左缘第三肋间闻及单一响亮的第二心音，通常是主动脉关闭产生的，由于肺动脉瓣位于主动脉瓣右后位，当合并肺动脉高压时，肺动脉瓣区第二心音增强通常不明显。合并室间隔缺损及左室流出道梗阻，心室水平呈双向分流，出现中央性青紫。合并三尖瓣关闭不全，表现为气促、多汗及活动耐力下降，胸骨左缘第四肋间可闻及收缩期杂音，重者在肺底部可闻及粗湿啰音。

不伴其他畸形者可无任何症状，在随访中应注意心率及心律，定期复查 EKG。如出现心动过缓，应疑及出现房室传导阻滞，约 10% 纠正性大动脉转位表现为完全性房室传导阻滞，20%～30% 患儿表现为 I～II 度房室传导阻滞，随年龄增长可有发展趋势。麻醉、心导管造影检查、开胸术可促使发生房室传导阻滞。

（二）实验室及其他检查

1. X 线平片

由于升主动脉向前、左移位，构成左心缘上段，矫正性大动脉转位的 X 线后前位胸片心影形态有一定的特点，即心左缘上段为较长的向外膨隆的结构，左肺门影可被部分遮掩，右心缘上段则见不到升主动脉影。不伴随畸形的矫正性大动脉错位，心脏大小及肺血情况可无异常。伴有室间隔缺损者可见肺血流量增多，心脏增大常较明显。伴有三尖瓣（左侧房室瓣）关闭不全者，可见肺瘀血和左房增大征象。伴有肺动脉狭窄者，肺血流量减少。矫正性大动脉转位由于心室左袢、心脏位置常有异常，以右旋心和中位心较为多见。

2. 心电图检查

房性心律失常和心室除极方向异常为其主要特征，房室传导阻滞约占 1/3 病例，尚见房室分离、交界处心律失常、阵发性心动过速及室性期前收缩等。

3. 超声心动图检查

后方房室瓣（三尖瓣）和半月瓣之间不连接，半月瓣位于一个左前和一个右后方向的平面；收缩间期可提示前面大动脉连接于体循环，后面的大动脉流入肺内。正常大动脉环抱关系消失，升主动脉和主肺动脉呈并列关系，主动脉发自解剖右心室，肺动脉发自解剖左心室。正常左心房与解剖右心室相连，正常右心房与解剖左心室连接。

4. CT 和 MRI

CT 和 MRI 检查对矫正性大动脉转位的诊断很有帮助，与完全性大动脉转位一样。矫正性大动脉转位的诊断也牵涉到判断心房位置、心室位置、大动脉位置及其相互连接关系，CT 和 MRI 检查不仅有可能通过直接显示心耳来确定心房位置，还可依靠最小密度投影重建显示双侧主支气管形态推断心房位置。MRI 自旋回波 T_1W 图像可很好地显示心肌小梁的粗糙程度，据此判断心室位置，有时还可根据心室内乳头肌形态来判断是心室是形态学右心室还是形态学左心室。房室连接不一致，心室大动脉连接也不一致是矫正性大动脉转位的诊断要点。还需观察室间隔缺损的有无及大小，肺动脉狭窄的有无及严重程度等。在梯度回波电影序列上，可根据异常的血流存在判断房室瓣反流的有无及严重程度。

5. 心导管及造影

右心导管不能在正常位置进入肺动脉，而在偏中后位进入肺动脉干。由于二尖瓣与肺动脉间相对位置有别于正常心脏的三尖瓣与肺动脉，右心导管进入肺动脉有时相当困难且易造成房室传导阻滞，故右心导管应选用球囊漂浮导管。在做心导管检查前，应准备好临时心脏起搏器。

心导管置于右侧心腔内造影，显示右侧心室为左室结构：肌小梁纤细，有粗大的体部和狭小的尾部，宛如丰满的胡萝卜。造影剂进入肺动脉显示：肺动脉主干位于胸腔中部，与脊柱影重叠。侧位，见显影的心室靠近胸腔前壁，但流出道向后，肺动脉瓣也偏后，因其下无漏斗部，所以位置较低；左侧心室造影显示：肌小梁较粗大，呈球形，为典型的右室结构，主动脉瓣位于左侧，因其下有漏斗部，所以位置偏高，升主动脉暴露于心缘左上方，主动脉弓向后，在脊柱左侧下降。侧位片示此心室流出道有主动脉瓣下圆锥，主动脉位于前方，心室位置中左右并列，不似正常的右前左后关系。升主动脉造影剂显示：冠状动脉分布呈镜像反位。

（三）诊断

大型室间隔缺损患儿存在肺动脉高压及充血性心力衰竭的临床表现，如胸部 X 线平片显示心影的左上方缺乏明显的肺动脉段，心电图左心前区导联不存在 Q 波，Q 波出现在右心前区导联，提示可能存在纠正性大动脉转位合并室间隔缺损。如临床表现类似于法洛四联症，且胸部 X 线平片及 EKG 有上述类似的表现，提示可能同时存在纠正性大动脉转位，明确诊断必须进行二维心脏超声检查及心血管造影检查。

五、处理

（一）内科治疗

主要控制心力衰竭、心律失常。

（二）外科治疗

本症治疗主要是针对合并畸形，发生血流动力学改变时，应施行手术治疗。手术指征根据畸形情况而定，包括：①合并室间隔缺损者，行室间隔缺损修补术；②若有严重发绀、缺氧性发作，可施行体—肺分流术；③合并Ⅲ度房室传导阻滞者，安放永久起搏器；④合并右室发育不良者，行改良 Fontan 术；⑤单纯性左侧房室瓣关闭不全，可施行瓣膜修复或人工瓣膜替换术。对 6 个月以内的婴儿，可采用姑息手术方法，如肺充血型做肺动脉环缩术，肺缺血型做体肺动脉分流术，为进一步根治手术做准备。目前随着解剖纠治方法的开展，对婴儿无肺动脉狭窄，可采用双调转术（Senning + Switch）方法，对婴幼儿伴肺动脉瓣狭窄，可采用 Senning + Rastelli 手术方法。

右心室双出口

右室双出口（DORV），是指当两根大血管完全或接近完全起自右心室，占出生婴儿的 0.032%。近来，随着右室双出口外科手术治疗技术的发展，其解剖学诊断标准被重新评估。尽管由于临床实用的原因，临床常用"90% 原则"而非"50% 原则"。但由于在病理解剖研究中比较容易准确判断骑跨的大动脉瓣与下方室间隔的相互连接关系，因此其诊断标准为当两根大动脉根部一半以上的周边均连接至同一心室时，即诊断为右室双出口。因此，右室双出口可与双心室、单心室或任何大血管相互关系及任何房室连接类型同时存在。

一、胚胎发生

在胚胎发育心袢形成期就出现圆锥，右背侧及左腹侧嵴融合后分隔成前外侧和后内侧 2 个圆锥，连接右心室小梁部原基，以后后内侧圆锥融合于左心室而成为其流出道。右心室双出口的形成与圆锥部旋转和吸收异常有关。主动脉与肺动脉之间的关系，半月瓣之间的关系，分别取决于圆锥间隔及动脉干的发育。

二、病理解剖

1. 右心室双出口

这是指主动脉和肺动脉均起源于右心室，或一根大动脉和另一根大动脉的大部分起源于右心室，VSD 为左心室的唯一出口。右心室双出口实际上是在渐变过程中界于 TOF 和 TGA 之间的先天性心脏畸形，有肺动脉骑跨的右心室双出口被称为 Taussis - Bing 综合征。随着大动脉骑跨程度的增加而改变，当肺动脉在左心室上的骑跨部分超过 50% 时，即为完全性大动脉转位。有肺动脉瓣下狭窄和主动脉与二尖瓣有纤维延续的病例，若主动脉骑跨于右心室之上的部分小于 50% 者为法洛四联症，大于 50% 者为右心室双出口。阜外心血管病医院认为主动脉骑跨于右心室在 75% 以下归于法洛四联症，骑跨在 75% 以上者定为右心室双出口。

（1）VSD：通常比主动脉口径大，大部分 VSD（60%）位于主动脉瓣下或肺动脉瓣下（30%），少数在主动脉和肺动脉开口下方的中间部位。

（2）大动脉位置：常见的是主动脉与肺动脉开口并排于同一平面，主动脉位于右侧。其次是主动脉开口位于肺动脉开口的右后方或右前方。而主动脉开口位于肺动脉开口的左前方的情况，较常见于房室不一致的右心室双出口。

（3）房室连接：90% 的病例房室关系一致，右心房与右心室连接，左心房和左心室连接，房室关系不一致者仅占 10% 左右。其他畸形有肺动脉瓣或漏斗部狭窄、主动脉瓣下狭窄、房室瓣畸形、心室发育不良、ASD、冠状动脉开口异常等。

2. 右心室双出口分型

右心室双出口的外科分型方法很多，根据 VSD 的解剖位置、与动脉干的关系、有无肺动脉狭窄和是否伴有其他畸形等来分型，有益于外科手术治疗。

（1）Ⅰ型：右心室双出口，房室一致，右位主动脉伴主动脉瓣下 VSD，不伴肺动脉狭窄，是最常见类型，临床表现与大的 VSD 伴肺动脉高压相似。肺血流增多，左、右心室压力及主、肺动脉压力相似为其特征，肺血管阻力增高，因左室射血经 VSD 入右心室及主动脉，故动脉血氧饱和度增高。

（2）Ⅱ型：右心室双出口，房室一致，右位主动脉，主动脉瓣下 VSD，伴肺动脉狭窄，临床表现与严重的法洛四联症相似。肺血流量少，其特征为因左心室射血经 VSD 到右心室后再入主动脉，故右心室血氧饱和度高于右心房。

（3）Ⅲ型：右心室双出口，房室一致，右位主动脉伴肺动脉瓣下 VSD，有或无肺动脉狭窄，临床表现在婴儿期就出现发绀，呼吸困难及充血性心衰。左、右心室压力与主、肺动脉压力相似，右心房、右心室及肺动脉血氧饱和度递增。

（4）Ⅳ型：右心室双出口，房室一致，伴两根大动脉开口相关的 VSD，主动脉与肺动脉开口并列，VSD 较大，位于两根大动脉开口之下，临床表现与主动脉瓣下 VSD 相似，分流量大，轻度发绀或心力衰竭。肺血流量增多，右心室压力与体循环动脉压力相似，右心室内血氧饱和度增高。

（5）Ⅴ型：右心室双出口，房室一致，伴与两根大动脉开口无关的 VSD，主动脉和肺动脉开口并列，VSD 位于圆锥下，三尖瓣隔瓣下的房室共同通道型或位于心尖部肉柱间，临床表现为大的 VSD 及肺动脉高压症状。右心室血氧饱和度增高。

（6）Ⅵ型：右心室双出口，房室不一致，常伴肺动脉狭窄和右位心，VSD 多位于肺动脉瓣下方，临床表现为在婴儿期即出现发绀、缺氧。左、右心室压力相似，但肺动脉血氧饱和度增高而压力降低。

三、病理生理

DORV 患者可在出生后早期，平均为 2 个月（1 天至 4 年）出现症状。如果没有其他严重心内畸形，DORV 的临床表现取决于 VSD 和大动脉之间的关系，是否合并肺动脉狭窄。DORV 患者的基本临床表现可根据合并的主要心内畸形而变化。

（一）充血性心衰

VSD 为非限制性的主动脉下、双动脉下，或与大动脉非关联型，而无肺动脉狭窄的患者，其肺血流不受限制，可表现充血性心衰。这种临床表现与单纯孤立性大型 VSD 患者的临床表现难以鉴别。虽然这些患者常轻度缺氧，但由于肺动脉血流量大，导致充分氧合的右心室血通过 VSD 和左心室血混合，而不表现出临床发绀。如果 VSD 是主动脉下型或者双动脉下型，也会有一些充分氧合的左心室优势血流进入主动脉。左心室流出道梗阻和左心房室瓣梗阻导致肺静脉回流梗阻，均可引起充血性心衰。

（二）发绀

DORV 患者肺血流量或者肺血流受限，可表现出发绀。Taussig – Bing 畸形中，高度氧合的左心室血由矢状位漏斗（圆锥）隔引导，优先流入肺动脉。一旦相对氧合差的右心室血流入主动脉，这些 Taussig – Bing 患者的生理学和 TGA 合并 VSD 的患者一样，在婴儿早期就表现出发绀和充血性心衰。任何类型的 VSD 合并肺动脉狭窄，由于肺血流量减少，发绀严重。其临床表现同法洛四联症患者。

四、病情评估

（一）临床表现

患儿可有青紫、充血性心力衰竭的症状，亦可毫无症状。临床表现类型及症状出现时间取决于其病理类型及其伴发畸形的严重程度。在法洛四联症型右室双出口，如果存在严重的肺血供不足，可在新生儿期即有青紫表现。其他类型的右室双出口体肺循环平衡良好，往往在新生儿期后才逐渐出现青紫或缺氧发作。伴主动脉下室间隔缺损的右室双出口的典型临床表现是在出生近 1 个月时充血性心力衰竭而无青紫表现，与单纯大型室间隔缺损临床表现相似，如果生后早期出现心力衰竭则应考虑是否同时伴有水肿。伴肺动脉下室间隔缺损的右室双出口常表现为安静时轻度青紫，哭吵后青紫加剧。右室双出口无特异性的体征。

主动脉瓣下 VSD 不伴肺动脉狭窄症状类似大型 VSD，通常青紫可以不明显。由于肺充血存在，表现为气急、多汗、发育落后，有反复呼吸道感染和婴儿期充血性心力衰竭。患儿胸骨左缘 3~4 肋间有 3 级收缩期杂音及震颤，肺动脉瓣区第二心音亢进，有时心尖区可闻及第三心音，如果不及时治疗，晚期可导致肺血管器质性病变。

如果主动脉瓣下 VSD 伴肺动脉狭窄，临床表现类似法洛四联症。出生 1 年内出现发绀，根据不同的肺动脉狭窄程度，发绀的表现程度不同。患儿可表现为发育落后、蹲踞、杵状指甚至缺氧发作，胸骨左缘 3~4 肋间有 3 级以上收缩期杂音及震颤，肺动脉瓣区第二心音减弱，心尖区有时可闻及第三心音。

肺动脉瓣下 VSD 临床表现类似完全性大动脉错位伴 VSD。在小婴儿期出现青紫、反复呼吸道感染和心力衰竭，如果伴有肺动脉狭窄，青紫加重而心力衰竭可减轻。患儿发育落后，胸骨左缘 3~4 肋间有 3 级以上收缩期杂音及震颤，肺动脉瓣区第二心音亢进或减弱，多数患儿可能在婴儿期死亡。

（二）实验室及其他检查

1. X 线平片

右心室双出口的 X 线平片表现与其病理类型有关。主动脉下室间隔缺损不伴肺动脉狭窄的右心室双出口，其血流动力学改变类似大的室间隔缺损。其 X 线平片表现也与大的室间隔缺损相类似，呈肺充血，肺动脉高压，左、右心室增大，左心房增大改变。主动脉下室间隔缺损伴肺动脉狭窄的右心室双出口，其血流动力学改变类似法洛四联症。其 X 线平片表现也与法洛四联症相类似，呈肺缺血，右心室增大改变。肺动脉下室间隔缺损不伴肺动脉狭窄的右心室双出口，其血流动力学改变类似完全性大动脉转位。其 X 线平片表现也与完全性大动脉转位相类似，心影呈蛋形，肺充血，上纵隔血管阴影狭小。

2. 心电图

常表现为窦性心律、电轴右偏及不同程度的右心室肥大，右胸前导联 QRS 波常表现为 qR 型。左心室常不扩大，如果有明显的左心室大，则提示有可能合并限制性的室间隔缺损。

3. 超声心动图

剑突下扫查对诊断右室双出口非常有用，诊断标准为两根大血管全部或大部分发自右心室，双圆锥常见但并不是诊断的必需条件。胸骨旁长轴及短轴可检测大血管的相互关系及动脉下圆锥。由于右心室双出口的解剖类型变化较多且伴发畸形多样，必须进行全面的循序分段诊断。

4. CT 和 MRI

CT 和 MRI 检查对右心室双出口诊断有一定的帮助，MRI 自旋回波 T_1W 图像可显示左、右心室的大小及室间隔缺损的大小，通过逐层观察 MRI 自旋回波 T_1W 横断位图像，对判断室间隔缺损的部位是位于主动脉下还是位于肺动脉下也有较大的帮助。增强磁共振血管成像和多层螺旋 CT 对右心室双出口可能存在的肺动脉狭窄，左上腔静脉、肺静脉异位引流，主动脉弓的发育不良等对手术有影响的异常则可很好地显示。

5. 心血管造影

右心室双出口心血管造影需做右心室造影和左心室造影。右心室造影导管可用 NIH 等右心造影导管，如用猪尾巴左心造影导管由主动脉逆行插管达右心室效果更好。造影剂用欧米帕克 350，1.5 mL/kg，尽可能快速注射，投照位置选左侧位和坐观位。左心室造影的导管选择，造影剂注射均与右心室造影相同，投照位置则为长轴斜位。部分患者需加做升主动脉造影。

五、处理

国内文献报道了采用大动脉换位术治疗 DORV 合并肺动脉瓣下室间隔缺损（VSD）成功的治疗经验。目前国际上 DORV 的手术治疗主要有两种发展趋势：①手术方法的多样化；②向低龄化方向发展。对于 DORV 伴有主动脉瓣下室间隔缺损或双动脉下 VSD，心内隧道矫治一般可获得较好的远期疗效。对于 DORV 伴有肺动脉瓣下 VSD 或远离大动脉 VSD（remote VSD），根据房室连接是否一致和有无肺动脉狭窄常有多种手术方案可供选择，包括：Mustard 或 Senning 手术、Damus – Kaye – Stansel 手术、Kawashima 手术、大动脉换位手术（ASO 手术）及 Fontan 手术等。虽然手术治疗取得较好结果，但有些复杂畸形患者的手术死亡率仍较高，经心室修补后远期有 60% 患者并发左心室流出道的梗阻。因此，外科矫治方法仍需不断优化。

DORV 外科治疗目的是进行完全解剖修复。手术是将左心室连接到主动脉，右心室连接到肺动脉，关闭室间隔缺损。通常，手术时机取决于患者症状的显著程度和其他心脏合并畸形的解剖。解剖条件决定最终外科纠治的方案，同时应选择合适的手术年龄。根治术前患者的临床状况决定是否要行一期姑息手术。通常，应尽早行完全根治手术。

（一）手术指征

右心室双出口是介于室间隔缺损和完全大动脉转位之间的一类过渡系列，某些边缘病例难以确切区分。手术指征与右心室双出口有关的一系列畸形（室缺、法四、大动脉转位）类似。根据是否合并心脏畸形选择显露途径，应考虑是室间隔缺损位置及并存肺动脉狭窄的严重程度。由左向右分流、肺动脉高压和心衰的患儿，治疗方法与室间隔缺损患者一样，并应在 12 个月内施行手术。如药物不能控制心衰，应尽早急症手术。

Taussig – Bing 畸形应在生后 6 个月内手术。合并小室间隔缺损者亦应尽早矫治，手术延期可导致严重的左室肥厚并增加手术危险。对小室间隔缺损患者，不宜用肺动脉束带术，因为继发的心肌肥厚将加重血流受阻。

右心室双出口合并肺动脉狭窄的患者，可防止发生阻塞性肺血管病变。因为矫治术中常需用带瓣外管道，故手术最好等到 5 岁后进行。如患者严重发绀，宜行体—肺动脉分流手术（常用改良 Blalock – Taussig 分流），此手术危险不大。很小的婴幼儿不能耐受流出道补片，因而主张采用带瓣外管道。正因为如此，对某些右心室双出口，生后 3 月内可采用姑息手术。

如室间隔缺损远离两大动脉，则应根据每个病例的具体情况考虑适当的处理。婴幼儿期也许能够矫治，但心室内补片常较大，因而常常不得不采用流出道补片或带瓣外管道。有鉴于此，可考虑二期矫治——先做分流或肺动脉束带术，然后再做根治。

（二）手术方法

矫治手术的类型依下述因素而定：室缺的位置及它与主动脉及肺动脉瓣的关系，是否合并肺动脉狭窄，以及冠脉的分布。附带的重要因素是并存房—室连接不协调，右室大小，以及一组或两组房室瓣的骑跨。

（褚忠霞　仇杰　姬生芹）

第八节　感染性心内膜炎

感染性心内膜炎是指致病菌侵入血流直接感染而引起心内膜炎及大动脉内膜炎的炎症病变。过去本病称为细菌性心内膜炎，实际上本病致病种类不只限于细菌，几乎所有致病微生物均可引起本病，故目前称为感染性心内膜炎。一般按其发病的急缓、病程及临床表现分为急性及亚急性两型。急性型常发生在正常心脏，多由毒力较强的致病菌引起，病程短，如不及时治疗，多在 6 周内死亡。亚急性型则多发生在原有心脏病基础上，多由毒力较弱的致病菌引起，起病较隐匿，临床表现可不典型，病程较长。近年来随抗生素的广泛使用，本病的临床表现也有所变化，两型间常无明显界限而不宜分型。本患儿科不少见，其发病率无明显下降趋势。

本病的并发症多，治疗困难，预后较差，严重者可致死亡，故早期诊断及治疗对本症的预后有重要意义。

一、病因

急性感染性心内膜炎的病原体多为毒力较强的化脓性细菌，以耐青霉素 G 的金黄色葡萄球菌最多见（约占 50%），其次有溶血性乙型链球菌、铜绿假单胞菌、肺炎双球菌及霉菌等。血培养较易获得阳性结果。多发生在无器质性心脏病患儿，特别是免疫功能低下、长期静脉治疗、皮肤外伤、器官内膜机械损伤（动静脉插管、内镜检查等）

等患儿。脓毒败血症的局部表现也可发生在心脏病的基础上。近年来，随心血管疾病的创伤性检查及心脏外科手术的广泛开展，伴发心内膜炎发生率较前明显增高，特别在心内直视术后及瓣膜置换术后。有报告，换瓣术后心内膜炎并发率为0.98%~4.6%，其中手术后早期死亡率可高达88%。早期感染多源于围手术期污染或术后感染性并发症，病原多为金黄色葡萄球菌及霉菌，也与体外循环使机体免疫功能下降有关。

亚急性感染性心内膜炎的病原体多为毒力较低的非条件致病菌，最常见的是草绿色链球菌，其次有表皮葡萄球菌（白色葡萄球菌）、肠球菌、革兰阴性菌、金黄色葡萄球菌及霉菌。由于病原致病力较低，培养不易获得阳性。多发生在器质性心脏病患儿。在先天性血管畸形，血流动力学改变引起血流的旋涡及血流喷射冲击，使心内膜内皮受损，胶原暴露，纤维组织增生及血小板聚集，可使感染病原体沉积而形成赘生物。赘生物附着的部位多于心脏低压面。感染源来自体内慢性感染性或各种急性感染及器械检查所引起的菌血症，死亡率30%~50%。此型心内膜炎也可发生在正常心脏者，尤其是在长期静脉治疗、免疫功能低下的患儿。后天性心脏病多见于儿童风湿性瓣膜病。近年来，随风湿病发病率的下降，心内膜炎发病率明显降低。

二、发病机制

实验证明，短暂而常发生的菌血症很少引起心内膜炎或动脉内膜炎，证明完整的内膜有防御感染的作用。内膜受损胶原暴露后血小板和纤维素聚积，则易受到细菌的植入。血流经高压腔流向低压腔时，形成的高速涡旋血流可冲击导致心内膜或动脉内膜损伤，如室间隔缺损分流的血流导致右室心内膜损伤，动脉导管未闭的左向右分流的血流导致肺动脉内膜损伤。血流经过狭窄的瓣膜，或瓣膜关闭不全而导致的反流均可在瓣膜另一端形成血流涡流，损伤瓣膜及使大量细菌沉积。分流速度低的先天性心脏病，如大型房间隔缺损很少引起感染性心内膜炎。常引起心内膜炎的细菌较不易引起心内膜炎的细菌具有较强的黏附于受损心内膜的能力。草绿色链球菌表面产生的葡聚糖有助于黏附作用。金黄色葡萄球菌、草绿色链球菌、肠球菌、肺炎链球菌的表面存在纤维网络素受体，而损伤的心内膜部位有纤维网络素可与纤维素、胶原和细菌结合，故有利于细菌的黏附。细菌黏附于心内膜或动脉内膜生长繁殖可形成赘生物或局部组织化脓、破坏。赘生物碎片脱落可导致远处栓塞或血源性种植。细菌侵入血循环可通过局部感染灶、口腔手术、心脏手术、心导管、泌尿道插管及静脉药物滥用等。病原微生物在体内引起的免疫反应对感染性心内膜炎的发病亦起着重要作用。以往认为心脏以外器官的损害与栓塞有关，现认为与免疫反应有关。在大多数感染性心内膜炎患者血液中存在高浓度的免疫复合物及类风湿因子。免疫荧光检查可见肾小球基膜上有补体，临床表现为局灶或弥漫性肾小球肾炎。Osler结节也是免疫复合物的局部沉积。

三、病理及病理生理

正常人口腔和上呼吸道常聚集一些细菌，一般不会致病，只有在机体防御功能低下时可侵入血流，特别是口腔感染、拔牙、扁桃体摘除术时易侵入血流。当心腔内膜，特别是心瓣膜存在病理改变或先天性缺损时，细菌易在心瓣膜、心内膜和动脉内膜表面黏着、繁殖，从而形成心内膜炎；但若形成一种病变尚需下列条件，即双侧心室或大血管之间有较大的压力差，能够产生高速的血流，经常冲击心内膜面，使之损伤，心内膜下胶原组织暴露，血小板和纤维蛋白聚积形成无菌性赘生物。当有菌血症时，细菌易在上述部位黏附、定居、并繁殖，形成有菌赘生物。在病理上，受累部位多在压力低的一侧，如室间隔缺损感染性赘生物常见于缺损的右缘、三尖瓣的隔叶及肺动脉瓣；动脉导管在肺动脉侧；主动脉关闭不全在左心室等。当狭窄瓣孔及异常通道两侧心室或管腔之间的压力差越大时，湍流越明显，在压力低的一侧越易形成血栓和赘生物。当房间隔缺损、大型室间隔缺损、并发心力衰竭等时，由于异常通道两侧压力差减小，血流速度减慢，湍流相对不明显，一般较少并发感染性心内膜炎。

本病的基本病理改变是心瓣膜、心内膜及大血管内膜面附着疣状感染性赘生物。赘生物由血小板、白细胞、红细胞、纤维蛋白、胶原组织和致病微生物等组成，心脏瓣膜的赘生物可致瓣膜溃疡、穿孔，若累及腱索和乳头肌，可使腱索缩短及断裂，累及瓣环和心肌时，可致心肌脓肿、室间隔穿孔、动脉瘤等，大的或多量的赘生物可堵塞瓣膜口或肺动脉，致急性循环障碍。

赘生物受高速血流冲击可有血栓脱落，随血流散布到全身血管导致器官栓塞。右心的栓子引起肺栓塞；左心的栓子引起肾、脑、脾、四肢、肠系膜等动脉栓塞，微小栓子栓塞毛细血管出现皮肤瘀点，即欧氏小结（Osler node）。肾栓塞时可致梗死，局灶性肾炎，或弥漫性肾小球肾炎；脑栓塞时可发生脑膜、脑实质、脊髓、脑神经等弥漫性炎症，产生出血、水肿、脑软化、脑脓肿、颅内动脉瘤破裂等病变，后者破裂可引起颅内各部位的出血，如脑出血、蛛网膜下隙出血等。

四、病情评估

（一）临床表现

感染性心内膜炎是累及多系统的疾病，临床表现及相关的并发症与全身及局部感染、栓塞、免疫反应有关，与病原微生物也有密切关系。金黄色葡萄球菌导致的心内膜炎，其毒力强，起病急，全身感染症状明显，破坏力强常引起瓣膜穿孔、腱束断裂导致急性血流动力学障碍。草绿色链球菌心内膜炎则起病缓慢，呈非特异性临床表现。

发热是感染性心内膜炎最常见的症状，体温在 38～39℃，也有超过 40℃，热型不规则或低热。部分病例有寒战、头痛、关节痛、肌痛等，有 10%～15% 病例体温正常。其他症状可有苍白、乏力、恶心、呕吐及腹痛等。

心功能不全也是感染性心内膜炎常见的临床表现，尤其在原有先天性心脏病或经过手术矫治后的病例中，可呈现心功能不全或原有心功能不全加重，难以控制。体温正常的感染性心内膜炎患者多有心功能不全。感染性心内膜炎并发心功能不全主要由瓣膜破坏、腱束断裂等引起。瓣膜损伤后可出现相应的心脏杂音，或使原有的杂音在性质、响度发生改变。但在原有心脏杂音基础上心脏杂音的改变较难察觉。

瘀斑是最常见的外周表现，可出现在球结膜、口腔黏膜及四肢皮肤。有些皮肤征象与免疫反应有关，如指（趾）甲下出血（呈暗红、线状）、Osler 结节（指、趾掌面红色皮下结节）、Janeway 斑（手掌和足底红斑或无压痛的出血性瘀点病变）、Roth 斑（眼底椭圆形出血斑，中央苍白），均不是感染性心内膜炎特有的症状，在小儿病例少见。免疫复合物性肾小球肾炎在感染性心内膜炎病例中少于15%，也有高达43%，呈现血尿，肾功能不全。

栓塞是感染性心内膜炎常见的临床表现，可见于脾、肺、肾、脑、肠系膜动脉等部位。约20%小儿感染性心内膜炎病例中有神经系统症状和体征，如抽搐、偏瘫、共济失调、失语等，可因栓塞、脑膜炎、中毒性脑病引起。此外，还可有脾肿大、杵状指（趾）等。

新生儿感染性心内膜炎的临床表现主要为菌血症，很少有感染性心内膜炎的典型表现。

（二）辅助检查

1. 一般化验检查

血红细胞和血红蛋白降低，可呈进行性。血白细胞总数增高，中性多核白细胞比例升高，血小板数减低。红细胞沉降率增快，血清C反应蛋白增高。部分病例中可见蛋白尿和镜下血尿，血尿素氮和肌酐也可能增高。约有半数病例，类风湿因子及循环复合物呈阳性，病程较长者阳性机会多，随病情好转其效价下降。有时可出现血γ-球蛋白增高及补体降低。

2. 血培养

血细菌培养阳性是确诊感染性心内膜炎的重要依据。凡原因未明的发热、体温持续在1周以上，且原有心脏病者，均应积极反复多次进行血培养，以提高阳性率，若血培养阳性，尚应做药物敏感试验。

3. 超声心动图检查

应用超声心动图技术，有可能观察到感染性心内膜受损的部分表现。1973年Dillon等与1977年Gilbert等相继报道应用M型及二维超声心动图观察感染性心内膜炎的结果。超声心动图检查使临床确诊感染性心内膜炎成为可能，并显著地提高临床诊断的敏感性。心内膜受损的超声心动图征象主要有：赘生物、心内（瓣膜）脓肿、人工瓣膜或心内修补材料新的部分裂开，瓣膜穿孔等。赘生物在二维超声心动图中呈回声增强的摆动团块，附着于瓣膜、心腔壁或肺动脉腔壁。在小儿感染性心内膜炎病例中，也有赘生物是不摆动的，可占37.5%。影响超声心动图检出赘生物的因素有赘生物大小、原来瓣膜是否有病变，自体或人工瓣膜，超声仪器的分辨率及检查者的经验等。赘生物小于2 mm时很难被发现。附着在正常自体瓣膜上摆动的赘生物较易被发现。病程长短对检出机会也有关，病程较长，赘生物也较大。未见到赘生物不能排除感染性心内膜炎。超声心动图检查不能区别感染性赘生物和无菌性血栓，也很难区别活动性和治愈的赘生物，而瓣膜增厚、结节性改变或钙化易被误认为赘生物。

一般认为，赘生物大小、摆动程度及附着的部位与栓塞发生有关。体积大、附着于二尖瓣的赘生物较易发生栓塞。栓塞事件的发生率为10%~50%，是感染性心内膜炎死亡的重要原因之一。约有37%的栓塞事件无临床表现。附着在主动脉瓣上的赘生物的大小与栓塞机会无关；而附着在二尖瓣上的赘生物大小与栓塞机会有关。Mangoni等的研究结果表明，大的赘生物、年龄（年轻）及C反应蛋白（增高）是重要栓塞事件的危险因素。经过有效的抗生素治疗（4~8周），赘生物缩小的约占63%。至疗程结束约有半数病例的赘生物仍可存在，但赘生物的密度增加。赘生物无变化或增大则提示发生并发症的可能性较大。

小儿感染性心内膜炎病例中心内脓肿及人工瓣膜部分裂开的少见，而先天性心脏病根治术中的补片部分裂开时而可见。若有腱束断裂可见摆动的腱束及瓣膜栅状运动。同时应用彩色多普勒血流显像有助发现瓣膜穿孔及瓣膜反流。

（三）诊断

感染性心内膜炎临床表现的多样性使得正确的临床诊断较为困难。

2000年中华医学会儿科学分会心血管学组提出小儿感染性心内膜炎诊断标准（试行）见表18-3。

表18-3　小儿感染性心内膜炎的诊断标准（试行）

一、临床指标

（一）主要指标

1. 血培养阳性：分别2次血培养有相同的感染性心内膜炎常见的微生物（如草绿色链球菌、金黄色葡萄球菌、肠球菌等）

2. 心内膜受累证据：应用超声心动图检查心内膜受累证据，有以下超声心动图征象之一：①附着于瓣膜或瓣膜装置，或心脏、大血管内膜及植入工材料上的赘生物；②心内脓肿；③瓣膜穿孔、人工瓣膜或缺损补片有新的部分裂开

3. 血管征象：重要动脉栓塞、脓毒性肺梗死，或感染性动脉瘤

（二）次要指标

1. 易感染条件：基础心脏疾病，心脏手术，心导管术，或中心静脉内插管

2. 较长时间的发热（>38℃），伴贫血

3. 原有心脏杂音加重，出现新的反流杂音，或心功能不全

4. 血管征象：淤斑、脾肿大、颅内出血、结膜出血、镜下血尿，或Janeway斑

5. 免疫学征象：肾小球肾炎、Osler结、Roth斑，或类风湿因子阳性

6. 微生物学证据：血培养阳性，但未符合主要指标中的要求

二、病理学指标

（一）赘生物（包括已形成的栓塞）或心内脓肿经培养或镜检发现微生物

（二）存在赘生物或心内脓肿，并经病理检查证实伴活动性心内膜炎

三、诊断依据

（一）具备①~⑤项任何之一者可诊断为感染性心内膜炎：①临床主要指标2项；②临床主要指标1项和次要指标3项；③心内膜受累证据和临床次要指标2项；④临床次要指标5项；⑤病理学指标1项

（二）有以下情况时可排除感染性心内膜炎诊断：有明确的其他诊断解释临床表现；经抗生素治疗<4天临床表现消除；抗生素治疗<4天手术或尸检无感染性心内膜炎的病理证据

（三）临床考虑感染性心内膜炎，但不具备确诊依据时仍应进行治疗，根据临床观察及进一步的检查结果确诊或排除感染性心内膜炎

在诊断婴儿、新生儿感染性心内膜炎时，尚需结合不同年龄的临床表现特点。应当强调，感染性心内膜炎的症状及体征是由感染、免疫学及其并发症而形成，与病原体、病程及患者年龄等有关。感染性心内膜炎的临床表现很多无特异性，心内膜受累征象对诊断颇为重要。出现新的反流性杂音或原有心脏杂音加重在有基础心脏病时很难发现，免疫学及血管征象中Osler结节、Roth斑及Janeway斑均少见。免疫复合物在肾小球肾

炎的发生率虽有高达 42% 的报道，但大多 <15%。免疫学征象的发生需要一定的时间，在病程早期往往缺如。现代分子技术的发展对早期发现病原微生物有帮助，已有将其作为修改诊断标准的内容。但是，任何诊断标准均不能代替临床的分析判断，对待表现不同的感染性心内膜炎病例需要紧密结合诊断标准和临床表现进行综合分析。

（四）鉴别诊断

亚急性感染性心内膜炎起病隐匿者应注意与下列疾病鉴别：

1. 风湿热

风湿热与心内膜炎两种病均可有发热、贫血、血沉快及心脏杂音。心内膜炎也可为风湿性心脏病的并发症，临床容易漏诊。当抗风湿治疗足够后，仍持续心率增快，低热，进行性心力衰竭加重和血沉下降时应考虑后者的可能。获得阳性血培养结果及超声心动图证实心内赘生物存在有助后者诊断。

2. 结核感染

全身非特异性症状与心内膜炎相似，应注意区别两病各自的诊断根据，如结核接触史、PPD 试验强阳性、抗结核治疗有效、多无心脏病证据、找到结核感染灶等，两者易区别。

3. 反复呼吸道感染

在左向右分流的先天性心脏患儿，因肺循环血量增加所致肺瘀血，常易罹患呼吸道感染。临床常忽略心内膜炎的可能。

五、处理

（一）抗生素治疗

1. 治疗原则

①及早应用抗生素，尽量选用杀菌剂，有时杀菌剂和抑菌剂联合应用。②根据血培养阳性细菌对抗生素的敏感度，选用细菌敏感的抗生素；如血培养阴性，则根据临床判断可能的致病菌，选择通常有效的足量的药物，以后视治疗反应调整剂量或更换其他抗生素。抗生素剂量宜大，多采用静脉分次滴注（如每 6~8 小时 1 次）。疗程中应测定抗生素的血浓度及血清对致病菌的杀菌效价。血清杀菌效价应高于 1:8；低于 1:4 提示治疗不满意或可能复发。且治疗时间必须足够，一般疗程应在 4~6 周。

2. 抗生素选择

当疑诊本病时，待取血培养后即先用水剂青霉素 G 每日 300 万~600 万 U，分 3~4 次静脉滴注，可并用氨苄西林类药 [50~100 mg/（kg·d）] 或链霉素 20 mg/（kg·d），治疗 3 天。如效果不好，可加大青霉素 G 量，每日小婴儿 1 000 万 U，年长儿 2 000 万 U。如疗效良好，可连续用 6 周。注意，链霉素对小婴儿听神经及肾脏有损害。疗效差者换用其他抗生素如万古霉素、头孢霉素类。青霉素过敏者开始即可选用万古霉素或红霉素与氨基糖苷类抗生素合用，如庆大霉素 3 000~4 000U/（kg·d）或卡那霉素 15~30 mg/（kg·d），分 2~3 次静脉滴注。应密切观察后 3 种药的毒副反应，如听力损害、肾功能损害。草绿色链球菌感染仍首选大剂量青霉素加用氨基糖苷类。金黄色葡萄球菌未经治疗的可选用青霉素 G 2 000 万 U/d，分 4 次静脉滴注。耐药者可直接用新青霉素Ⅱ或甲氧苯青霉素，剂量为200～300 mg/（kg·d），分4次静脉滴注，或用头孢拉定或先锋霉素Ⅵ，每日200 mg/kg，分4次静脉滴注，或万古霉素每日40 mg/kg，分2～3次静脉滴注。肠球菌感染宜首选氨苄西林类或万古霉素与氨基糖苷合用。革兰阴性杆菌感染根据药敏选用头孢菌素类如头孢哌酮（先锋必）50～100 mg/（kg·d），或头孢曲松50～100 mg/（kg·d）等。支原体感染多选用红霉素、阿奇霉素等静脉滴注。

在抗生素治疗后6个月内，治疗期间感染症状再度出现或血培养又出现阳性称为本病复发。对复发病例再次治疗时疗程宜长。

（二）外科手术治疗

难治性心功能不全是导致感染性心内膜炎患者死亡及治疗后生命质量差的主要原因，主要由瓣膜破坏、腱束断裂引起，与人工瓣膜功能障碍及基础心脏病等也有关。单独药物治疗效果差。临床实践证明，内科治疗结合外科治疗后死亡率明显降低。外科手术治疗的指征主要有：①瓣膜破损、难治性心功能不全；②巨大赘生物；③持续败血症，感染不能控制等。

左侧心内膜炎，包括累及主动脉瓣或二尖瓣，需要手术治疗的较多，如二尖瓣严重反流伴或不伴心力衰竭，瓣周脓肿、血管瘤及瘘管形成等。右侧心内膜炎对抗生素药物治疗的效果较好。金黄色葡萄球菌，革兰阴性菌如假单胞菌及沙雷菌引起的感染性心内膜炎常需手术治疗。人工瓣膜置换术后3个月内发生感染的也常需手术治疗。如有指征应尽早手术治疗，但若伴有严重神经系统征象（如昏迷等）时需要适当延迟。如果救治后仍然恶化时，手术仍应进行。手术时应彻底清除感染病灶及赘生物，修复损坏的瓣膜（或换瓣）及纠治基础先天性心脏病。修复瓣膜的材料应采自身或牛心包，不应采用人工材料。瓣膜破坏的面积＜50%应可修复。需要瓣膜置换时应采用同种瓣膜或自体肺动脉瓣，不容易产生重复细菌感染，异种移植物或机械瓣则较容易再次感染，在手术后4个月内发生机会最高。术后死亡率与术前血流动力学状况有关，严重心功能不全时手术死亡率高。在抗生素治疗过程中，应用超声心动图监测瓣膜功能、心功能及赘生物等。如果心功能急剧恶化，即使未完成抗生素疗程也应争取手术。术后继续用抗生素，与术前用药时间相加至少达到1个完整疗程。如果手术时取得的赘生物等病灶组织经培养为阳性，用药时间宜更长。

六、预防

对本症的预防十分重要，对有心脏病患儿应定期随诊，及时发现病情。有病灶者如龋齿、鼻窦炎、上呼吸道感染等及时处理。在各种创伤性检查操作前都应预防性应用抗生素。各种手术后预防用药3～5天，以降低本病的发病率。

七、小儿感染性心内膜炎的护理要点

（一）护理问题

1. 体温过高

与感染有关。

2. 营养失调,低于机体需要量

与感染所致的机体代谢率增高和食欲下降有关。

3. 焦虑

与发热、疗程长或病情反复有关。

4. 潜在并发症

栓塞。

(二)护理措施

1. 高热患儿卧床休息,注意病室的温度和湿度适宜,给予物理降温。心脏超声可见巨大赘生物的患儿,应绝对卧床休息,防止赘生物脱落。

2. 给予清淡、高蛋白、高热量、高维生素、易消化的半流质或软食。鼓励患儿多饮水,做好口腔护理。有心力衰竭征象的患儿按心力衰竭患儿饮食进行指导。

3. 每 4～6 小时测量体温 1 次,并准确绘制体温曲线。

4. 评估患儿有无皮肤瘀点、指(趾)甲下线状出血、Osler 结节和 Janeway 损害等及消退情况。

5. 重点观察瞳孔、神志、肢体活动及皮肤温度等。当突然出现胸痛、气急、发绀和咯血等症状,要考虑肺栓塞的可能;出现腰痛、血尿等考虑肾栓塞的可能;当患儿出现神志和精神改变、失语、吞咽困难、肢体功能障碍、瞳孔大小不对称,甚至抽搐或昏迷征象时,警惕脑血管栓塞的可能;当出现肢体突发剧烈疼痛,局部皮肤温度下降,动脉搏动减弱或消失要考虑外周动脉栓塞的可能。

6. 正确采集血标本,对于未经治疗的亚急性患儿,应在第 1 天每间隔 1 小时采血 1 次,共 3 次。如次日未见细菌生长,重复采血 3 次后,开始抗生素治疗。已用过抗生素者,停药 2～7 天采血。急性患儿应在入院后立即安排采血,在 3 小时内每隔 1 小时采血 1 次,共取 3 次血标本后,按医嘱开始治疗。本病的菌血症为持续性,无需在体温升高时采血。每次采血 10～15 mL。

7. 遵医嘱应用抗生素治疗,观察药物疗效、可能产生的不良反应,并及时报告医生。严格按时间用药,以确保维持有效的血药浓度。注意保护静脉。

(仉杰 姬生芹 褚忠霞)

第九节 急性肾功能衰竭

急性肾功能衰竭(ARF)是由于肾脏本身或肾外因素引起的一种肾功能急剧减退或消失、失去维持机体内环境稳定的能力而表现的临床综合征。由于肾脏不能维持体液、电解质、酸碱平衡及排除代谢产物,引起以代谢性酸中毒、高钾血症、氮质血症为主的一系列临床表现。随着医学的进展,目前对本症的认识、诊疗措施有所提高,但病死率仍很高,主要死于严重并发症及原发病。

一、病因和发病机制

可由多种病因引起。依病因作用部位常分为以下 3 种：

1. 肾前性

肾实质本身原无器质性病，而系由多种病因导致肾血流灌注减少，从而表现为少尿和氮质血症。常见病因如血容量减少，低血压、低血氧等。

2. 肾性

肾本身损伤所致，儿科常见。其病因有：①急性肾小管坏死，由于持久的肾缺血或（和）肾毒素所致。②肾小球疾病，急性肾小球肾炎、急进性肾炎，也可在慢性肾小球疾患基础上由于感染、脱水、失血、心力衰竭等诱因而发生急性肾衰。③肾血管疾病，如肾动静脉栓塞、血栓形成，结节性多动脉炎，血管炎等。④肾间质疾病，急性间质性肾炎、肾盂肾炎等。⑤其他，弥漫性血管内凝血、溶血尿毒综合征、肾发育不良、急性白血病时的肾浸润等。

此类呈典型的少尿、利尿、恢复期的发展过程，但年幼儿 3 期划分不如成人明确。

3. 肾后性

任何原因引起尿路梗阻均可继发肾衰，这类患儿常并发泌尿系感染。输尿管梗阻时必须是双侧性才发生肾衰。

发病机制因病因和病期不同而不同。新生儿期以围产期缺氧、败血症、严重溶血或出血较常见。婴儿期以严重腹泻脱水、重症感染及先天畸形引起为多见；年长儿则常因各型肾炎、各型休克引起。急性肾小管坏死导致急性肾衰起始期主要是肾血管持久收缩，导致肾小球滤过率下降，尿量减少，以及出球动脉血量不足而致肾小管坏死。发展期主要为肾小管损伤，一是肾小管腔内有脱落的上皮细胞、蛋白、溶血后产生物等的堵塞；二是肾小管基底膜及细胞损伤，管内液反漏入间质，出现持续少尿，病情发展。

二、病情评估

（一）临床表现

临床表现依病因及肾损害程度而异，且常被原发病所掩盖。一般分 3 期，但小儿常无明显的分期界限。

1. 少尿或无尿期

致病因素作用下数小时至 1 周内出现少尿或无尿。

（1）尿量减少：每日尿量 $< 250\ mL/m^2$ 为少尿，每日 $< 50\ mL/m^2$ 为无尿。尿比重 < 1.012，尿常规有蛋白尿，红、白细胞及管型。少尿期一般 7~14 天，短则 2~3 天，长者可达 2 个月。肾中毒所致者少尿期较短，肾缺血所致者较长。

（2）氮质血症：由于 GFR 下降，致使排出代谢产物减少，血浆 Scr、BUN 升高，其升高速度与体内蛋白分解状态、尿量有关。临床表现有恶心、呕吐、腹胀、腹泻等，重者可出现贫血。氮质血症的程度反映病情的轻重，但与预后不完全成正比。

（3）电解质紊乱：表现为"三高"（高钾、高磷及高镁）及"三低"（低钠、低氧及低钙）。高钾为死亡的主要原因之一；高磷可致血钙降低，引起低钙惊厥，对心肌亦有影响；高镁可致深腱反射消失和中枢抑制状态；低钠多为稀释性，可致脑水肿、昏迷等。

（4）代谢性酸中毒：出现乏力、麻木、嗜睡、反应迟钝、呼吸深而快、心肌收缩无力、心律失常、心排血量降低、血压下降，严重时可危及生命。

（5）水中毒：肾脏排水减少，如不控制水分摄入，则可发生水中毒。表现为全身浮肿、高血压、肺水肿、脑水肿，甚至抽搐、昏迷，或并发心衰而死亡。

（6）心血管系统表现：①高血压，与肾脏缺血，肾素分泌过多和容量负荷过大、循环充血有关，严重者可发生高血压脑病；②心力衰竭，主要与容量负荷过大有关，高血压、酸中毒、严重心律失常均可加速心力衰竭的发生；③心律失常。

2. 多尿期

此期尿量逐渐或突然增加，经 1 ~ 7 天达到利尿高峰。此期提示肾功能开始好转。大量利尿若补液不及时，可引起脱水和电解质紊乱。

3. 恢复期

病后 1 个月左右即进入恢复期。肾功能完全恢复则需要较长时间，一般在病后 1 年肾小球滤过率尚较正常低 20% ~ 40% 。

（二）实验室及其他检查

1. 周围血常规

白细胞增加，中性粒细胞增高，血红蛋白降低，血小板在 DIC 时下降，凝血酶原时间延长，可有畸形红细胞。

2. 尿检查

尿比重早期正常，以后固定在1.010 ~ 1.012，尿蛋白 + ~ + + +，溶血尿毒综合征可有血红蛋白尿。尿中出现大量肾小管细胞及细胞管型，上皮管型及颗粒管型。尿酶排出增加。

3. 肾功能衰竭的尿诊断指标检查

（1）尿渗透压：是可靠的尿浓缩功能指标，在急性肾功能衰竭时常 < 350 mmol/L。

（2）自由水清除率 C_{H_2O}：这是测量肾脏稀释功能的指标，甚至在肾功能衰竭的最早期即下降。

$$C_{H_2O} = 尿量\ mL/h \times \left(1 - \frac{尿渗透压\ mmol}{血渗透压\ mmol}\right)$$

急性肾功能衰竭时 C_{H_2O} 接近 0。

（3）肾的钠代谢指标：急性肾功能衰竭时由于肾小管不能很好地吸收钠，而出现尿排钠增加。

尿排钠浓度：肾功能衰竭时尿钠排出 > 40 mmol/L。而肾前性肾功能衰竭时 < 20 mmol/L。

排钠分数（FEN）：即尿排出的钠占肾小球滤过率的百分比。

$$FEN = \frac{尿钠\ (mmol/L)\ \times 血肌酐\ (\mu mol/L)}{血钠\ (mmol/L)\ \times 尿肌酐\ (\mu mol/L)} \times 100$$

正常情况下或肾前性肾功能衰竭时 FEN < 1%，而肾性肾功能衰竭时 FEN > 2%

~3%。

肾衰指数（RFL）：即尿钠浓度除以尿和血的肌酐比值。

$$肾衰指数（RFL）= \frac{尿钠}{尿肌酐/血肌酐}$$

肾前性肾功能衰竭时 RFL < 1，肾性肾功能衰竭时 RFL > 1，可达 4~10。

4. 血浆和尿的肌酐和尿素氮浓度

血肌酐和血尿素氮升高，尿肌酐降低；尿中尿素氮浓度低。因此，在肾实质性肾功能衰竭时尿肌酐/血肌酐 < 20，尿素氮（尿/血）< 3，而肾前性肾衰的二者分别 > 40 和 8。同样，由于尿中溶质浓度降低，在肾性肾衰时，尿/血渗透压 < 1.1，而肾前性者 > 1.5。

5. 血电解质变化

血钾浓度上升，血钠及血氯降低，血 pH 值及 HCO_3^- 浓度降低，血磷及血镁上升，血钙降低。

6. 心电图

主要监测血钾变化。

7. X 线检查

可检查有无肾盂积水，以及肾动脉及静脉的血流情况。

8. B 型超声

非侵害性检查，可测量肾脏大小，观察集合管状态，可清楚看到有无结石及肾盂积水。

9. CT 检查

肾盂积水时，CT 可清楚地确定输尿管扩张的部位及残留肾实质的厚度。

10. 肾动脉及肾静脉造影

可确定肾皮质坏死，此时可见叶间动脉充盈延迟，缺乏皮质图像，并可看到肾动脉或肾静脉血栓形成。

11. 放射性核素检查

可提供功能、形态及预后意义。

12. 肾穿刺

行病理检查，判断肾衰的原因。

三、急救措施

治疗原则主要是纠正生理功能的紊乱，防止发生严重并发症，尽力维持患者生命，以待肾功能的恢复。其中，急性水中毒、高钾血症是严重威胁患者生命的重要原因，处理应特别重视。

1. 少尿期的治疗

（1）去除病因和治疗原发病：肾前性 ARF 注意及时纠正全身循环血流动力学障碍，包括补液、输注血浆和白蛋白、控制感染等。避免接触肾毒性物质，严格掌握肾毒性抗生素的用药指征，并根据肾功能调节用药剂量，密切监测尿量和肾功能变化。

（2）饮食和营养：应选择高糖、低蛋白、富含维生素的食物，尽可能供给足够的能量。供给热量 210 ~ 250 J/（kg·d）、蛋白质 0.5 g/（kg·d），应选择优质动物蛋白，脂肪占总热量 30% ~ 40%。

（3）控制水和钠摄入：坚持"量入为出"的原则，严格限制水、钠摄入，有透析支持可适当放宽液体入量。每日液体量控制在"尿量 + 显性失水（呕吐、大便、引流量）+ 不显性失水 - 内生水"。无发热患儿每日不显性失水为 300 mL/m²，体温每升高 1℃，不显性失水增加 75 mL/m²；内生水在非高分解代谢状态为 250 ~ 350 mL/m²。所用液体均为非电解质液。髓袢利尿剂（呋塞米）对少尿型 ARF 可短期试用。

（4）高钾血症的治疗：血钾 > 6.5 mmol/L 时应积极治疗。血钾增高时用阳离子交换树脂，口服或灌肠，每日 0.5 ~ 1.0 g/kg，紧急情况下静脉注射 10% 葡萄糖酸钙 0.5 ~ 1.0 mL/kg（总量每次 10 ~ 20 mL），以拮抗钾对心肌的作用，还可输注葡萄糖胰岛素混合液以促细胞外钾转入细胞内；不能控制的高血钾常需透析治疗。

（5）低钠血症：应分清是稀释或缺钠性低钠血症，少尿期以稀释性低钠血症较多，严格控制水分即可纠正。缺钠者当血钠 < 120 mmol/L，且又出现低钠综合征者，可适当给 3% 氯化钠，1.2 mL/kg 可提高血钠 1 mmol/L。可先给 3 ~ 6 mL/kg，可提高 2.5 ~ 5.0 mmol/L，再根据病情谨慎补充。

（6）低钙血症：常发生在用碱性液快速纠正酸中毒时，此时应静脉给 10% 葡萄糖酸钙 0.5 ~ 1 mL/kg，可在短期内重复 2 ~ 3 次。

（7）代谢性酸中毒：轻症不用治疗；较重者如动脉血 pH 值 < 7.15、血 HCO_3^- < 8 mmol/L 时，可用 5% $NaHCO_3$ 提高到 pH 值 7.2、血 HCO_3^- 12 mmol/L。其不良反应可增加循环负荷。

（8）透析治疗：较早应用可降低病死率。分血液透析及腹膜透析。透析指征为：①血生化指征：BU. > 28.56 mmol/L，血肌酐 > 530.4 μmol/L，血钾 > 6.5 mmol/L，或心电图有高钾表现，严重代谢性酸中毒，即血 pH 值 < 7.1 或 HCO_3^- < 5 mmol/L，而对 $NaHCO_3$ 反应不佳者。②临床上有明显尿毒症症状，或有明显心力衰竭、肺水肿或高血压危象者。

2. 利尿期的治疗

利尿期早期，肾小管功能和 GFR 尚未恢复，血肌酐、尿素氮、血钾和酸中毒仍继续升高，伴随着多尿，还可出现低钾和低钠血症等电解质紊乱，应注意监测尿量、电解质和血压变化，及时纠正水、电解质紊乱；当血浆肌酐接近正常水平时，应增加饮食中蛋白质摄入量。

3. 恢复期的治疗

此期肾功能日趋恢复正常，但可遗留营养不良、贫血和免疫力低下，少数患者遗留不可逆性肾功能损害，应注意休息和加强营养，防止感染。

4. 特殊情况的处理

（1）高血压、心力衰竭及肺水肿：这些大多与水血症有关，因此应以治疗水血症为主，限水、限盐及利尿，可用呋塞米等强利尿剂每日 2 ~ 3 mg/kg。降血压，可口服卡托普利每日 0.5 ~ 6 mg/kg，分 3 ~ 4 次；或硝普钠静脉滴注，10 ~ 20 mg 加入 5% 葡萄糖 100 mL 中调整速度为每分钟 $1 \sim 8$ μg/kg。如出现高血压脑病，尚需使用镇静剂。扩血管药多巴胺及酚妥拉明各 10 mg 加入葡萄糖 100 mL 中静脉滴注，能增加心肌收缩力及肾血流量，可连用 7 天，使尿量增加，症状改善。关于心力衰竭的治疗，因为心肌缺氧和少尿对洋地黄极敏感，对洋地黄类药物应慎用，主要以利尿、限盐、限水，扩血管药为主。如出现肺水肿应急症处理。除利尿及扩血管外，尚应加面罩给氧，用 1% 吗啡 $0.1 \sim 0.2$ mg/kg 皮下注射并结扎四肢或放血，立即透析。

（2）肾脏出血的防治：可用氢氧化铝凝胶 $10 \sim 20$ mL 口服，每日 $3 \sim 4$ 次。或用组胺 H_2 受体阻滞剂西咪替丁，可抑制胃酸分泌，减少胃肠出血。剂量：10 mg/kg，每日 1 次。长期使用可致间质性肾炎。

（3）控制感染：一般不主张预防性用抗生素。如发生感染，可选用无肾毒性抗生素。

四、护理要点

（一）护理问题

1. 体液过多

与肾功能不全、急性心力衰竭等有关。

2. 排尿异常

与急性肾小管坏死所致肾衰有关。

3. 潜在并发症

急性肺水肿、出血、高钾血症、心力衰竭等。

（二）护理措施

1. 密切观察病情

注意体温、脉搏、呼吸、心率、心律、血压、尿量等变化。急性肾衰竭常以心力衰竭、心律失常、感染，水、电解质紊乱等为主要死亡原因，应及时发现其早期表现，并随时与医生联系。

2. 维持体液平衡

准确记录 24 小时出入量，根据病情控制液体的入量，每日定时测体重以了解有无水肿加重。

3. 保证患儿休息

患儿应卧床休息，休息时间视病情而定，一般少尿期、多尿期均应卧床休息，恢复期逐渐增加活动。

4. 保证营养均衡

少尿期为了减少组织蛋白分解，应限制水、盐、钾、磷和蛋白质的摄入量，供给足够的能量；不能进食者经静脉补充营养。长期透析时可输血浆、水解蛋白、氨基酸等。

5. 预防感染

尽量将患儿安置单人病室，做好病室的清洁和空气净化，避免不必要的检查。严格执行无菌操作，加强皮肤护理及口腔护理，保持皮肤清洁、干燥。定时翻身、拍背，保持呼吸道通畅。

6. 心理支持

急性肾衰是危重病症之一，患儿及家长常有恐惧感。应做好心理护理，给予患儿和家长精神支持。

五、出院指导

1. 告诉患儿家长肾衰竭各期的护理要点、早期透析的重要性，以取得他们的理解和治疗配合。

2. 指导家长在恢复期给患儿加强营养，增强体质，注意个人的清洁卫生，注意保暖，防止受凉；慎用氨基糖苷类抗生素等对肾脏有损害的药物。

（仇杰　姬生芹　褚忠霞）

第十节　再生障碍性贫血

再生障碍性贫血（AA，简称再障）是由多种病因导致骨髓造血功能衰竭及全血细胞减少的一组综合征。在小儿时期比较多见，其病因复杂，发病机理尚未完全明确，可能与骨髓造血微环境改变、造血干细胞受损及免疫因素有关。临床主要表现为贫血、出血和反复感染；全血细胞减少，网织红细胞绝对值减少；一般无肝、脾及淋巴结肿大；一般抗贫血药物治疗无效；骨髓检查显示至少一个部位增生减低或重度减低。再障根据发病时间和原因可分为先天性遗传性再障和后天获得性再障，前者包括范科尼（Fanconi）氏贫血，Schwachman 综合征等，后者包括原因不明的特发性再障和有明确病因的继发性再障。根据病情特征又可分为急性再障和慢性再障，以及重型再障（SAA）与非重型再障。

再障是儿童期较为严重的血液病之一，尤其是 SAA 因造血功能极度衰竭，且发病机制不甚明确而使临床治疗困难，预后很差。因此 SAA，尤其是急性再障（重型再障 – Ⅰ型，SAA – Ⅰ）的严重程度绝不亚于白血病。近年来，随着对再障病因和发病机制研究的逐步深入，以及骨髓移植和一些有效药物治疗方法的推广使用，使小儿再障，尤其是 SAA 的临床疗效和长期生存率有了显著的提高。

一、病因

先天性再障常见的为范科尼综合征，是一种常染色体隐性遗传性疾病，除全血细胞减少外，尚伴有多发性先天畸形。特发性再障其病因至今不明，继发性再障的发病可能与下列因素有关。

（一）化学因素

1. 苯及其衍生物

如三硝基甲苯、六氯化苯对骨髓具有明显的毒性作用，可导致造血干细胞的核酸代谢异常和染色体的畸变，进而导致骨髓造血功能抑制和衰竭。苯具有挥发性，在多种工业生产中广泛使用，尤其是工作环境较差的企业员工可发生严重苯中毒而致再障；或因企业造成环境污染而累及儿童。此外，随着生活水平的提高，某些挥发性物品如汽油、油漆和房屋涂料等大量使用，也增加了人们在日常生活中与苯及其衍生物的接触机会。苯中毒的个体敏感性差异较大，再障发病与接触苯的时间长短和中毒剂量个体间有较大差异。

2. 药物

一般认为，凡发病 6 个月内有相关药物史，均应考虑药物因素。可能导致再障的药物种类较多，范围也较广。可导致再障的常用药物大致归纳如下。

（1）抗生素类：氯霉素、β-内酰胺类、链霉素等。

（2）磺胺类：磺胺异恶唑（SMZ）等各种磺胺类药。

（3）解热镇痛药：阿司匹林、保泰松等。

（4）抗寄生虫药：米帕林、氯喹、乙胺嘧啶等。

（5）抗高血压药：卡托普利、甲基多巴等。

（6）抗组织胺药：异丙嗪。

（7）镇静药类：甲丙氨酯。

（8）利尿剂：乙酰唑胺。

（9）抗癫痫类药：苯妥英钠。

（10）抗甲状腺药：甲巯咪唑。

上述药物引起再障可能与患者的特异性体质有关，如过敏反应或先天性解毒功能异常。其中以氯霉素导致再障最为肯定，发生率也最高。氯霉素可通过二种途径导致骨髓造血功能抑制，①直接毒性作用（可逆性损害）：通常表现为在给予一定剂量氯霉素以后，患者出现暂时性的骨髓抑制。主要累及红系造血，骨髓幼红细胞成熟障碍，临床出现一过性轻中度贫血，末梢血网织红细胞减少，多不伴有粒细胞和血小板减少。停药一段时间以后，造血功能可自行恢复，即使继续给药也不至于发生再障。这种可逆性的损害可能是由于氯霉素导致造血细胞线粒体损伤所致。②药物过敏作用（不可逆损害）：通常于接触氯霉素后数周或数月发病，一般起病隐匿，表面为不可逆的骨髓损害，最终导致再障。典型者出现骨髓再生降低，全血细胞减少，不典型者可影响某一系或二系造血。发生率约为1/30 000，多见于儿童和青少年，病情严重，预后较差。此类病变与氯霉素剂量和用药持续时间无关，但绝大多数为口服给药，仅个别为眼药水或静脉给药所致。有的患儿仅服用1~2片即可发病，推测可能与机体对氯霉素过敏或对氯霉素解毒功能异常有关。氯霉素可导致特异性体质患者体内造血细胞基因结构损伤，核酸和蛋白质代谢异常而发病。

此外，抗肿瘤药物，如各种烷化剂、抗代谢药、细胞毒抗生素也可导致再障，均明显与剂量相关，且在常规剂量情况下均为可逆性。

（二）物理因素

主要是电离辐射，包括 X 线和各种放射性核素。电离辐射所致再障具有明显的累积剂量相关性，即接触电离辐射达到一定累积剂量即可直接导致骨髓造血干细胞和造血微环境损伤而发生再障。骨髓造血组织对放射线非常敏感，短期内接触高剂量射线可导致急性再障；长期接触小剂量外部照射可发生慢性再障。

（三）生物因素

1. 感染

多种病原体感染均可导致再障，其中尤以病毒感染为主，如肝炎病毒、人类微小病毒 B19（HPV－B19）、巨细胞病毒（CMV）和 EB 病毒等。其他病原体有各类细菌感染如败血症、白喉、伤寒和结核等，其他还有某些寄生虫感染如血吸虫病后发生再障的报道。

近年来，关于人类微小病毒 B19（HPV－B19）感染所致再障的研究有较大进展。HPV－B19 具有嗜红系祖细胞特性，对红系造血有明显选择性抑制作用，而对于粒系和巨核系祖细胞的致病性不如红系。因此，HPV－B19 感染后可致急性溶血或急性造血功能停滞，对于易感人群（如先天性溶血性贫血患者）可致再障危象，对于免疫缺陷者可致慢性纯红再障。应用多聚酶链反应（PCR）技术可以在患者骨髓细胞中监测到病毒 DNA。

2. 其他

机体在某些疾病状态时也可继发再障。如自身免疫性疾病（SLE）、严重联合免疫缺陷（SCID）、阵发性睡眠性血红蛋白尿（PNH）等。少数妇女于妊娠期可因体内性激素水平提高而发生一过性再障，分娩后可自行恢复。

二、发病机制

再障的发病机制甚为复杂，涉及多种病理生理因素。随着实验研究的进展，对于再障的造血功能衰竭的本质有了进一步的认识。近年来的研究提示，再障的发病机制主要与下列几方面有关。

（一）造血干细胞内在缺陷

再障患者具有明显的造血干细胞异常，如骨髓中造血干细胞数量减少，全外造血干细胞培养集落产率明显低下。干细胞内在缺陷主要表现为：

1. 原发性干细胞功能不全

虽然已知某些病因可致造血干细胞直接损伤，但是患者的原有造血干细胞内在缺陷在发病中具有相当重要的意义。研究表明，除非进行成功的骨髓移植，否则在去除某些致病因素获得造血功能重建之后，这种造血重建仍是不完全的。绝大多数药物治疗有效病例的骨髓造血程度仍低于正常人水平，其造血干细胞体外培养的集落形成能力仍较低，且仍处于单克隆造血状态。在接受免疫抑制治疗获得显效的患儿中，部分病例于日后有可能会转变为一些克隆性疾病，如骨髓异常增生综合征（MDS）、急性髓系白血病（AML）和阵发性睡眠性血红蛋白尿（PNH）等，可见，某些治疗即使获得临床显效，但因未能纠正干细胞内在缺陷，故疾病未能得到彻底治愈。

2. 干细胞易损性增高

实验研究也证实，再障患者染色体上的脆性位点增多，有与白血病相似的各种脆性位点表达，如染色体断裂和畸变等现象。此外还发现再障患者的骨髓造血细胞对外界致病因素所造成 DNA 损伤的修复能力下降，这些很可能是导致再障患者造血干细胞对于有害理化因素，病毒感染等病因存在内在易损性的基础。因此，在接触某些药物（如氯霉素）、化学毒物（如苯及其衍生物）、电离辐射和病毒感染后发病，而导致造血干细胞生长进一步受抑制。

（二）造血微环境缺陷

骨髓基质细胞及其分泌的各种造血生长因子构成骨髓造血微环境，以支持造血细胞生长，并促进造血干细胞向各个血细胞系统增殖分化。此外，由骨髓骨滋养动脉及其分支和窦状隙，微静脉等结构所组成的骨髓微循环，保证了对骨髓的血液与造血物质的供应，再障患者的骨髓基质均有不同程度受累。表现为骨髓基质细胞萎缩，脂肪化，甚至无基质细胞生长；骨髓成纤维细胞集落形成单位（CFU－F）降低。病毒感染等病因也可致造血微环境损害，如在 CMV、EB 病毒相关性再障的研究中发现，病毒感染促发的免疫反应可造成骨髓微血管性坏死，导致造血组织萎缩。

大量实验研究表明，再障的造血功能衰竭主要发生于造血干细胞或祖细胞水平，因造血干细胞缺乏向定向干细胞分化能力，或定向干细胞本身缺乏分化增殖能力，而促发反馈性代偿调节机制使各种造血生长因子活性升高。但是，造血微环境缺陷或损伤不是再障的唯一原因，否则骨髓移植（BMT）就难以成功。

（三）免疫介导致病机制

近年来有关再障的免疫介导致病机制研究进展较快。因免疫功能紊乱而出现的造血负调控因子活力增强，进而导致再障的发生已有定论。目前认为，再障患者的 T 淋巴细胞亚群比例和功能异常，以及多种淋巴因子活性异常，均可由病毒感染所致。免疫功能异常状态均可使免疫系统出现免疫负调控，造成血祖细胞和造血微环境损伤，导致造血功能抑制。如病毒感染可激活抑制性 T 淋巴细胞（CD8$^+$细胞），后者合成并释放大量 γ－干扰素（γ－IFN）和肿瘤坏死因子。

三、病情评估

（一）病史

临床大多数为慢性再障，起病隐匿，进展缓慢，直到症状明显时才被发现，此时常难以肯定确切的起病时间。而急性再障起病急骤，进展迅速，病情呈进行性加重。某些继发性再障可与致病因素有关，如病毒性肝炎、药物、化学毒品或放射线接触史。

（二）临床症状

再障主要临床症状为外周血三系下降所致的贫血、出血和感染，其严重程度则主要取决于血红蛋白、血小板和粒细胞下降的程度，与再障的类型也有一定关系。

1. 急性再障（重型再障－型，SAA－Ⅰ）

急性再障起病急骤，进展快，病情凶险。贫血呈进行性加重，输血频度高，且常出现即使大量输血仍难以纠正的重度贫血。感染和出血又加重贫血。由于贫血难以纠正，临床多有面色苍白、头晕、心悸等明显缺血缺氧和心功能不全的表现。由于免疫功能紊乱和粒细胞减少，常伴有严重感染。感染原发部位多见于口腔、呼吸道、消化道、皮下软组织以及肛周组织等。由于粒细胞缺乏（ $<0.5 \times 10^9$/L 常致感染扩散），易并发败血

症。也常因反复应用广谱抗生素而继发真菌感染。由于血小板明显减少（$< 20 \times 10^9/$L）致出血倾向严重，除有皮肤紫癜瘀斑外，儿童常见鼻黏膜大量出血，或因换牙和损伤致口腔黏膜渗血不止。此外，又易并发内脏出血，如便血和血尿，尤其是颅内出血危及生命。常需输注大量血小板。严重感染和颅内出血多为急性再障致死原因。

2. 慢性再障（CAA）

慢性再障（CAA）指非重型再障（NSAA），即一般慢性再障。起病隐匿，进展缓慢。外周血象下降未达到重型再障程度。因此，贫血出血和感染程度不及重型再障严重。但由于血象下降程度不一，因此临床表现差异很大。部分轻者血象中可仅有一系或二系受轻，不必依赖输血，可以维持基本生活，也无明显感染和出血倾向。部分慢性再障者可于病程中出现病情加重，达到重型再障的程度而转化为慢性重型再障。

3. 慢性重型再障（重型再障 - Ⅱ型，SAA - Ⅱ）

慢性再障如病情恶化，随着病情进展，外周血象下降到一定程度达到重型再障的标准即为慢性重型再障，临床表现不如急性再障凶险。如血红蛋白下降虽较明显，常达重度贫血程度 $< 60 \ g/L$，但由于进展缓慢，且病程较长，患者耐受性提高，因此输血频度一般低于急性再障。感染和出血的频度和程度也常不如急性再障严重，一般也较易控制。但如果临床疗效不佳，病情长期未见转机，则危险性逐年增高。如长期处于重度贫血，反复输血会致含铁血黄素沉积，可导致重要脏器功能损害，对感染和贫血的耐受性下降。如经常反复输注血小板可诱导产生血小板抗体，使输注血小板寿命缩短甚至输注无效。因此，慢性重型再障如病情不能控制或长期无好转，最终死亡率仍很高。

（三）体格检查

1. 一般情况

精神萎靡，倦怠乏力。有感染存在则可有不同程度发热。患儿因长期营养不良可致消瘦，体格发育落后。

2. 皮肤、黏膜

由于贫血呈不同程度贫血貌。皮肤黏膜可见紫癜，出血倾向严重者可见大片瘀斑或皮下血肿，以及齿龈和鼻黏膜渗血。贫血与出血同时存在，但无黄疸。长期依赖输血者，可出现因含铁血黄素沉着所致的面色青灰等血色病表现。

3. 肝脾淋巴结

再障一般浅表淋巴结较少触及和肿大，咽部常无扁桃体，也无肝脾肿大，尤其是无脾肿大。

4. 感染

当外周血粒细胞明显低下时，感染难以触发局部炎症反应，找不到明显感染灶，软组织感染无脓肿形成，界限不清。故对高热而无明显感染灶者须考虑败血症的可能性。

5. 其他

贫血可致心率增快，心前区收缩期杂音，严重者出现心功能不全体征。长期贫血可导致心脏扩大。有内脏出血者，如颅内出血可有相应的颅内高压和神经系统体征。

（四）实验室检查

1. 血常规

典型再障具有三系下降。贫血一般呈正细胞正色素性。网织红细胞比例下降，尤其是网织红细胞绝对计数下降。白细胞计数下降，尤以中性粒细胞比例下降为主，常伴有血小板体积缩小。病情的严重程度则取决于三系下降的程度，重型再障各项指标均降低比较明显，多为重度或极重度贫血，网织红细胞 <1%，血小板计数 <20×10^9/L，中性粒细胞绝对数 <0.5×10^9/L 而少数轻症者可仅一系或二系下降，但须有血小板计数下降。

2. 其他常规检查

因血小板减少致出血时间延长，严重时可因血小板Ⅲ因子缺乏凝血时间延长。重型再障常有大便隐血阳性。

3. 骨髓象

骨髓的典型改变为有核细胞增生低下或极度低下，三系造血细胞明显减少，红系和粒系比例明显降低。红系和粒系原始和早期幼稚细胞缺如，巨核细胞明显减少，多数患者全片见不到巨核细胞。淋巴细胞比例明显增高，甚至可为 80%~90%，但均为成熟淋巴细胞。其他非造血细胞增多，如网状细胞、浆细胞、组织嗜碱细胞、肥大细胞等非造血细胞甚可 >50%。骨髓液外观稀如外周血，脂肪滴增多。重型再障多数符合上述典型表现，一般慢性再障表现轻重不一。部分慢性再障可有局部增生灶，则可见有核细胞增生活跃，甚至粒系和红系比例下降不明显。但往往原始和早期幼稚细胞极少，而且巨核细胞明显减少或缺乏。必要时需做多部位骨髓检查。

4. 骨髓活检

骨髓活检能够较为全面反映骨髓造血组织病变实际情况，尤其是对于不典型再障有重要鉴别诊断意义，故有条件者在诊断时应同时做骨髓活检。无论急慢性再障均呈造血细胞明显减少，一般多低于 30%，急性再障常低于 10%，而非造血细胞比例增高，尤以脂肪幼儿淋巴细胞增高为主。一般见不到巨核细胞，骨髓间质水肿和出血，示骨髓造血功能低下。

5. 造血祖细胞体外培养

粒单核系祖细胞，红系祖细胞，多向祖细胞和巨核系祖细胞体外培养的集落产率明显减少，且多数呈无集落形成，提示造血干细胞增殖功能缺乏。

6. 骨髓核素扫描

采用放射性核素^{99m}锝和^{59}铁行骨髓扫描，可估计残余骨髓造血组织量及其分布情况，以判断骨髓病变程度要。急性再障骨髓造血部位减少比较明显，慢性再障常可见局部代偿性增生灶。

7. 免疫功能指标

多数患者可见下列免疫指标异常，如 T 淋巴细胞亚群比例异常，CD3 和 CD4 降低，CD8 比例增高，CD4/CD8 比例下降甚而倒置；白细胞介素-2（IL-2）、γ-干扰素和肿瘤坏死因子等淋巴因子活性增高。

（五）诊断

对于典型的再障，可根据病史、临床表现、外周全血细胞减少、无肝脾淋巴结肿大、骨髓有核细胞增生不良，并除外其他可引起全血细胞减少的疾病即可诊断。

具备下列 5 项者可作为诊断。

1. 全血细胞减少，网织红细胞绝对值减少。

2. 一般无脾肿大。

3. 骨髓至少一个部位增生减低或重度减低（如增生活跃，须有巨核细胞明显减少），骨髓小粒非造血细胞增多（有条件者应做骨髓活检等检查）。

4. 能除外全血细胞减少的其他疾病，如骨髓异常增生综合征中的难治性贫血、阵发性睡眠性血红蛋白尿、急性造血功能停滞、骨髓纤维化、急性白血病等。

5. 一般抗贫血和补血药物治疗无效。

明确再障诊断之后须根据病情进行分型。具体分型标准如下。

1. 急性再障（重型再障 – Ⅰ型 。SAA – Ⅰ型）

（1）临床：起病急，贫血呈进行性加剧，常伴严重感染和内脏出血。

（2）血常规：除血红蛋白下降较快外，须具备下列 3 项中 2 项：①网织红细胞 <1%，网织红细胞绝对值 $<15 \times 10^9/L$；②白细胞明显减少，中性粒细胞绝对值 $<0.5 \times 10^9/L$；③血小板计数 $<20 \times 10^9/L$。

（3）骨髓象：①多部位增生减低，三系造血细胞明显减少，非造血细胞增多（如脂肪细胞增多），如增生活跃，须有淋巴细胞增多；②骨髓小粒中非造血细胞及脂肪细胞增多。

2. 慢性再障（CAA）诊断标准

（1）临床：起病慢，贫血，感染和出血均较轻。

（2）血象：血红蛋白下降速度较慢，网织红细胞、白细胞、中性粒细胞和血小板值常较急性再障为高

（3）骨髓象：①三系或二系减少，至少一个部位增生不良，如增生良好，红系中常有晚幼红细胞（炭核）比例增多，巨核细胞明显减少。②骨髓小粒中非造血细胞及脂肪细胞增多。

（4）病程中如有病情恶化，临床、血象及骨髓象与急性再障相同，称为慢性重型再障。

国内分型标准将再障分为 3 种类型：①急性再障；②慢性重性再障；③一般性再障。重型再障分为急性再障和慢性重性再障。急性再障起病快，病程短。而慢性重型再障有从慢性再障恶化为重型再障的过程。可见，病程的长短在区分 SAA – Ⅰ和 SAA – Ⅱ中有重要意义。在分型标准中，虽未作明确规定，但一般认为病程在半年之内达到重型再障标准者，应考虑 SAA – Ⅰ的诊断。

（六）鉴别诊断

1. 恶性组织细胞增生症（MH）

起病急骤，病势凶险进展迅速，常出现全血细胞下降。但 MH 伴有明显的肝脾肿大和淋巴结肿大，全身进行性衰竭。外周血常可见异常组织细胞，骨髓检查可见恶性组织

细胞浸润，典型可有吞噬现象。但有时需反复多部位行骨髓穿刺检查才能发现典型病史。

2. 急性白血病

鉴别对象为发病时外周血白细胞并不增高甚至降低的急性白血病，呈低增生型。相当部分儿童急性白血病外周血白细胞并不增高甚至降低，常伴有贫血或血小板减少。因此，临床症状和外周血象类似于急性再障。但急性白血病常伴肝脾淋巴结肿大，骨髓涂片检查即可明确诊断。

3. 急性特发性血小板减少性紫癜（ITP）

急性 ITP 因血小板极度降低，出血倾向严重，常伴严重贫血。①急性 ITP 以 2 岁内婴幼儿为多见。②外周血中常见白细胞计数和中性粒细胞比例明显增高，有时有核左移现象，网织红细胞计数正常或增高。③血小板抗体检测阳性。④骨髓增生活跃，巨核细胞增生明显。活跃伴有成熟障碍是重要的鉴别依据。

4. 骨髓异常增生综合征（MDS）

MDS 也可呈三系下降，尤需与不典型再障鉴别。但 MDS 常呈增生性骨髓象，至少两系以上有病态造血，如成熟细胞大小不一，易见巨幼红细胞和有核细胞，粒系幼稚细胞可有核浆发育不平衡，常见分叶过多现象，巨核细胞可无明显减少，多见特殊性淋巴样小巨核细胞。部分病例可见原始细胞和环状铁粒幼红细胞增多。必要时可行骨髓活检和染色体检查。病程长者可出现肝脾淋巴结肿大。

5. 阵发性夜间血红蛋白尿（PNH）

PNH 与再障常互为转化或并存，称为"再障－PNH"综合征。无明显血红蛋白尿的 PNH 易误诊为再障。因此临床上在诊断再障时应注意排除 PNH。但 PNH 临床上感染和出血相对轻微。骨髓常增生活跃，幼红细胞增多，外周血网织红细胞不减少，含铁血黄素尿检测阳性。特异性的酸化血清溶血试验和糖水试验阳性等可资鉴别。

四、处理

由于再障的发病原因与发病机制复杂，每种类型又无特异性实验指标可用于指导临床选药，因此，再障的治疗目前仍然主要采用临床经验进行选药，给治疗带来一定的盲目性。近年来，有关研究再障的新技术不断涌现，如 T 淋巴细胞亚群（包括 T 辅助/抑制细胞、自然杀伤细胞、细胞毒 T 细胞、树突状细胞、B 细胞等）、单核/巨噬细胞、CD34$^+$造血干/祖细胞及其亚群的流式细胞仪（FCM）分析，造血祖细胞集落培养等，有望使再障的治疗更具实验依据。

（一）一般治疗

1. 病因明确者，应及时去除病因

严格防止再接触对骨髓造血功能有毒性损害的各种药物，化学毒物和物理射线，以免病变的骨髓进一步受到损害。

2. 积极防治严重感染

感染可进一步抑制骨髓造血功能，严重感染将危及生命。再障合并感染的机会与中性粒细胞减少的程度密切相关，故重型再障（SAA）常发生革兰阴性杆菌感染。当外周

血粒细胞低于 $1.0 \times 10^9/L$ 时，感染机会明显上升，须加强隔离，以防交叉感染。一旦出现急性感染须及时发现与治疗，应早期联合应用广谱强效抗生素，并及时进行病原学检测以指导治疗。可酌情适当短期应用粒系集落刺激因子和输注免疫球蛋白以提高免疫力。此外，应注意控制病毒、真菌等其他病原体的感染。

3. 积极防治严重出血

血小板明显减少者易出现严重出血，一般止血药多不能奏效，是导致再障死亡的主要原因之一。常用药物如酚磺乙胺、卡巴克洛。局部出血如鼻腔和齿龈出血可局部加用止血药物及压迫止血。糖皮质激素能降低毛细血管脆性，有助于控制浅表出血，但只能短期足量使用，一般不应超过 10 天。外周血小板计数低于 $20 \times 10^9/L$，伴明显出血倾向是输注浓缩血小板的指征。目前提倡输注单采血小板，血小板获得率明显提高，既能有效控制严重出血又能有助于避免血小板抗体的产生。

4. 输血

一般血红蛋白低于 60 g/L 时应考虑输血，以纠正严重贫血，提高机体耐受性和全身一般情况。但临床须严格掌握输血指征，除参考外周血红蛋白值之外，还须根据患儿对贫血的耐受程度，来选择输血时机与输血量。一般每次每千克体重输血 6 mL 可提高血红蛋白值 10 g/L。

（二）免疫抑制治疗

20 多年来，先后有多种免疫抑制剂治疗再障获得较为满意的疗效，分别介绍如下。

1. 腺细胞球蛋白/抗淋巴细胞球蛋白 ATF/ALG

是用提取的人类胸腺细胞或淋巴细胞导管中 T 淋巴细胞免疫动物（如马、兔、猪等），使其体内产生针对人胸腺细胞（T 淋巴细胞）的特异性抗体，将其精制和提纯后所等到的生物蛋白制品。应用胸腺细胞和淋巴导管中 T 淋巴细胞免疫动物所得制品分别为 ATG 和 ALG。ATG/ ALG 是目前治疗再障所应用的各类免疫抑制剂中历史最长，治疗例数最多，疗效最为满意的免疫抑制疗法。

（1）剂量与用法：目前常用的 ATG/ALG 制剂及其应用剂量为，国产：猪 – ATG（P – ATG）：20 ~ 25 mg/（kg · d）；法国 Merieux 公司：兔 –（R – ATG）：2.5 ~ 5 mg/（kg · d）；马 – ATG（H – ATG）10 ~ 20 mg/（kg · d）。上述剂量 ATG/ALG 应用生理盐水 250 ~ 500 mL 稀释后，缓慢静脉点滴，适量加用皮质激素，连用 5 天为 1 个疗程。

因为 ATG/ALG 是异种动物蛋白类免疫抑制剂，应用前做皮肤过敏试验。其主要不良反应为过敏反应、血清病、免疫损伤血小板和免疫功能抑制等。

（2）作用机制：多年来研究发现，ATG/ ALG 作用机制有如下 3 个方面：①免疫抑制：通过杀伤 T 淋巴细胞，达到清除功能异常的 T 抑制细胞，并抑制其产生 γ – IFN、TNF、IL – 2 等造血负调控因子，以去除免疫介导致病因素；②免疫刺激：ATG/ALG 具有类似于植物血清素（PHA）的致丝裂作用，但作用较 PHA 更强，可促进某些淋巴细胞增殖，从而增加 GM – CSF、G – CSD、IL – 3 等造血生长因子的合成与释放；③直接刺激：可直接作用于造血干细胞表面受体（如 CD45）等，直接刺激造血干细胞生长，或增强干细胞对各类造血生长因子的敏感性。

2. 环孢素 A（CSA）

具有较强的免疫抑制作用，常用于器官移植。目前已被广泛应用于治疗再障。

（1）剂量与方法：目前常用制剂为 CSA 溶液（50 mg/mL）或胶囊（25 mg），剂量为 5～8 mg/（kg·d），一日剂量分早晚两次口服。连用 6～12 周逐渐减量，疗程一般至少 3 个月。治疗中需监测药物血浓度。

（2）疗效：1995 年第 37 届美国备注学年会总结历年来 CSA 治疗总有效率 50%～60%，天津医科院血研所汇总国内外 368 例资料结果，总有效率为 57%，其中 SAA 为 59%，纯红再障（PRCA）为 48%。CSA 治疗 SAA（尤其是 SAA - Ⅰ）的疗效，包括有效率、起效时间与显效质量等均不及 ATG/ALG。

（3）主要副反应与防治：CSA 的常见副反应为肝肾损害、高血压、多毛症、齿龈肿胀等，但均为可逆性。其中最为严重的是肾脏损害和高血压，两者常同时出现，多与剂量过大、血浓度过高有关，降低药物剂量可以恢复正常。严重齿龈者常导致局部渗血不止和继发感染。肝脏毒性一般不严重，但须同时适量应用护肝药物以避免肝功能损害。多毛症等不良反应并不影响治疗，治疗结束后也能逐渐消失。CSA 虽为免疫抑制剂，但并无明显增加感染机会的倾向。

3. 大剂量甲基泼尼松龙（HDMP）

HDMP 治疗再障有近 20 年历史，应用虽不及 ATG/ALG 和 CSA 广泛，但疗效也属确切。

（1）方法与疗效：目前采用大剂量冲击疗法：20～30 mg/（kg·d），静脉输注，每连用 3 天减量一半，直至 1 mg/kg 逐渐停药，疗程约为 30 天。多与 ATG/ALG 联合使用。

（2）作用机制：HDMP 具体作用机制尚未明确，可能为：①抑制 Ts 细胞分化与增殖，曾发现治疗后有效患者体内的 Ts 细胞比例下降；②抑制自然杀伤细胞（NK）对造血干细胞的抑制作用。

（3）主要副反应及其防治：HDMP 不良反应类似于各种糖皮质激素治疗副反应。因剂量大、疗程长，因此副反应可较明显。主要不良反应及其防治方法归纳如下：①感染倾向加重：常规作肠道消毒，加强隔离，最好同时应用静脉注射免疫球蛋白以提高免疫力；②水钠潴留和高血压：出现频率较高，须监测血压，可酌情应用抗高血压药和利尿剂予以控制，待剂量逐渐降低后血压可逐渐恢复正常；③胃黏膜损伤：严重者可出现消化道出血，应同时预防性应用 H_2 受体阻滞剂（雷尼替丁）和胃黏膜保护剂（硫糖铝）等；④钙磷代谢异常：需预防性应用维生素 D_3 和钙。

4. 大剂量免疫球蛋白（HDIG）

（1）方法与疗效：治疗方法有两种。一种为 0.4 g/（kg·d），静脉点滴，连续 5 天。另一种为 1.0 g/（kg·d），静脉点滴，每 4 周一次，共 6 次。

（2）作用机制：HDIG 治疗再障的作用机制可能为，①杀伤某些抑制骨髓造血的淋巴细胞克隆；②与 γ - IFN 等一类因子结合，去除其对造血干细胞的抑制作用；③根除骨髓中可能导致再障的病毒感染，如 CMV、EBV、HPV - B19、HBV 和 HCV 等。

（三）传统药物治疗

1. 雄性激素

（1）性质：雄性激素是一组甾体类化合物，为睾酮及其衍生物。雄性激素可促进肾脏产生促红细胞生长素以刺激红系造血，也能刺激提高体内单粒集落刺激因子的产生以促进粒单系统造血。体外实验发现，造血干细胞表面有雄性激素受体，可直接促进红系和粒祖细胞分化和增殖。雄性激素可以在干细胞水平和激素水平刺激红系与粒系造血，但对红系的促进作用优于粒系，而对巨核细胞系的刺激作用较差。

（2）疗效：雄性激素对一般慢性再障（CAA）的疗效已被充分肯定，目前已定为CAA的首选药物，但雄性激素治疗重型再障疗效极差。雄性激素可以作为免疫抑制治疗的有效辅助用药，以提高免疫抑制剂治疗的疗效。

（3）种类：目前常用的制剂及其剂量为，①去氢甲基睾酮（美雄酮）：0.25 ~ 0.5 mg/（kg·d），每日分2 ~ 3次口服，疗效最佳，服用方便，但对肝脏毒性较大。②司坦唑醇：0.1 ~ 0.2 mg/（kg·d），每日分2 ~ 3次口服，服用方便，疗效稍逊于美雄酮，对肝脏的毒性也较明显。③丙酸睾酮：25 ~ 50 mg/次，每周2次肌内注射。男性化作用强，需肌内注射，不利于长期治疗。疗效也不及美雄酮和司坦唑醇，但对肝脏无明显毒性。④长效丙酸睾酮：250 mg/次，每1 ~ 2周1次，肌内注射，性质同丙酸睾酮，注射时间可明显延长，疗效也优于丙酸睾酮。

（4）推荐治疗原则，①首选药物：美雄酮疗效最佳，口服方便，当为CAA首选用药，也为免疫抑制治疗的有效辅助用药。②保护肝脏：美雄酮、司坦唑醇等口服制剂经门静脉吸收易致肝功能损伤，治疗期间需服护肝药物，如联苯双酯等。③个体化治疗：美雄酮和司坦唑醇等剂量范围大，个体间肝脏耐受性差异也较大，故宜从小剂量开始，探索疗效反应和患儿肝脏耐受性，再酌情调整剂量。药物剂型和剂量选择尽量做到个体化。④长期治疗：明显起效至少需2个月，且一般血象恢复缓慢，故疗程至少半年，切忌轻易改变或放弃治疗，一旦起效后，则须进行长期巩固治疗至少一年。⑤联合治疗：雄性激素与其他药物合用有协同作用，一般多主张与补肾中药联合治疗，也可再加用一叶萩碱、左旋咪唑等。

2. 中医中药

以补肾养血中药以辨证后酌情加减。应用有效中药与雄性激素配体长期治疗CAA，疗效为60% ~ 80%。坚持长期治疗，定期随访观察疗效，酌情调整治疗。近年来试用的中成药"复方皂矾丸"有一定疗效，口服方便，值得采用。

3. 其他

经过国内外专家多年研究和探索，陆续发现并被证实对再障有一定疗效的药物，可以作为再障（尤其是慢性再障）的长期治疗的辅助用药，归纳如下。

（1）神经兴奋剂：刺激自主神经，增加骨髓血流量，改善骨髓微循环，如一叶秋碱、莨菪类、硝酸士的宁等。

（2）免疫调节剂：调节免疫功能，但不同于免疫抑制剂，如左旋咪唑、多抗甲素、胸腺素（肽）等。

五、护理要点

（一）护理问题

1. 悲观情绪

由于病情恶化及预后不良，使患儿对疾病治疗失去信心。

2. 感染倾向

骨髓增生低下导致白细胞减少而易于感染。

3. 出血倾向

骨髓增生低下而血小板减少，以及毛细血管脆性增加导致易于出血。

4. 心功能不全

再生障碍性贫血患者大多贫血严重，遇高热状态以及输液、输血过量或过多时易诱发心力衰竭。

5. 活动耐力降低

贫血、组织缺氧及感染发热等使体力下降。

（二）护理措施

1. 合理安排休息与活动，重症患儿应卧床休息，一般患者应适当休息，避免劳累，减低氧耗。病情稳定后，与患者及家属共同制订日常活动计划，并指导活动，保证安全。

2. 饮食，给予高热量、高蛋白、丰富维生素、易消化的软饭或半流质，以补充能量消耗，大出血患者应暂禁食。

3. 加强心理护理，除表现出对患儿倍加关心与同情外，要多与患者接触，加强沟通，了解其思想顾虑；解释通过积极治疗，能控制病情，缓解症状；介绍如何减少出血及感染的措施，防止病情恶化；鼓励患者正确面对疾病，消除不良情绪；争取家属的关心，使患者获得心理支持，积极配合治疗和护理。

4. 对有出血倾向的患者，应指导其保持皮肤及口腔清洁，避免皮肤黏膜损伤，如禁止挖鼻、剔牙、刷牙时不要用力等。

5. 保持病室清洁、定期消毒，外周血中性粒细胞 $<0.5\times10^9/L$ 时应进行保护性隔离，预防交互感染；进行各项护理操作时要严格遵守无菌原则；观察体温变化，及时发现继发感染，并积极配合医生进行抗感染治疗。

6. 急性型再障患儿症状重，预后差，应特别注意有无感染和出血倾向，尤其是消化道和颅内出血。注意观察患儿的口腔黏膜、牙龈、鼻黏膜及皮肤等处有无出血情况。如发生消化道或颅内出血，应立即通知医生，并做好各种抢救准备。

7. 注意观察药物的不良反应，长期用雄激素可出现水肿、体重增加、毛发增多，应向患儿及家长解释，消除顾虑。

六、出院指导

1. 保持良好的生活、卫生、饮食习惯和精神上的乐观。劳逸结合，适当营养，增强身体素质。

2. 严格掌握用药适应证，防止滥用对造血系统有损害的药物。

3. 防止受凉感冒，传染病流行季节勿到公共场所，以免感染。

（仉杰　姬生芹　褚忠霞）

第十一节　化脓性脑膜炎

化脓性脑膜炎，是由各种化脓菌感染引起的脑膜炎症。小儿尤其是婴幼儿较常见。其临床特征为发热、头痛、呕吐、惊厥、脑膜刺激征及脑脊液改变。自使用抗生素以来，化脓性脑膜炎病死率已由 50% ~ 90% 降至 10% 以下，但仍是小儿严重感染性疾病之一。由脑膜炎双球菌所致者称流行性脑脊髓膜炎，临床表现有其特殊性，为传染病，不在本节叙述，本节着重介绍化脓性脑膜炎的共同特点及其他较常见细菌引起的非流行性化脓性脑膜炎。

一、病因与发病机制

病原菌种类与发病年龄有关，新生儿期以大肠杆菌、副大肠杆菌、金黄色葡萄球菌多见。婴幼儿以肺炎双球菌、流感杆菌多见，3 岁以后以金黄色葡萄球菌多见。

细菌从呼吸道侵入者最多，也可由皮肤、黏膜或新生儿脐部创口侵入，经血循环到脑膜。患中耳炎、乳突炎、脑脊膜膨出等病时，细菌可直接侵入脑膜而发病。

小儿时期机体免疫能力较弱，血脑屏障功能也差，在新生儿和婴幼儿期更为明显，因此患病率较高。营养不良、恶性肿瘤或白血病患儿长期使用肾上腺皮质激素，或有先天性免疫缺陷等，其免疫能力差，甚易继发感染，甚至平常不致病或低致病细菌也可成为脑膜炎的病原。

二、病情评估

（一）临床表现

肺炎双球菌引起的脑膜炎发病率仅次于脑膜炎双球菌，其次为流感杆菌。由葡萄球菌所致者多为化脓灶所致的败血症的一部分。大肠杆菌脑膜炎多见于新生儿。

1. 共同症状

感染中毒症状，颅压增高和脑膜刺激征为各种病原菌所致脑膜炎的共性症状。病前可有上呼吸道或胃肠道感染，随即高热、头痛、精神萎靡、烦躁不安、嗜睡。重者谵妄、昏迷、惊厥，甚至休克、呼吸困难。多见面色发灰、凝视、脑膜刺激征（颈项强直、克氏征和布氏征）阳性。渗出物增多时颅内高压征，如频繁呕吐、心率减慢、血压升高及视神经乳头水肿，甚至出现瞳孔大小不等，呼吸节律不整等脑疝征象。

2. 相异症状

1）因年龄而异

（1）新生儿期：感染中毒症状重而脑膜刺激症状轻。起病隐匿，常缺乏典型症状和体征，主要表现为少动、反应差、哭声小、拒乳、嗜睡、尖叫、凝视甚至惊厥（或仅有面肌抽动）、面色发灰、前囟紧张及隆起。

（2）2 岁以内：症状趋于典型。多有发热、呕吐、烦躁、易激惹、精神萎靡、嗜睡或昏迷、颈项强直、前囟隆起，脑膜刺激征阳性。

（3）2 岁以上：可自诉头痛、关节痛及肌肉酸痛，脑膜刺激征明显。

2）因病菌而异

（1）肺炎双球菌：多发于 1 岁以内，冬春多见。常继发于肺炎、中耳炎、乳突炎、鼻窦炎、败血症及脑外伤后。早期脑膜刺激征不明显，易形成包裹性脓肿，药物难入病灶，以致病程迁延，多次复发。合并症有硬膜下积液、脑脓肿、脑积水。脑脊液浑浊，涂片可见大量肺炎双球菌。

（2）流感杆菌：多见于 3 个月至 3 岁的婴幼儿。夏季少见。起病多急，常由咽部侵入，引起败血症，再发展为脑膜炎。脑脊液涂片易找到病菌。

（3）葡萄球菌：各年龄组均可发生，而以新生儿及年长儿较多见，无明显季节性。常继发于化脓性感染，如新生儿脐炎、脓疱疮，也可伴有肺脓肿、骨髓炎等化脓灶，约半数患者可见猩红热样皮疹、荨麻疹样皮疹或小脓疱。脑脊液呈脓性浑浊。

（4）大肠杆菌：多见于新生儿。发病无明显季节倾向。病菌主要来自母体产道和婴儿脐部、肠道。预后差，病死率高。

（二）并发症

化脓性脑膜炎在治疗过程中可出现神经和其他系统并发症。

1. 硬脑膜下积液

约 30% 化脓性脑膜炎患儿发生硬膜下积液，但其中 85% ~90% 可无症状。1 岁以内患儿及流感嗜血杆菌脑膜炎较多见。其特点为：①化脓性脑膜炎在治疗中体温不退，或热退数日后复升；②病程中出现进行性前囟饱满、颅缝分离、头围增大、呕吐、惊厥、意识障碍等。应进行颅透光检查，必要时做 CT 扫描。确诊后可经前囟做硬膜下穿刺放液，积液应做常规检查和涂片找细菌。正常情况下硬膜下积液 <2 mL，蛋白质定量 <0.4 g/L。并发硬膜下积液时，液体量增多，少数可呈脓性。

2. 脑性低钠血症

由于炎症累及下丘脑和垂体后叶，30% ~50% 患儿可发生抗利尿激素不适当分泌，临床呈现低钠血症和血浆渗透压降低，使脑水肿加重而产生低钠性惊厥和意识障碍加重，甚至昏迷。

3. 脑室管膜炎

多见于诊断治疗不及时的革兰阴性杆菌感染所致的脑膜炎患儿，常造成严重后遗症。患儿往往在治疗中发热不退、惊厥频繁、前囟饱满；CT 可见脑室稍扩大；脑室穿刺检查脑脊液，如白细胞数 $>50 \times 10^6$/L、糖 <1.6 mmol/L，或蛋白质 >400 mg/L 时，即可诊断。

4. 脑积水

炎症渗出物阻碍脑脊液循环可导致交通性或非交通性脑积水。

5. 其他

颅神经受累可产生耳聋、失明等。脑实质病变可产生继发性癫痫和智力发育障碍。

（三）实验室检查

1. 化脓性脑膜炎的确诊主要通过脑脊液的检查

1）脑脊液常规检查：典型患儿的脑脊液压力增高，外观混浊；白细胞总数显著增加，多在 $1\,000\times10^6$/L 以上，以中性粒细胞为主；糖含量降低，常 <1.11 mmol/L；蛋白质含量增加，多在 1 g/L 以上。

2）脑脊液的病原学检查

（1）细菌培养及涂片找细菌：涂片做革兰、亚甲蓝 2 种染色找病菌是早期、快速、简便、实用的方法。细菌培养应争取在抗生素治疗之前，加药敏试验能指导临床用药。

（2）特异性抗原检测：其原理是利用当地常见的化脑细菌株提纯抗原（多糖抗原）制备抗体。利用已知的抗体（诊断血清）测定标本中的细菌抗原快速诊断。目前有多种检测方法。

2. 外周血常规

白细胞总数明显升高，分类以中性粒细胞为主；严重感染病例白细胞总数有时反而减少。

3. 头颅 CT、MRI 扫描

出现局灶性神经系统异常体征或疑有并发症时应进行 CT 或 MRI 检查，以便及时诊断和处理。

4. 其他

血培养不一定能获阳性结果，但阳性有助明确病原菌。皮肤淤斑涂片找脑膜炎双球菌是脑膜炎的病因诊断方法之一。

三、急救措施

1. 一般治疗

注意合理喂养，流质饮食，给易消化、营养丰富的食物。维持水、电解质和酸碱平衡。保持呼吸道通畅、及时吸痰等处理，保持皮肤黏膜的清洁。

2. 抗生素治疗

1）用药原则：①尽量明确病原体，根据药物敏感试验选择用药；②考虑到药物对血脑屏障的穿透能力，必须使用穿透能力差的药物时可同时加用鞘内注射；③足够的剂量和恰当的用药方法。脑脊液中达不到有效浓度的药物，应鞘内注射；④恰当的疗程，一般为 2~4 周；⑤脑脊液复查是指导治疗的重要依据。

2）病原菌未明者：应选择对常见的脑膜炎双球菌、肺炎球菌和流感杆菌都有效的抗生素，如青霉素加氯霉素、青霉素加氨苄西林等。

3）病原菌明确后的治疗

（1）流感嗜血杆菌性脑膜炎：对青霉素敏感又无并发症者可用氨苄西林，如耐药则改用第二代、三代头孢菌素，疗程不少于 2 周。

（2）脑膜炎双球菌性脑膜炎：无合并症者用青霉素每日 30 万 U/kg，静脉注射 7 ~ 10 天，对青霉素耐药者可改用第二代、三代、四代头孢菌素。

（3）肺炎链球菌脑膜炎：无并发症且对青霉素敏感者可用青霉素每日 30 万 ~ 60 万 U/kg 静脉分次注射，不少于 2 周，对青霉素耐药者选用头孢曲松，高度耐药者选用万古霉素和（或）氯霉素。

（4）B 组链球菌脑膜炎：选用氨苄西林或青霉素，疗程不少于 14 天。

（5）大肠杆菌、铜绿假单胞菌、金黄色葡萄球菌脑膜炎：选用头孢呋辛，疗程不少于 3 周或至脑脊液无菌后 2 周，也可联合应用氨苄西林及庆大霉素等。

3. 对症及支持疗法

保证足够的能量和营养供给，注意水、电解质平衡；急性期应用肾上腺皮质激素，以减轻脑水肿，防止脑膜粘连，降低颅内压，控制惊厥，纠正呼吸循环衰竭等。

4. 防治并发症

（1）硬脑膜下积液：化脓性脑膜炎治疗过程中，如发热不降或更高，出现明显的颅内高压症，颅骨透照检查阳性，则要及早做硬脑膜下穿刺，以明确是否并发了硬膜下积液。少量积液能自行吸收，液量多时需反复穿刺。首次穿刺最好不超过 15 mL，以后每次侧放液不超过 20 mL，以免颅内压骤然降低引起休克。每日或隔日放液 1 次，直至积液消失。

（2）脑室管膜炎：除全身抗感染治疗外可做侧脑室控制引流，减轻脑室内压，并注入抗生素。

（3）脑性低钠血症：限制液体入量并逐渐补充钠盐纠正。

四、护理要点

（一）护理问题

1. 急性意识障碍

与脑组织受损、功能障碍有关。

2. 体温过高

与细菌感染有关。

3. 头痛

与颅内外血管舒缩功能障碍或脑部器质病变等有关。

4. 便秘

与肠道蠕动减弱和摄入的食物和水分过少有关。

5. 营养失调

低于机体需要量

与代谢增高导致代谢需求大于摄入需求有关。

6. 焦虑

与病程长、反复发作、预后不良等有关。

（二）护理措施

1. 使患者保持安静，取侧卧位，以防止呕吐物吸入气管而窒息。减少不必要的刺激，室内温、湿度要适宜。

2. 保证足够的液量和热量，给予富有营养、清淡、易消化的流质或半流质饮食，呕吐频繁，不能进食者，应静脉输液，静脉输液量可按每日 60~80 mL/kg 体重计算，其中含钠液占 1/5~1/4，液量不宜过多，速度不宜过快，电解质浓度不宜太高（有电解质紊乱者例外），以免发生脑水肿、脑疝。对病危昏迷患者，给予鼻饲，以保证营养的供给。

3. 呼吸困难者给氧。

4. 保持呼吸道通畅，及时清除呼吸道分泌物，必要时做气管插管或气管切开。

5. 昏迷患者执行昏迷护理常规。

6. 做好患者的生活护理，保持口腔、皮肤的清洁干燥，避免发生并发症。

7. 密切观察病情变化，如体温、脉搏、呼吸、血压、瞳孔、面色及肢体活动等情况的变化。观察精神状态、颅内压增高征象等，发现异常及时报告医师及时处理。

8. 备好抢救物品，如氧气、吸痰器、压舌板、开口器、舌钳，以及镇静剂、脱水剂、强心剂等。如有惊厥应采用急救措施，镇静止惊、吸痰、给氧气吸入，牙关紧闭者用开口器撑开口腔，用舌钳将舌牵出，防止咬伤或舌后坠而窒息。

9. 执行医嘱，及时准确应用抗生素。静脉滴注青霉素时，溶液配制应新鲜，最好应用钠盐制剂。应用青霉素钾盐时剂量不宜过大，滴速不宜过快，以免发生高血钾，并应注意青霉素过敏反应，加强巡视，如发现患者呼吸困难、发绀、面色苍白、皮疹等应及时通知医生，并协助抢救。

10. 注意保护静脉。小儿静脉较细，又不合作，往往不易顺利刺入，护理人员应掌握熟练技术，尽量一次穿刺成功，以免多次穿刺而损坏静脉。

11. 注意监测患者体温，根据患者年龄和体温情况调节病室的温度和湿度。体温超过 39℃给予物理降温和（或）药物降温，减少大脑对氧的消耗，防止高热惊厥。

12. 评估患者的意识水平、行为、烦躁程度；检查瞳孔大小、对光反射，眼外肌的运动，对声响的反应，肌肉的张力；评估生命体征；床旁备吸引器；治疗护理操作集中进行，避免声、光刺激；必要时给镇静、止惊药；评估视、听能力，若有感觉丧失，为患儿制订合适的康复训练计划。

13. 评估患者体液状态，观察有无脱水或水分过多的表现，监测血清电解质的变化；准确记录出入量；能口服时逐渐减少静脉补液量。

14. 硬脑膜外积液较多并出现颅内压增高症状时，协助医生做硬脑膜下穿刺术，术后盖以无菌纱布，注意有无液体渗出。

15. 患者要定期做腰椎穿刺，以掌握脑脊液变化，作为药物治疗的参考。腰椎穿刺后患者应去枕平卧 4~6 小时，切忌突然坐起，以免引起脑疝。

五、出院指导

1. 居室要保持空气新鲜，阳光充足，要加强体格锻炼，经常坚持户外活动，提高机体抵抗力，以减少各种感染性疾病的发生。

2. 对上呼吸道感染、中耳炎、鼻窦炎及皮肤感染的患儿，应及时彻底治疗。

（姬生芹　褚忠霞　仇杰）

第十二节　癫　痫

癫痫在各年龄小儿均可发生，本病对于小儿的精神及智力发育可有严重影响；癫痫是由于脑部兴奋性过高的神经元产生过度的放电，而引起短暂的大脑功能紊乱。

一、病因

通常将癫痫按照病因分为，①原发性：未能找到任何获得性致病因素的癫痫，遗传因素可能起主要作用；②继发性或症状性：具有明确的导致脑功能受累的病因者；③隐源性：指尚未找到确切病因者。

（一）遗传因素

在小儿癫痫的病因中有重要的作用。遗传可以影响神经元放电，影响惊厥阈。许多对单卵双胎皆同时有癫痫，这一事实证明癫痫与遗传有关。家族史研究发现，特发性癫痫患者的亲属比一般人群的癫痫发病率高出数倍，特发性癫痫患儿的近亲中脑电图有癫痫波形者也比对照组多几倍。在继发性癫痫中，近亲患病率也略高于一般人口，其遗传方式并不依照任何已知的规律。癫痫患者的亲属做脑电图检查，则发现符合常染色体显性基因遗传规律的痫性脑电活动异常，呈不完全外显率，可能是多基因遗传。在症状性癫痫中遗传因素也起一定的作用。高热惊厥与癫痫有密切关系，也有明显的遗传倾向。因此，癫痫发病的倾向，即其预致性，是遗传性的，但是否表现为临床发作，则尚需结合多种环境因素，后者在原发性癫痫中尚隐蔽不明。

（二）继发性癫痫的病因

可分为，①脑发育异常：如脑回畸形、胼胝体阙如、灰质异位、各种染色体畸变和遗传代谢病所导致的脑细胞及髓鞘发育异常、神经皮肤综合征等；②脑血管问题：如颅内出血、血管内膜炎、血栓、栓塞、血管畸形、胶原病等；③各种原因导致的脑损伤；病毒或细菌感染、药物或化学物质中毒、颅外伤、缺氧缺血、水和电解质紊乱、内分泌功能紊乱和低血糖、维生素缺乏等；④颅内占位病变：颅内寄生虫、原虫、结核瘤、脑脓肿等；⑤变性病：如各种脱髓鞘病、慢病毒感染 SSPE 等。

二、病情评估

（一）临床表现

根据本病发作时的表现，主要分为以下几种类型：

1. 大发作

发作时突然神志丧失，呼吸暂停，青紫，瞳孔散大，光反应消失；抽搐开始为四肢强直，双手握拳，然后转为阵挛性抽动，口吐白沫，心率增快，血压升高，出汗流涎；可有舌咬伤及尿失禁。年长儿可有先兆，如上腹部不适等。婴幼儿大发作少见，常无先兆。发作一般历时 1~5 分钟，发作后入睡，醒后头痛、周身酸痛和无力，但对发作毫无记忆；有时在清醒前出现精神错乱和自动症。

2. 失神小发作

典型表现是，患者突然停止一切活动，呼之不应，双目直视，茫然若失，阵挛性眼肌抽动，2~20 秒意识恢复。发作频繁，每日可达数次、数十次，甚至数百次之多。

3. 小运动型发作

早年发病，常见于 6 个月至 6 岁小儿，临床发作形式多样，如肌阵挛发作、失张力性发作、强直性发作、非典型失神小发作，有些病例是从婴儿痉挛症发展而来，伴智力落后，治疗困难。

4. 婴儿痉挛症

又称 West 综合征，是婴儿时期所特有的一种严重的肌阵挛发作。多在 3~8 个月时发病；典型发作为阵发性头及躯干急骤前屈，上肢伸直，然后屈曲内收，下肢屈曲，偶尔伸直。每次抽搐持续 1~2 秒钟，往往呈一连串的发作；抽搐后喊叫一声，部分患儿可有不完全或不典型的发作，常在入睡或醒后发作，每日发作几次至几十次不等。

5. 局限性发作

以一侧肢端开始，出现抽搐或异常感觉，迅速扩张到一肢或一侧肢体，发作短暂，自数秒钟至数十秒钟，一般无意识障碍。

6. 精神运动性发作

又称复杂性部分发作，临床发作有精神、意识、运动、感觉及自主神经等方面的症状，发作前数小时或数日内患儿可有易激动、不安、头痛不适等先兆，婴幼儿常有恐惧感。每次发作数分钟或更长时间。

7. 癫痫持续状态

系指持续的、频繁的癫痫发作，形成了固定的癫痫状态。包括 1 次癫痫发作持续 1 小时以上或连续多次发作、发作间期意识不恢复者。

（二）实验室及其他检查

1. 实验室检查

应常规进行血、尿、便检查；血液生化常需测血糖、钙及肝、肾功能检查；疑有颅内感染时应做脑脊液检查，必要时做先天代谢病筛查和染色体检查。

2. 脑电图

是诊断癫痫的主要辅助手段。每例都要做脑电图，发作间期脑电图的痫性放电的阳性率仅 30%~50%，进一步做过度换气等诱发试验可提高阳性率 20% 左右，脑电图阴性结果不能除外癫痫的诊断。发作间脑电图应包括清醒和睡眠记录，因许多类型的癫痫在入睡时异常波形明显增多。多采用睡眠剥夺法记录睡眠脑电图，脑电图记录时间不应少于 20 分钟。当出现棘波或尖波、刺慢或尖慢综合波、高幅阵发性慢波等波型时方能确定为癫痫波形。对诊断不明确者，有条件时应做 24 小时长程脑电图磁带记录或录像脑电图监测，可对其发作行为进行同步观察，并可更确切了解癫痫起源的脑区。

3. 神经影像学检查

包括 CT、MRI、正电子发射断层扫描（PET）和单光子发射断层扫描（SPECT）。凡神经系统有异常体征、部分性发作、脑电图有限局性异常、新生儿惊厥及抗痫药物疗效不佳等情况均应进行神经影像学检查。CT 最易发现小钙化灶，MRI 可发现隐匿的脑皮质畸形，灰质异位，血管异常等，PET 和 SPECT 具有检测脑血流和脑代谢率的功能，可找出发作期高代谢率的癫痫起源区。

（三）诊断

诊断小儿癫痫重点在于明确：①是否确实是癫痫；②癫痫与癫痫综合征及其发作的类型；③病因。

1983 年 10 月全国小儿神经病学专题讨论会提出小儿癫痫发作的分类方案：

1. 部分性（限局性、局灶性）发作

（1）简单部分性发作：①限局性运动性发作，包括限局性躯体运动性发作，杰克森（Jackson）发作、转侧性发作等。②限局性感觉性发作，包括躯体感觉性发作或特殊感觉性（如视、听、嗅、味、眩晕等）发作。③限局性自主神经性发作。④限局性精神症状性发作，包括失语、记忆障碍、认知障碍、错觉、幻觉及其他高级脑功能紊乱。

（2）复杂部分性发作（精神运动性发作）：开始为简单部分性发作，继之（或开始即）出现意识障碍（程度不等），伴有自动症。

（3）部分发作演变为全身性发作。

2. 全身性（广泛性、弥漫性）发作

（1）强直—阵挛性发作（大发作）。

（2）强直性发作。

（3）阵挛性发作。

（4）失神小发作。

（5）肌阵挛性发作，其中包括婴儿痉挛症。

（6）失张力性发作。

（7）其他包括分类不明的各种发作。

三、急救措施

癫痫治疗的目的是控制发作、去除病因，尽可能减少脑损伤。治疗越早，脑损伤越小，预后越好。因此，必须抓紧时机，分析临床类型，坚持适当正规治疗。

（一）病因治疗

有代谢、内分泌紊乱者，如低血糖、低血钙等的治疗应针对病因采取适当措施。有局限性病灶者，如脑肿瘤、脑囊肿、脑脓肿、血肿等，应考虑手术治疗。但即使在顺利割除病灶的病例中，残余的病灶和手术瘢痕形成仍可使半数患者在术后继续发作，仍需药物治疗。

（二）药物治疗

抗癫痫药物的应用：抗癫痫药物有些是广谱的，对各类发作都有效，有些药物只对某些类型有效，合理用药才能提高疗效，选药原则见表18-4。

表18-4 各型癫痫的抗癫痫药物选择

发 作 类 型	选 用 药 物
大发作 局限性运动发作	苯巴比妥、苯妥英钠、扑癫痫、卡马西平、丙戊酸钠
失神小发作	乙琥胺、苯巴比妥、硝西泮、丙戊酸钠
小运动型发作	氯硝西泮、硝西泮、丙戊酸钠、苯巴比妥、卡马西平、激素
婴儿痉挛症	激素、氯硝西泮、硝西泮、苯巴比妥
精神运动性发作	卡马西平、苯巴比妥、扑痫酮、苯妥英钠、氯硝西泮

注：按顺序常用者排列在前。

3. 发作时的治疗

对强直—阵挛发作患儿可扶其卧倒或躺在大人怀中，防止跌伤。解开衣领，保持呼吸道通畅。将毛巾或外裹纱布的压舌板塞入上下磨牙之间，以防舌部咬伤。惊厥时不可按压患儿肢体，以免发生骨折或脱臼；惊厥停止后，将头转向一侧，让分泌物流出，避免吸入窒息。如惊厥时间较长，或当日已有过发作，可给苯巴比妥肌内注射，否则不需特殊处理。对自动症要注意防护，避免自伤或伤人。

4. 癫痫持续状态的治疗

对癫痫持续状态必须分秒必争，紧急抢救。持续发作时间越长，越难控制，病死率也越高（病死率约10%）。治疗原则是，选用抗惊厥药物应具有以下特点：见效快，作用时间长，能保持有效的血浓度，对呼吸循环的抑制作用最小，不影响患者觉醒；维持生命功能，预防和控制并发症；病因治疗。

1）一般治疗：及时给氧，保持呼吸道通畅，防止缺氧加重，必要时做气管切开。如有高热、脱水，应降温补液。有脑水肿时，可给甘露醇，以降低颅压。抽搐时将毛巾或压舌板置入患者口中，以防咬伤唇舌。抗生素预防感染。

2）控制发作可选用下列药物

（1）地西泮：是治疗各型癫痫持续状态的首选药物。剂量为每次0.25～0.5 mg/kg。10岁以内小儿1次用量也可按每岁1 mg计算。幼儿1次不得超过5 mL，婴儿不超过2 mL。静脉注射。

地西泮的优点是作用快，静脉注射后1～3分钟即可生效，有时注射后数秒钟就能止惊。如惊厥控制后再次发作，第一次注射安定后20分钟可重复注射1次，24小时内可重复应用2～4次。地西泮原药液可不经稀释，直接缓慢静推，速度每分钟1 mg；也可将原药液稀释（注射用水、0.9%盐水、5%葡萄糖液等）后注射，注射过程中如惊厥已控制，剩余药液不再继续注入。由于地西泮水溶性较差，静脉注射会有沉淀，甚至发生血栓性静脉炎，注射完后用少量0.9%盐水冲洗静脉。

应用地西泮时应密切观察呼吸、心率、血压。曾用过苯巴比妥或水合氯醛等药物时，更要注意呼吸抑制的发生。

根据药物学的研究，地西泮静脉注射后数分钟即可达血浆长效浓度，但在 30～60 分钟内血浆浓度即降低 60%，故应及时给予长效抗惊厥药物。由于地西泮肌内注射吸收比口服还慢，不宜采用肌内注射给药。

（2）氯硝西泮：是较好的抗癫痫持续状态的药物，一般用量 1～4 mg，不超过 10 mg 静脉或肌内注射。注射后可使脑电图的癫痫放电立即停止。对于非惊厥性的癫痫持续状态也有较好的效果。可有嗜睡、肌弛缓等不良反应。

（3）苯妥英钠：静脉给药 15 分钟可在脑内达高峰浓度。用法：一次苯妥英钠负荷量为 15～20 mg/kg，溶于 0.9% 生理盐水中静脉滴注，速度每分钟 1 mg/kg，12 小时后给予维持量，按每日 5 mg/kg 计算，每 24 小时给 1 次维持量。

（4）苯巴比妥：本药作用较慢，注射后 20～60 分钟才能在脑内达到药物高峰浓度，可在安定控制发作以后作为长效药物使用。用其钠盐每次 5～10 mg/kg，肌内注射。

（5）副醛：本药抗惊厥作用较强，疗效好且安全，很少发生呼吸抑制。用量每次 0.2 mL/kg，每次不超过 5 mL，肌内注射；也可灌肠肛门给药，用量每次 0.3～0.4 mL/kg。最大量 8 mL，用矿物油或花生油稀释后灌肠，最好肠内保留 20～30 分钟。本药不宜用塑料管或 1 次性注射器注射，以免产生毒性物质。

5. 心理行为治疗

癫痫儿童可因恶劣的情绪、过重的心理负担或躯体方面的不适而诱导其发作的增多，此时仅靠增添药物往往很难奏效。研究表明，心理行为治疗在一些因心理因素诱发而药物控制不良的患儿中出现明显的效果。心理行为治疗不仅需要孩子的合作，更需要其家长对孩子疾病及身心情况的理解、支持、鼓励与合作；同时也需要医护人员的深入理解与心理辅导。

四、护理要点

（一）护理问题

1. 有受伤的危险

与发作时不受控制的强直性痉挛有关。

2. 有清理呼吸道无效的危险

与肌肉神经支配障碍有关。

3. 恐惧

与发作时不可预知和困窘有关。

4. 处理治疗方案不当或无效

与知识不足、不熟悉治疗或技术有关。

（二）护理措施

1. 出现先兆即刻卧床休息，抽搐发作时取侧卧位，伸颈、下颌向前，抽搐停止后，保证患者安静休息。必要时加床栏，以防坠床。

2. 保持呼吸道通畅，发作时迅速解开衣扣，松解裤带，将患者下颌托起，以防下颌脱位，放置牙垫，避免咬伤舌头。有义齿者应取出，严重抽搐时，不可强力阻止患者，以免肌肉扭伤和骨折。

3. 如有呼吸困难，给低流量氧气吸入。无自主呼吸者应做人工呼吸，必要时协助医师行气管切开。

4. 发作后患者尚有一时意识障碍或出现精神症状，故应做好护理，以防意外发生。

5. 饮食以清淡为宜，少进钠盐。发作频繁不能进食者，给鼻饲流质饮食，每日供给热量 8.4 ~ 12.5 MJ。

6. 加强心理护理，解除患者思想顾虑，正确对待疾病树立乐观情绪和治疗信心，积极配合治疗。

7. 注意观察发作的先兆，抽搐发作期间，密切观察意识、瞳孔、面色、呼吸、脉搏、血压变化。观察记录抽搐的部位、顺序、持续及间歇时间，有无小便失禁、呕吐、外伤等。抽搐停止后，注意有无精神错乱、头痛、肌肉抽搐等。出现癫痫持续状态应配合医生给予及时抢救与护理。静脉滴注抗癫痫药物，应随时根据病情调整速度，如静脉注射安米妥钠，一般每分钟 0.1 g 的速度为宜，但需密切注意意识、瞳孔、呼吸、血压的变化。如瞳孔缩小、血压下降、昏迷加深、呼吸变浅，应及时通知医生考虑药物减量。如呼吸严重抑制，则按医嘱予以抢救药物如洛贝林等。

8. 防止脑水肿导致脑疝，保证脱水剂静脉快速滴注。按医嘱抽血做生化检验，避免碱性药物和液体输入量过多加重脑水肿。

五、出院指导

1. 积极防治各种已知的致病因素，给予早期治疗，减少脑损伤。避免精神刺激，居室宜清静，保证充足的睡眠。癫痫患儿随时可发病，应避免单独过马路、游泳、骑自行车等。

2. 服药期间，不能随意停药，更换药物或减少药物剂量。

3. 间歇发作者保持日常工作和学习，生活应有规律，忌烟酒，不要登高、游泳或到炉旁等危险地方。

（姬生芹 褚忠霞 仉杰）

第十九章 儿科常用诊疗护理技术

第一节 新生儿经外周中心静脉置管

一、操作方法

1. 遵医嘱置管后做好相关护理记录，必须包括导管类型、型号、置入长度、外露长度、部位、局部皮肤情况、双侧上臂围、小腿围、大腿围。填写外周中心静脉置管（PICC）穿刺记录本、穿刺记录单及 PICC 维护记录单。

2. 每班护理记录单上记录双侧上臂围（小腿围、大腿围）、导管外露长度和敷贴固定情况，有无渗血、红肿、硬结，是否通畅。

3. 静脉输液前、封管前均应酒精消毒片消毒正压接头，稍用力擦，速度不能太快，（＞15 秒），严格无菌操作，每天使用前先确认回血良好，再连接常规液体，泵速不得小于 3 mL/h，用药前后用 0.9% 氯化钠脉冲式冲管，勿暴力冲管，输液完毕后用配置好的肝素钠溶液（1U/ mL）封管。

4. PICC 置管后 24 小时内更换敷料一次，观察局部情况，观察是否有出血及渗血等情况，新生儿应按需更换敷料，每周给予更换正压接头，敷贴固定时必须将导管圆盘固定入内，圆盘下方交叉固定，避免导管脱出，使用期间敷贴如有卷边、松动、活动性出血等随时更换。

5. 严禁在 PICC 管道内抽血，输血，严禁在 PICC 侧肢侧血压。每班观察置管后的并发症情况：如出血、静脉炎、伤口感染、导管滑出、导管异位等，监测生命体征，如有情况及时汇报、处理和记录。

二、常见并发症

（一）穿刺点感染
症状：穿刺点红、肿、有分泌物，无全身症状 。
原因：无菌操作不严格，敷料污染；洗手不严格；患儿免疫力低下。
处理：严格无菌技术，遵医嘱给予抗生素，加强换药，细菌培养。

（二）机械性静脉炎
原因：血管过细，导管材质过硬，送管过快，头静脉进入。
预防：血管选择，穿刺技巧 。
处理：立即处理，抬高患肢；局部涂抹喜辽妥。

（三）细菌性静脉炎
原因：不正确洗手及皮肤消毒，未遵循无菌技术，穿刺时污染导管。
预防：严格无菌技术。
处理：通知医生，根据成因处理：培养、抗生素、拔除导管或更换。

（四）血栓性静脉炎

原因：导管过粗（导管外周形成血栓）；穿刺时损伤血管内膜（血管内膜形成血栓）；封管不当（导管尖端及导管内形成血栓）。

处理：热敷、尿激酶溶栓、拔管。

（五）导管移位

症状：无法抽到回血，外量导管长度增加。

原因：过度活动，胸腔压力改变；导管固定不牢固。

预防：牢固固定导管、置管到位。

处理：观察导管功能、X线定位；脱出的导管不能再次送入。

（六）导管堵塞

症状：给药时有压力，输注困难，无法冲管，无法抽到回血。

原因：输液速度过慢；输液泵故障；导管打折；连接处松脱；不正确封管；药物配伍禁忌；静脉血管内膜损伤。

处理：尿激酶通管（5 000 U/ mL）。

（七）感染

原因：抵抗力弱，为正确执行手卫生，无菌操作不严格。

途经：手卫生、置管技术、接头污染、血液播散、患儿皮肤感染、输注液体污染。

预防及处理：严格手卫生和无菌操作（无菌屏障最大化），操作者严格的培训，选择优质材料的导管，选择适宜的置管位置，重视皮肤消毒，优化导管固定方式（接头选择）。早产儿置管后 2 ~ 3 周常会出现感染，但不一定与导管相关。应先排除其他原因后再考虑是否与导管有关。

三、PICC 拔管指征

1. 每天评估患儿是否需要继续使用中心静脉导管，根据患儿的临床表现应尽可能减少中心静脉导管留置时间。每天评估是否有保留导管的需要。肠内营养达到 120 mL/（kg·d)时及时拔管。

2. 推荐高度怀疑或已发生 GRBSI 拔管。一旦有临床感染症状或实验室的感染依据，即使明确其他原因引起的血流感染，也应尽早拔管，避免细菌定植于导管上，影响治疗效果。

3. 治疗不需要时 PICC 拔管。

（褚忠霞　陈文静　赵欣阳）

第二节 亚低温疗法

（一）亚低温治疗的护理

1. 降温

连接监护仪，严密监测生命体征，开始时，每半小时测生命体征，评估患儿对降温的反应，有无寒战，心率、血压改变等副作用。尤其注意体温的变化，防止体温骤降。开始诱导亚低温治疗，1~2 小时达到亚低温治疗的目标肛温（33.5~34℃），和目标皮温（32~34℃）。

2. 维持

达到亚低温治疗的目标温度后转为维持治疗 72 小时。连续监测皮肤、直肠温度：开始每 15 分钟在亚低温治疗体温监测单中监测记录 1 次，直至达到目标温度后 1 小时，然后每 2 小时记录 1 次，复温期间每 1 小时监测记录 1 次。监测新生儿体温低于或高于目标温度 1℃ 以上或新生儿出现烦躁、颤抖等应通知主治医生。维持治疗阶段，保证皮肤的完整性，勤翻身。冰毯或冰帽应保持干燥，保持冰毯的完整性，避免破损。

3. 复温

亚低温治疗结束后，必须给予复温。复温宜缓慢，时间 6~8 小时。设定亚低温治疗仪直肠温度为每 2 小时升高 0.5℃，保证体温上升速度不高于 0.5℃/h，避免快速复温引起低血压，因此复温的过程中仍须肛温监测，每 1 小时监测并记录 1 次肛温度，直至肛温升至 36℃。再根据患儿的体重、胎龄、日龄确定目标箱温，将患儿置于暖箱，直至体温达到 36.5℃，复温成功，体温恢复正常后，需每 4 小时测体温 1 次。

4. 监测

在进行亚低温治疗的过程中，给予持续的动态心电监护、肛温监测、SPO_2 监测、呼吸监测及每小时测量血压，同时观察患儿的面色、反应、末梢循环情况，总结 24 小时的出入液量，并做好详细记录。在护理过程中应注意心率的变化，如出现心率过缓或心律失常，及时与医生联系是否停止亚低温的治疗。

（二）注意事项

1. 温度探头放置后应标记位置，作为操作后无滑脱的检验指示。

2. 选择合适的冰毯：冰毯应大小适中，覆盖躯干和大腿。

3. 冰毯不能覆盖新生儿颈部，冰毯或冰帽应保持干燥清洁。

4. 亚体温治疗期间应 4 小时检查患儿皮肤一次，2 小时翻身一次。

5. 如果新生儿需要离开 NICU 进行影像学检查或其他操作，应暂时中断亚低温治疗，关闭降温设备。

6. 新生儿检查时尽可能保留冰帽或冰毯，如果必须去除，尽可能缩短去除时间。

7. 复温期间每小时记录 1 次直肠温度，直至温度升至 36.5℃。

8. 直肠温度降至可接受温度范围的最低限度（33℃）时，应开启暖箱或远红外辐射式抢救台电源给予维持体温。

（褚忠霞　陈文静　赵欣阳）

第三节　新生儿腹膜透析

（一）透析前准备

1. 给患儿测体温、脉搏、呼吸、血压，做好透析的准备工作。

2. 加强基础护理保持床单元整洁，做好晨晚间护理及口腔、皮肤护理，定时翻身。

3. 加强喂养，必要时给予静脉营养治疗，为患儿提供足够的营养支持。

4 严格执行无菌操作：透析过程中一定要注意无菌操作，无菌操作能有效预防细菌性腹膜炎和导管出口处感染等并发症。

（二）腹膜透析护理

（1）接触管路前洗手，使用前应仔细检查有无混浊、絮状物、破漏及日期，遵医嘱给予腹膜透析液，并加热至37.0℃，正确掌握管道的分离和连接方法。保持患者大便通畅、避免咳嗽、哭闹躁动等，以防腹压增高发生漏液，造成感染。

（2）加强观察与评估：切口有无红肿热痛、渗血、漏液等，并且重视导管出口处的清洁、消毒等。透析时进液速度不宜太快，控制在3分钟左右输完，腹腔停留为4小时，然后将透析液引流出来，出液不宜太快，以防大网膜顺液流进透析管内。准确记录每次进出腹腔的时间、液量、颜色等，每2~3天测血钾、钠、氯、尿素氮、肌酐和血气分析等，每3天做透析液细菌培养。

（3）需每2小时挤压引流管1次，避免打折和堵管，保持引流通畅，发现导管堵塞，为纤维蛋白堆积于管壁及三通管管腔所致，随即在无菌条件下更换三通管，用肝素生理盐水反复冲洗管腔后复通，置管术后或腹膜炎时可预防性使用肝素。

（4）透析管要妥善固定，防止牵拉、扭曲，若出现导管移位，采取X线助诊，手术复位或重新置管，以纠正导管位置。出现透析管扭曲，可采取X线助诊，变换体位，轻柔腹部。

停止透析指征：

1. 循环稳定，没有水中毒。

2. 量大于2 mL/（kg·h）。

3. BUN < 9 mmol/L，Cr < 80 mmol/L。

4. 水、酸碱平衡，电解质正常。

5. 尿比重在正常范围。

（褚忠霞　陈文静　赵欣阳）

第四节　新生儿造瘘护理常规

一、护理

1. 给患儿暖箱设置合适的温湿度，做好保暖。床头抬高 15°～30°，防止患儿误吸。

2. 做好基础护理，严格执行消毒隔离制度及无菌操作原则。实施保护性隔离，控制全身感染，促进局部伤口愈合。

3. 合理喂养，改善营养状况，禁食者给予静脉补液，准确记录出入量，防止水、电解质紊乱。

4. 造口初期，护理的重点在于保护造口周围皮肤。及时护理、消毒擦拭造口周围皮肤，保持造口皮肤清洁干燥。

5. 及时进行扩肛，防止造口狭窄。

6. 做好造瘘的观察和评估：观察造口排出粪便颜色、性质、量，造口皮肤颜色、活力、高度、形状及大小；并观察外露肠管的长短，有无造口出血、刺激性皮炎、造口回缩、机械性损伤、造口缺血性坏死、水肿等并发症。

二、正确佩戴造瘘袋的护理要点

1. 造瘘口护理所需物品包括：一次性手套、棉球、镊子、棉签、温开水、弯剪、尺子、保护膜、防漏膏、3M 液体敷料、合适的造瘘袋、造瘘粉。

2. 观察造瘘袋的密闭性，用手指按压边缘，判断是否开启，翘边需要更换。一手按住皮肤，另一只手沿造口袋的边缘揭开，如遇阻力请不要强行撕脱，避免损伤皮肤，可以用油浸润。

3. 一般情况下，每三天更换造瘘袋，如造瘘袋有明显的渗漏立即更换。

4. 用生理盐水浸湿棉球，用镊子将棉球拧干（不滴水），夹取棉球，清理皮肤，然后清理造口至干净，待干。

5. 用尺子测量造口的直径，使用弯剪根据测量尺大小在底盘上剪切中心孔比测量直径大 1～2 mm，剪开合适大小的圆孔。

6. 观察造瘘口处肠管的颜色，为鲜红色，造瘘口周围皮肤完整。然后用一干棉球遮住造口，将造口粉倒在造口袋将要覆盖的皮肤上，用干棉签棒均匀涂抹造口周围皮肤将多余粉扫除，在造口粉涂抹的区域覆盖一层保护膜，然后以"粉—膜—膜"的方法重复两次，把防漏膏均匀涂在造瘘口周围。

7. 再把造瘘袋后的塑料纸撕去贴在造瘘口上，轻压 20 秒，使造瘘袋很好的黏附在皮肤上，对准造口的位置将其贴在皮肤上，从里到外用手指轻轻按压，最后把封条粘在造瘘袋上保证贴实。

8. 取造口袋套件的粘贴条，贴在造口袋开口处，向上卷 2 ~ 3 下，将条两端对折，固定造口袋开口。并注明日期和时间及操作者。

（褚忠霞　赵欣阳　陈文静）

第五节　新生儿肠内营养

1. 选择合适乳类

首选母乳喂养，不能母乳的可给予奶粉喂养。

2. 鼻胃管验证

每次鼻饲前，先验证胃管是否在胃内（三种方法验证），每次胃管喂养前观察腹部情况，回抽胃内容物，如有半消化奶液、未消化奶液及异常样胃内容物，立即通知医生听诊肠鸣音，遵医嘱停喂或减量。

3. 胃管维护

妥善固定胃管，注意观察胃管在体外的标记；避免扭曲、打折、受压、移位，定期更换胃管，长期留置胃管患儿每天用石蜡油润滑口唇。

4. 注意监测

患儿肝功能、肾功能、电解质的变化，了解患儿的营养状况，以防水、电解质失衡。

5. 并发症观察

观察有无黏膜损伤、胃管脱出、吸入性肺炎、喂养不耐受、腹泻、高血糖、低血糖等并发症。

（褚忠霞　赵欣阳　陈文静）

第六节　胸腔闭式引流

1. 病情观察

观察患儿呼吸节律和呼吸频率的变化，监测患儿的生命体征，缺氧程度和皮下气肿情况，心率、血压及 SPO_2 情况。

2. 保持管道的密闭

（1）随时检查引流装置是否密闭及引流管有无脱落。

（2）水封瓶应低于穿刺部位 60 cm，水封瓶长玻璃管没入水中 1 ~ 2 cm，并始终保持直立，以防瓶内液体逆流入胸腹腔。

（3）移动患儿或更换引流瓶时，需双重夹闭引流管，以防空气进入。

（4）引流管连接处脱落或引流瓶损坏，应立即双钳夹闭胸壁引流导管，并更换引流装置。

（5）若引流管从胸腔滑脱，立即用手捏闭伤口处皮肤，消毒处理后，用凡士林纱布封闭伤口，并协助医师做进一步处理。

3. 严格无菌操作，防止逆行感染

引流装置应保持无菌，保持胸壁引流口处敷料清洁干燥，一旦渗液，及时更换，按规定时间更换引流瓶，更换时应严格遵守无菌操作。

4. 观察和记录

观察引流管有无滑脱，水封瓶内气泡溢出情况及水柱波动情况，常规拍床边 X 线胸片，确定引流管位置及引流管的内置长度是否正确，密切观察引流后肺复张效果，并准确记录引流液的量、颜色、性质和气体溢出情况，每 1～2 小时自上而下挤压引流管，保持引流管的通畅。

5. 拔管

一般引流 48～72 小时后，临床观察无气体溢出，X 线示肺复张良好，遵医嘱给予夹管观察 24～48 小时，患儿无呼吸困难表现，护士协助医生拔管，在吸气末迅速拔管，拔管后用敷贴覆盖皮肤穿刺处。拔管后注意观察患儿有无胸闷、呼吸困难，有无切口漏气、渗液、皮下气肿等，如发现异常通知医生及时处理。

（褚忠霞　赵欣阳　陈文静）

第七节　留置尿管

1. 保持尿道口清洁。

2. 固定好导尿管，防止脱出和打折，保证有效引流，引流袋不得超过膀胱高度并避免挤压，防止尿液反流，导致逆行感染。

3. 保持尿管引流通畅，避免因导尿管受压、扭曲、堵塞等导致泌尿系统的感染。

4. 注意观察尿液情况，观察尿液颜色、量、性质，记录 24 小时尿量，发现尿液混浊、沉淀、有结晶时，通知医生及时处理，每周检查尿常规一次。定时更换精密集尿器及尿管，集尿器内的尿液超过 1/2 或 2/3 时应及时倾倒。

5. 预防感染，严格执行无菌操作，正确执行手卫生，预防感染的发生。

（褚忠霞　赵欣阳　陈文静）

第八节 持续正压通气

1. 持续正压通气（CPAP）使用护理

（1）根据患儿病情需要选择合适机器，要求操作人员熟悉各 CPAP 的性能及操作方法。

（2）及时处理报警，如机器发生故障或报警不能排除，应更换机器，待故障解除试机正常后再使用。

（3）保证 CPAP 的压力：有效的压力是治疗成功的关键，如果管道连接不紧密、导管扭曲、折叠或有漏气、分泌物堵塞等，会造成压力不稳定，从而气压伤或者是治疗无效。因此要确保气管的密闭和通畅。

（4）保持呼吸道的通畅：及时清理呼吸道分泌物，保持呼吸道通畅。使用 CPAP 辅助通气时，还应注意湿化罐内的气体加温加湿效果。

2. 常见并发症护理

（1）鼻部皮肤损伤：调整好患儿体位，病情允许的情况下应 4~6 小时休息 15~20 分钟或鼻塞和鼻罩交替使用，避免组织损伤或变形。在使用过程中要选择大小合适的鼻塞与鼻罩，同时要选择大小合适的帽子，佩戴松紧适宜，勿牵拉，鼻部给予莫匹罗星涂抹，并裁剪合适的安抚贴保护鼻部皮肤。

（2）腹胀：CPAP 可吞入较多空气，导致胃扩张，应定时抽出残留气体，必要时可保持胃管持续开放。

3. 密切病情变化

观察患儿反应、生命体征、皮肤颜色、SPO_2 等变化，如有异常及时处理。

4. 预防感染

CPAP 管道及帽子应每周更换。并做好物体表面的擦拭及消毒，医务人员严格执行手卫生，防止医源性感染。

CPAP 撤离指征：

患儿病情稳定，可逐渐降低压力，当压力 <4 cmH$_2$O 时，无呼吸暂停及心动过缓，无 SPO_2 下降，呼吸做功未增加时可考虑撤离。

（褚忠霞　赵欣阳　陈文静）

第九节 新生儿常频机械通气

1. 密切观察患儿的病情，意识、生命体征、血氧饱和度、血气分析的指标变化。

2. 根据病情和血气分析调节呼吸机参数。

3. 观察呼吸机参数设定，报警设定，观察自主呼吸与呼吸机是否同步。

4. 观察气管插管的型号、外漏长度、气道通畅情况、肺部情况、痰液颜色、性质及量；调整气管插管位置时，配合医生完成，每班核对并记录导管插入深度，随时检查固定是否牢靠，胶布随脏随换。可用沙袋或水袋固定头部，必要时使用镇静剂。

5. 按医嘱要求或根据病情需要吸痰，使用密闭式吸痰装置，吸痰时严格无菌操作，防止气管导管脱落，动作轻柔。每 2 小时翻身 1 次。

6. 确保气道湿化效果，加湿化液时禁止离开。

7. 观察有无气管导管移位、导管阻塞、气胸等并发症。

8. 预防 VAP 的发生措施

（1）床头抬高≥30°。

（2）每 6～8 小时进行一次口腔护理。

（3）及时有效吸痰。

（4）呼吸机管路湿化液应使用无菌水，每天更换，保持有效湿化。

（5）呼吸机外壳及面板每天清洁消毒 1～2 次。

（6）定期 7 天更换呼吸机螺纹管和湿化器，及时正确处理呼吸机管道冷凝水。

（7）定时（每 4～6 小时）监测胃潴留量，预防胃内容物反流措施到位。

（8）遵医嘱每日评估是否撤机或拔管。

（9）正确执行手卫生。

9. 拔管后护理

（1）彻底清理呼吸道后拔管，防止拔管时误吸。

（2）根据病情拔管后遵医嘱给予氧疗。

（3）体位管理，每 2 小时翻身 1 次，注意开放气道，保持呼吸道通畅。

（4）病情观察：有无鼻翼扇动、三凹征、呼吸急促、唇甲发绀、心率加快等缺氧及呼吸难的表现。

撤离呼吸机指征：

（1）当患儿原发病好转，感染基本控制，一般状况较好，血气分析正常时应逐渐降低呼吸机参数，锻炼和增强自主呼吸。一般先降低 FiO_2 和 PIP，然后再降低呼吸频率，同时应观察胸廓起伏、监测 SaO_2 及动脉血气结果。

（2）当 PIP≤18 cmH_2O，PEEP 2～4 cmH_2O，频率≤10 次/分，FiO_2≤0.4 时，动

脉血气结果正常，可考虑撤机。

（褚忠霞　赵欣阳　陈文静）

第十节　新生儿高频振荡通气护理常规

1. 按时更换体位，翻身叩背，及时清理呼吸道，保持呼吸道通畅。

2. 病情观察：严密监测血气、生命体征、循环、尿量、心率及 SPO_2 的观察及变化。

2. 呼吸机管路的管理：管路 7 天更换一次，连接紧密无漏气、冷凝水要及时倾倒，保持有效湿化。

3. 理想振幅：以达到胸部振动为宜。

4. HFOV 开始 15～20 分钟后检查血气，并根据 PaO_2、$PaCO_2$ 和 pH 值对振幅及频率等进行调节。治疗持续性高碳酸血症时，可将振幅调至最高及频率调至最低。

5. 观察有无低血压、脑室内出血、坏死性气管支气管炎、肺充气过度、气漏以及肺不张等合并症。

6. 正确落实预防 VAP 的发生措施。

撤机指征：

可选择直接拔管脱机或 CPAP，也可过渡到 CMV 再撤离。撤离前先下调 FiO_2，然后降低 MAP，振幅根据 $PaCO_2$ 调节，呼吸频率一般不需调节。对于极低出生体重儿，当 MAP < 6～8 cmH_2O，FiO_2 < 0.25～0.30，即可考虑撤机，对于体重较大新生儿，即使参数高于此值，也可撤机。如果过渡到 CMV，一般 PEEP = 5 cmH_2O，PIP < 20 cmH_2O，潮气量 5～7 mL/kg。

（褚忠霞　孙洪洋　冒智慧）

第十一节　有创动脉血压

1. 动脉测压管的各个接头连接处要旋紧防止脱开或渗漏，妥善固定，避免反复穿刺，防止穿刺针和测压管脱落。

2. 换能器零点校正，应保证换能器与心脏水平位置一致，以保证测定数值的准确，更换患儿体位时始终保持换能器与心脏水平一致。

3. 为保证动脉测压管的通畅应用肝素盐水定时冲洗，加压气袋的压力要大于300 mmHg。

4. 当动脉波形出现异常、低钝、消失时，考虑动脉穿刺针处有打折或血栓堵塞现象。处理：揭开皮肤保护膜，若有打折调至正常，若有堵塞应先抽回血再进行冲洗，防止凝血块冲入动脉内，并消毒待干后贴上皮肤保护膜。

5. 动脉测压管内严禁进气，应定时检查管道内有无气泡。

6. 定时观察穿刺肢体的血运情况（肢体有无肿胀、颜色、温度异常，局部不宜包扎过紧，以免发生肢端坏死）。

7. 为了防止感染，每次抽血标本时，严格无菌操作。

8. 保证动脉穿刺点的局部干燥，若有渗血应及时更换皮肤保护膜，消毒穿刺点，范围应大于皮肤保护膜的范围。

9. 当患儿病情平稳，不需要测压时应及早拔除测压管，拔管时局部压迫 10 分钟，观察无渗血时，用无菌纱布及弹力绷带加压包扎。

10. 观察有无栓塞、出血、感染等并发症

11. 置管时间一般为 4 天不应超过 7 天，一旦发现感染迹象应立即拔除导管。

12. 拔除的动脉测压管应放入医疗垃圾袋内。

（褚忠霞　孙洪洋　冒智慧）

第十二节　新生儿脑室引流护理常规

脑室引流是经颅骨钻孔穿刺侧脑室，放置引流管将脑脊液引流至体外。

（一）适应证

1. 因脑积水引起严重颅内压增高的患者。

2. 脑室内有出血的患者。

3. 因治疗需向脑室内注入药物。

（二）禁忌证

1. 硬脑膜下积脓或脑脓肿患者。

2. 脑血管畸形。

3. 弥散性脑肿胀或脑水肿。

（三）护理措施

1. 术后观察患儿的意识、瞳孔、生命体征、恶心、头痛、呕吐等情况，肢体活动的变化，如有异常应及时通知医生。

2. 正确使用体外引流系统，脑室引流管置入深度 6 cm，保持引流管的通畅，引流管不可折叠、扭曲、受压，并做好标记，注明留置日期。搬运患者时，将引流管夹闭、妥善固定。

3. 吸痰时关闭引流管近端夹子。

4. 应用尿激酶后，严密观察患儿出血量，夹闭体外引流系统 2 小时，2 小时后再打

开夹子。

5. 敷料保持清洁干燥，渗液多时，及时更换，每天 2 次 5 mL 碘伏注入引流口。

6. 暖箱床垫高度固定，脑室引流管的入口处应高于外耳道 10 ~ 15 cm，禁止自行调节。

7. 术后不使用强力脱水剂，亦不严格限制水分摄入，以免颅内压过低影响脑膨出。

8. 术后早期（1 ~ 2 小时）特别注意引流速度，切记过快、过多，禁忌引流过快。

9. 脑室引流液的观察：正常脑脊液无色透明、无沉淀，术后 1 ~ 2 天脑脊液可略带血性，以后转为橙黄色，若术后血性脑脊液颜色加深，提示有脑室内出血，应报告医生紧急处理。每日引流量 10 mL/（kg·d），特殊情况如颅内感染患者因脑脊液分泌过多，引流量可适量增加。

10. 定时更换引流装置，观察引流管内液面有无波动，关注 24 小时引流量、颜色、性质，引流量 >50 mL 及时提醒医生。

11. 避免哭闹，必要时给予镇静。因哭闹时，颅内压增高，会引起出血量增加。

12. 脑室引流管拔管前遵医嘱先夹闭引流管 24 ~ 48 小时，观察无颅内压增高的表现，可予拔管。拔管后，如切口处有脑脊液漏，应通知医生及时处理，以免引起颅内感染。

13. 观察有无脑室内感染、出血和移位等并发症。

（褚忠霞　孙洪洋　冒智慧）

第十三节　振幅整合脑电图护理常规

振幅整合脑电图（AEEG）护理常规是评价新生儿脑功能的重要神经电生理手段，可以用于新生儿脑损伤筛查，脑发育评估，疗效评估及预后评价，也可用于新生儿惊厥的检测。

（一）适应证

1. 鉴别脑器质性疾病和功能性疾病。

2. 各种脑部疾病辅助诊断、鉴别诊断及定位。

3. 了解全身疾病疑有脑损害者是否脑受累。

4. 了解脑部疾病的变化、疗效、脑发育状况。

（二）禁忌证

1. 头皮外伤严重，广泛或开放性颅脑外伤，无法安放电极或可能因检查造成感染者。

2. 极度躁动不安、无法使其镇静而配合检查者。

（三）护理措施

1. 正确佩戴脑电图帽：选择合适的尺寸（26 ~ 30 cm，30 ~ 34 cm，34 ~ 38 cm）。

2. 注入导电膏 1~2 mL。

3. 按照标识正确连接采集盒。

4. 操作期间注意观察波形及导联有无脱落。有异常通知医生及时处理。

5. 监测结束后将脑电图帽清洗和消毒备用。

（褚忠霞　孙洪洋　冒智慧）

第十四节　新生儿留置胃管护理常规

留置胃管是将胃管经口插入胃内，从管内注入流质食物、水分和药物的方法。

（一）适应证

1. 抽取胃液做检查。

2. 消化道梗阻、坏死性小肠结肠炎等外科疾患需行胃肠减压。

3. 对吸吮、吞咽能力差不能经口喂养的患儿需经鼻或经口插管以注入营养液及药物。

（二）禁忌证

1. 鼻咽部或食管狭窄、梗阻。

2. 严重的面部外伤和（或）基底颅骨骨折。

3. 食管静脉曲张，上消化道出血及其他出血倾向的患儿。

（三）护理措施

1. 经口插管的长度应自鼻尖至耳垂再至脐与剑突中间的距离，插管动作要轻稳，以避免损伤食管黏膜。

2. 在插管过程中患者出现恶心时应暂停片刻，抬起患儿下颌部，快速顺利插入，减轻胃肌收缩，如出现呛咳、呼吸困难提示导管误入喉内，应立即拔管重插：如果插入不畅时，切忌硬性插入，应检查胃管是否盘在口咽部，可将胃管拔出少许后再插入。

3. 给患儿插管时，应将患者头向后仰，左手托起头部，使管端沿后壁滑行，插至所需长度。

4. 留置胃管者应加强口腔护理，每天口腔护理 3~4 次。保留胃管的时间：一般 7 天更换一次。

5. 每次喂奶前应抽吸胃管证明胃管在胃内，方可注入，注奶速度要均衡，温度 38~40℃为宜，不得过冷或过热，以免引起腹泻或其他的胃肠疾病，药品应研碎溶解后注入。

6. 每次鼻饲前应先抽吸胃内残余量，如大于鼻饲量 1/2 或抽出特殊液体，提示排空不良，应减量或暂停鼻饲。

7. 鼻饲后婴儿上肢抬高及右侧卧位，有助于胃排空，以防呕吐，引起呛咳及窒息。

8. 每次鼻饲前后注入少量温开水，以免胃管堵塞。

（褚忠霞　孙洪洋　冒智慧）

第十五节　新生儿脐静脉穿刺护理常规

脐静脉穿刺指经脐静脉置入中心静脉导管。其目的是为危重新生儿的抢救及治疗提供安全、可靠、有效的静脉通路；可作为血管刺激性药物血管活性药物输入的途径，避免外周静脉的并发症的出现；可作为外营养输入途径，用于早产儿、重症营养不良、先天性消化道畸形的围手术期阶段等；可作为 ABO 溶血或 Rh 溶血时交叉换血通路。确保 UVC 导管在留置期间功能完好，降低并发症。

（一）适应证

1. 监测 CVP。

2. 保持静脉通道通畅。

3. 需反复采集血液做相关检查。

4. 输入高渗静脉营养液体。

（二）禁忌证

1. 脐炎或脐膨出。

2. 坏死性小肠炎、腹膜炎。

3. 出血。

4. 下肢或臀部有血运障碍。

（三）护理措施

1. 置管期间，严格执行无菌操作，与导管连接的输液系统（包括三通，正压接头）应每 24 小时更换 1 次。

2. 每日用酒精消毒脐带、脐静脉导管横断面及外周三次，每次消毒时间大于 15 秒。

3. 静脉输液前，要认真检查并排出注射器、输液器、三通及导管衔接处的气体，确保导管内无空气及小血凝块。

4. 观察导管有无松脱征象、肢体及脏器供血情况、脐部周围皮肤颜色、腹部有无肿胀、下肢及臀部皮肤颜色、皮肤温度及循环状态等，如有异常，通知医生，及时处理。

5. 每班常规酒精消毒三通及正压接头，回抽见回血后，用 2 mL 生理盐水进行脉冲式冲管，并用无菌盘布将三通包裹，胶布固定，连接输液系统。尽量集中安排换管及用药，减少感染机会。

6. 条件不允许时禁止置入脐静脉，如新生儿出血、水肿、脐带局部感染、脐膨出、下肢或臀部有血运障碍、腹膜炎或坏死性小肠结肠炎等。

7. 观察有无空气栓塞、肺水肿、动静脉血栓、感染、肝脏损伤等并发症。

8. 若一个患儿需同时脐动脉及脐静脉置管，则需先置脐动脉导管，以免脐静脉置管过程引起脐动脉痉挛而造成置管困难。

9. 拔管和拔管后的护理

（1）导管留置时间：7~10 天。每日评估导管的临床需要的必要性，如不需要时，立即拔除导管。

（2）用酒精严格消毒脐部及其周围皮肤，剪断导管周围缝线，将导管徐徐拔出，在离出口 2 cm 处停留 2 分钟，以减少出血。确定无活动性出血后敷盖无菌敷料。

（3）若患儿合并感染或肝脓肿则将导管末端用无菌剪刀剪断 5 cm 放入装有 2 mL 生理盐水的无菌小瓶内进行培养。

（4）拔管后每 30 分钟检查一次脐部，至少 4 次。每日用酒精常规消毒脐部直到脐带残端脱落，伤口干燥为止。

（褚忠霞　冒智慧　孙洪洋）

第十六节　小儿血压测量方法

一、儿童测血压的注意事项

应使用儿童测压计，如用成人测压计时袖带应为上臂长的 1/2~2/3。

二、儿科血压计算公式。

1 岁时收缩压约为 80 mmHg。
2 岁以后收缩压（mmHg）＝周岁×2＋80。
舒张压＝收缩压×2/3。

三、新生儿血压测量法

皮肤转红法：用新生儿血压计袖带（足月儿用 3 cm 宽，早产儿用 2.5 cm 宽），包扎上臂，抬高 37°上肢做向心性挤压，同时使袖带迅速充气，使压力达 100 mmHg，此时上肢呈白色。然后逐渐放气，当皮肤突然转红之际血压计上的数值即为收缩压值。

新生儿收缩压平均为 70 mmHg。

（褚忠霞　冒智慧　孙洪洋）

第十七节 小儿药物剂量计算方法

一、根据小儿体重计算

药物剂量（每日或每次）＝药量/kg×体重。

二、按体表面积计算法

小儿剂量＝成人剂量×小儿体表面积（m²）/1.7。

30kg 以下的体表面积（m²）：0.035（m²/kg）×体重（kg）＋0.1。

30kg 以上的体表面积（m²）＝1.1＋［体重（kg）－30］/5×0.1。

小儿剂量＝成人剂量×［小儿体表面积（m²）/成人体表面积（1.73 m²）］。

三、按成人剂量计算法

1. 根据小儿体重计算

小儿剂量＝成人剂量×体重（kg）/50。

2. 根据小儿年龄计算

小儿剂量＝成人剂量×（年龄＋2）/20。

（褚忠霞 冒智慧 孙洪洋）

第十八节 颈外静脉穿刺术

一、适应证

适用于婴儿取血。

二、操作方法

助手立于台旁（婴儿后侧），面向婴儿，用两前臂从婴儿身旁约束其身躯，两手分别按其面额与枕部，切勿蒙住口鼻，使颈项向取血对侧旋转90°并后仰约45°。消毒局部皮肤后，采血者位于患儿头端，持注射器在颈外静脉可见部分的上 1/3 与中 1/3 交界处刺入皮肤，当婴儿啼哭静脉怒张时刺入血管。有回血后即固定针头，抽血后扶起婴儿至坐位，用消毒棉球轻压针刺点 2～3 分钟，以免局部出血。

三、注意事项

有严重心肺功能不全、病情垂危或有出血倾向者忌用静外静脉穿刺。

（褚忠霞　冒智慧　孙洪洋）

第十九节　股静脉穿刺术

一、适应证

应用于小婴儿取血。

二、操作方法

用被单约束婴儿上肢，将右下肢暴露至腹股沟。婴儿斜卧于操作台上，两腿分别下垂在检查台一端或一侧，大腿分开90°。助手立于婴儿头端，用两肘及前臂从两侧夹住婴儿身躯，两手分别握婴儿两腿，并使右腿稍外旋。皮肤消毒后，取血者立在婴儿足端，消毒的左手食指摸到搏动的股动脉时，即用右手持注射器在股动脉内侧刺入。较准确的刺入点在腹股沟韧带下1~3 cm处，针体与皮肤表面呈45°角，方向与股动脉平行，或垂直刺入亦可。然后慢慢退针，边退边回抽，有回血后即固定针头抽血，取出针头用消毒棉球压迫刺入点2~3分钟，以免发生局部血肿或深部感染。

三、注意事项

病情危重或有出血倾向者禁用此方法。

（褚忠霞　冒智慧　孙洪洋）

第二十节　后囟穿刺术

一、适应证

适用于新生儿或后囟未闭的婴儿，如采血有困难时，可选用后囟穿刺。

二、操作方法

1. 置患儿于右卧位，背向穿刺者，右耳下稍垫高，使整个身体呈正侧位，固定头部。

2. 操作者用手指从前囟沿矢状缝摸清后囟,剃去后囟部毛发,在后囟周围 3~4 cm 直径内皮肤消毒。

3. 用斜面较短的针头,由后囟门中央点垂直刺入,针尖方向沿矢状面指向额部最顶点,一般进针深度不到 0.5 cm。当略有空隙感后,左手即可试抽注射器管芯,如有回血,即可抽足所需血量,快速拔出针头,局部用干棉球压迫 2~3 分钟即可。

三、注意事项

进针后若抽血不成功,可将针头稍微进入或退出再行试探,也可退至皮下重新进针,切忌针头在后囟内乱捣。患儿出凝血机制不好时慎用此术。

(褚忠霞　冒智慧　孙洪洋)

第二十一节　侧脑室穿刺术

一、适应证

适用于急性脑积水引流,也可用于抢救脑疝,可减轻颅压,也可检验脑脊液。

二、操作方法

1. 清洁前囟并剃去前囟及周围毛发。

2. 患儿平卧,面部向上,助手固定头部。

3. 局部消毒,穿刺者戴手套,铺无菌巾。

4. 以前囟侧角连线离中点 1.5~2 cm 处为穿刺点,将穿刺针对准同侧外眦缓慢刺入。进针时用两食指抵住头部,以防骤然进入过深(进针深度为 5~6 cm),且固守一个方向,针头不能左右摇动,以防损伤脑组织。进针时随进针随将针芯取出一次,以观察有无脑脊液流出。

5. 留取脑脊液,如针孔渗液不止,可用火棉胶涂之。

如需引流可固定穿刺针,接上消毒引流瓶,该瓶应固定于高于穿刺针 15 cm 左右的位置,必要时调整高度,一般可保留 10~14 天,最长不超过 1 个月,以免继发感染。

(褚忠霞　王福钰　郭敏)

第二十二节 硬脑膜下穿刺术

一、适应证

此术用于化脓性脑膜炎后并发硬脑膜下积液、积脓或血肿时。

二、操作方法

1. 准备同侧脑室穿刺术。

2. 用斜面短的腰椎穿刺针或斜面较短的普通 1~2 号注射针头，于前囟侧角外侧点穿入 0.2~0.5 cm，有穿过坚韧硬脑膜感。进入硬脑膜后拔出针芯，接上注射器，施少许负压。

3. 正常情况下仅得澄清液体数滴。获得较大量的含血液体或黄变液体时，证明硬脑膜下有血肿或渗液。

4. 一般放液不超过 15 cm，且不能加压吸引。

拔出穿刺针，立即用无菌纱布紧压数分钟后用胶布固定。

（褚忠霞 王福钰 郭敏）

第二十三节 小脑延髓池穿刺术

一、适应证

一般只用于腰椎病变或腰椎局部皮肤感染不能做腰穿者，又必须了解脑脊液变化或拟用药物治疗时。

二、操作方法

1. 剃去患儿枕部及后颈部毛发，用被单包裹侧卧。助手紧按患儿头使前弯，局部消毒。

2. 术者持针在中线枕骨与第 1 颈椎间凹陷处刺入皮肤（针尖斜口朝向足端），针头对准眉间线方向紧循中线向脑池徐徐推进。若触及枕骨，可将整个针杆抑低少许，再沿原来方向推进，但切不可让针头指向眉线之下。为避免刺入硬膜，最好用两手拇指与中指持针，用两食指分别撑在患儿头部与颈部。针头前端约 6 cm 处应加固定套环以防穿刺针头深入脑部。

3. 针头穿过硬膜时，可有进针阻力突然消失的感觉。婴儿脑池在皮下 2 ~ 3 cm 处，若针头进入相当距离仍未见液体滴出，应停止前进，以免引起危险。当有液体流出时，留取脑脊液。

4. 术后局部处理同前囟穿刺术处理。

三、注意事项

疑似先天性小脑延髓下疝或小脑扁桃疝时忌做此穿刺。因有损伤生命中枢而引起突然死亡的危险，故应慎用。

（褚忠霞　王福钰　郭敏）

第二十四节　小儿骨髓穿刺术

一、适应证

检查造血功能，寻找寄生虫，帮助确定诊断，如检查血液病，寻找疟疾和黑热病的原虫等。

二、操作方法

用品：清洁盘，骨髓穿刺包（10 mL 空针 1 副，骨髓穿刺针，无菌纱布 1 块，洞巾 1 块，清洁玻璃片数片）。

1. 髂嵴穿刺法

病儿仰卧，腹胀者可侧卧。多在髂前上棘最突出部位做皮肤消毒后，用 1% 普鲁卡因做局部麻醉，针头达骨膜时注射应缓慢。注射量通常不多于 2 mL。穿刺针沿患儿身体矢面与髂嵴呈 45°角处刺入（髂嵴后 1 ~ 2 cm）。施适当压力并用旋转动做推针前进，直至前进阻力突然消失为止，深度为 1 ~ 1.5 cm。拔出针芯，接上注射器，抽取髓液。完闭后用胶棉封住针口。

2. 胸骨穿刺法

患儿仰卧，两臂约束于身旁，胸骨全露，做皮肤消毒，并用 1% 普鲁卡因局部麻醉。取胸骨中线、胸骨角上下各 1 ~ 1.5 cm 平坦处，左手在胸骨两侧固定皮肤，取注射器（含 6 号针头）沿中线刺入，刺入时稍做旋转动作。针头向患儿头部，与胸骨呈 45° ~ 60°角，在距胸骨膜下 0.5 ~ 1 cm 处，可得空洞感觉，即达骨髓腔。抽时用力切勿过猛，以免引起疼痛。抽毕，将针拔出．无菌纱布外敷后压迫止血。

3. 胫骨穿刺法

多用于新生儿或 3 月以下的婴儿。穿刺点于胫骨前内侧面相当于胫骨粗隆水平下 1

cm 的前内侧。局部皮肤消毒后行局部麻醉，穿刺针进入皮肤时与骨干长径呈 60°，稍用压力并做轻度旋转，使针穿过骨膜，针达骨髓腔时，即有阻力减低的感觉，此时应固定穿刺针于骨中不使摇动。拔出针芯，接上 5 ~ 10 mL 干燥的注射器，抽取骨髓液，用力不能过猛，以免负压过大使血窦破裂，导致血液和骨髓液混合，而稀释了骨髓液。如做骨髓液涂片，取 0.2 ~ 0.5 mL 即可；如做骨髓培养，则抽取 2 mL。拔出穿刺针后，应以消毒敷料加压局部，压迫止血。

三、注意事项

血友病患儿禁忌穿刺。胸骨穿刺则因幼儿胸骨薄弱，操作中易穿透而伤及重要器官，在年龄小于 2 岁、哭闹不合作或局部有皮肤感染时禁用。

（褚忠霞　王福钰　郭敏）

第二十五节　新生儿蓝光疗法

一、适应证

新生儿高胆红素血症时应预防胆红素脑病，蓝光照射能使非结合胆红素转变成结合胆红素，后快速从胆汁和尿液中排泄，降低血中总胆红素水平。

二、操作方法

1. 光源

蓝光最好（主峰波长为 425 ~ 475 nm），也可选择白光（波长 550 ~ 600 nm）或绿光（波长 510 ~ 530 nm）。

2. 方法

有单面光疗法、双面光疗法、毯式光纤黄疸治疗法以及蓝光发光二极管光疗法。

目前国内最常用的是蓝光照射，疗效最好。如采用特殊蓝光（波长范围 420 ~ 480 nm），照射强度优于一般蓝光。白光照射也含有蓝光波长，但效率低于蓝光，可将蓝光灯与日光灯混合使用，既能有效降低胆红素，又不会因蓝光而影响对患儿面色的观察。绿光对降低胆红素同样有效，且体外实验已证明较低波长光源（350 ~ 450 nm）照射能引起培养细胞 DNA 的损伤，510 nm 波长的绿光相对较为安全。毯式光纤黄疸治疗仪系采用光导纤维将波长为 500 nm 的绿光引入，分散于光导纤维毯上，光疗时将该毯垫于或包裹于患儿躯干，具有使用方便、便于医疗护理和易于控制体温等优点，但由于光照面积较小，降低血清胆红素的效果并不比传统光疗好。蓝光发光二极管光疗装置是采用发光二极管为光源，有窄波长、高效率的特点，且可安装在暖箱内，有利于早产儿高胆红素血症的治疗。

3. 时间分连续照射和间歇照射。前者为 24 小时连续照射；后者是照 10 ~ 12 小时，间歇 14 ~ 12 小时。不论何法，应视病情而定。

光疗时皮肤不显性失水增加，并可出现水样腹泻，因此需增加补液量 10% ~ 20%。可口服蒙脱石散（思密达）1 g/次，每日 3 次。胆红素有光敏感作用，光疗时部分患儿可出现红色斑丘疹。光对视网膜有损害，应用眼罩防护。结合胆红素增高时，患者光疗后可使皮肤呈青铜色（青铜症），因此当结合胆红素 > 34 μmol/L 时光疗应当慎重。光疗时可使核黄素分解，可适当补充核黄素。

（褚忠霞　王福钰　郭敏）

第二十六节　小儿高压氧疗法

一、目的

氧是机体代谢所必需的物质，在正常情况下，空气中的氧足以供给机体生命活动的需要，但当某些原因如急性脑缺氧、休克、一氧化碳中毒等，造成机体供氧量不足或需氧量额外增加，此时吸空气中的氧则难以补偿。高压氧能明显改变机体对氧的摄取和利用方式，使血氧含量增加，氧分压增高，血氧弥散增强，引起中枢神经、循环、呼吸、内分泌等系统一系列生理功能的变化，促使机体自我更新的过程，提高细胞活力，调动机体本身全部的防御功能，达到治疗和挽救患者生命的目的。

二、适应证

根据其治疗效果的不同可分为三类：

1. 作为临床主要治疗方法，疗效显著的有：一氧化碳中毒、空气栓塞、减压病、气性坏疽、心肺复苏后缺氧性脑功能障碍、脑血栓、脑水肿、颅脑损伤及后遗症、突发性耳聋、急性眼底供血障碍、急性药物中毒、挤压伤、断肢（指）再植术后、植皮及皮瓣移植。

2. 作为综合治疗措施之一，能明显提高疗效的有：急性心肌梗死、冠状动脉供血不足、冠心病、心肌炎、急性脊髓损伤、脊髓炎、病毒性脑炎及后遗症、脑缺氧性疾病、急性中央性视网膜脉络膜炎、早期视神经萎缩、头痛、眩晕综合征、神经性耳聋、血栓闭塞性脉管炎、动脉栓塞、血栓性静脉炎、无菌性骨坏死、放射性骨坏死、骨髓炎、骨折愈合不良后植骨、消化道溃疡、支气管哮喘、顽固性皮肤溃疡、玫瑰糠疹、慢性牙周炎及某些手术的辅助治疗。

3. 探索性治疗有一定疗效的有：衰老及老年性痴呆、多发性红斑、进行性肌营养不良、硬皮病、结节性红斑、脑出血病灶清除后、脑膜炎、麻痹性肠梗阻、糖尿病等疾病。

三、操作方法

1. 清洁消毒每次应用前舱体外面擦净，舱体内面用消毒液擦净消毒（禁用酒精等有机溶剂）。

2. 入舱准备患儿入舱前进行必要的体检和血气监测，换上全棉的衣服、包被、棉垫等。

新生儿换好尿布（禁用化纤、丝绸等可产生静电的材料），喂饱奶，放入舱内，右侧卧位（防止呕吐吸入）。冬季可加热水袋保温。

3. 关舱加压关好舱门，将进气与出气阀打开，输入氧气（流量 6~8 L/ min），2~3 分钟后，关上出气阀，减慢氧气输入速度，使在 20 分钟左右均匀升达所需压力。治疗压力：新生儿一般 0.05~0.06 MPa，婴幼儿一般 0.06~0.1 MPa。

4. 稳压吸氧达到所需压力后，停止氧气输入。稳压吸氧时间依病情而定，一般 30~60 分钟。

5. 稳压换气。在稳压吸氧阶段，每隔 10 分钟进行稳压换气 1 次，同时打开供气和排气阀门，以提高舱内氧浓度和降低二氧化碳浓度，供氧和排气的流量应相等，以保持舱内压力稳定，进流量、出流量一般各 6~8 L/ min，每次换气 2~3 分钟，最好在舱壁上有生物电插座和经皮血监测的插座，以便对患儿生命体征和血气进行动态监测。

6. 排压减压稳压吸氧完毕后，打开出气阀，缓慢排气。调节排气流量表，使舱内压力在 30 分钟左右均匀下降至 0，严防减压过快引起减压病。

7. 出舱监测。待舱内压力降至 0 后让患儿出舱，进行必要的体检和血气监测。

8. 次数疗程一般每日 1 次。疗程应因病种、病情的不同区别对待。例如一氧化碳中毒、减压病等，1~2 次即可；中度到重度新生儿缺氧缺血性脑病可能需做 5~10 次；而脑炎、脑膜炎、窒息等所致之中枢神经系统后遗症，10 次为 1 疗程，可能需要几个疗程。

四、禁忌证

1. 内出血未止住。

2. 气胸、肺空洞、肺大疱。

3. 严重肺部感染。

4. 原因不明高热。

5. 鼻窦炎、中耳炎。

6. 早产儿慎用，特别是 32 周以下早产儿，有引起眼晶体后纤维增生的危险。

五、注意事项

1. 高压氧舱禁火，应远离火种。避免热源（火炉、热气等）烘烤。禁止在室内吸烟。

2. 有机玻璃舱体，不能用酒精等有机溶剂清洁消毒。

3. 舱内不得使用化纤、丝绸等可产生静电的材料，以防着火。

4. 严格遵守操作规程。

5. 患儿入舱后应有专人监护。

6. 入舱前后均应做必要体检和血气监测，出舱后至少严密观察 2 小时。

7. 氧舱任何部件发生故障，应检修后再用。

压力表每年送检一次。

六、高压氧的副作用

高压氧和其他疗法、药物一样，在一定范围内是安全的。如超出一定范围，则有其固有的副作用，应予注意。

1. 压力副作用

（1）减压病：由于操作不当，减压过快所致。由于血中溶解气体迅速变成游离气体，形成大量气栓，栓塞心、肺、脑以及其他脏器，可危及生命。此外对原有心力衰竭、水肿、休克、ARDS、肺炎的患儿如减压过快，有诱发和加重肺水肿的可能，故应严格按规程减压，杜绝其发生。

（2）气压性中耳炎：由于咽鼓管开放不良所致。新生儿和婴幼儿不会做捏鼻闭嘴鼓气动作，较易发生。一般可不处理，或请耳科常规处理。不影响继续治疗。

2. 氧的副作用

由于个体对氧的敏感不同，如未严密观察和监测，有可能出现氧的副作用。

（1）神经型氧中毒：在目前治疗压力下一般不会发生，亦较易处理。而在缺氧缺血性脑病（HIE）急性期高压氧会不会加剧再灌注后的过氧化损害，是一个值得进一步研究探讨的问题。从理论上看似有这种可能，但临床实践却证明它对 HIE 有明显疗效。是否由于高压氧改善了脑病变部的血流，冲走局部聚集的过氧化阴离子，并且发挥了前述的逆转病理过程的作用，尚待进一步研究。

（2）眼型氧中毒：长期高浓度给氧或血氧分压剧烈波动可引起新生儿晶体后纤维增生（RLF），重者可致失明。早产儿尤其是 32 周以下早产儿较易发生。但近年另有报道认为，导致 RLF 的原因是多方面的，除早产和长期用氧外，缺氧、高碳酸血症、乳酸血症、维生素 K 缺乏、脑室内出血、输血、产前因素等，都可能是视网膜损害的因素。故新生儿应用高压氧应常规监测血氧，并常规做眼底检查。

（3）肺型氧中毒：长期高浓度给氧，有可能引起支气管肺发育不良（BPD），主要见于 32 孕周以下肺透明膜病患儿。

（褚忠霞　郭敏　王福钰）

第二十章　新生儿应急预案

新生儿发生药液外渗时的应急预案

一、立即停止输注，立即抽吸针头及血管内药液后拔除针头，压迫针眼 3～5 分钟，抬高患肢，避免局部受压。

二、及时通知值班医生并上报护士长。

三、根据药物性质的不同选择不同的处理方法：

1. 普通溶液小范围的外渗，可给予 50% 硫酸镁湿热敷。

2. 输入的药物为血管活性药，如多巴胺、多巴酚丁胺等，局部肿胀不明显，但发红、苍白明显的，必须立即更换注射部位，局部可用 50% 硫酸镁湿热敷、654-2 湿敷。

3. 水疱的处理：多发性小水疱注意保持水疱的完整性，避免摩擦和热敷，尽量不要刺破，可用碘伏外涂；大水疱，碘伏消毒后用无菌注射器抽去水疱里的渗出液，再用碘伏外涂。

4. 钙剂外渗时，抬高患肢，促使血液回流，减轻局部肿胀。局部可湿敷复方丹参注射液，可减轻局部淤血，改善血液循环的作用。

5. 如局部形成溃疡，则给予外科换药处理。

6. 如有皮肤破损者局部涂生长因子，促进生长修复。

四、严密观察外渗部位皮肤颜色、温度、肿胀等。

五、做好护理相关记录。

六、加强巡视，重点交接班。

七、按照程序上报不良事件，科室分析整改。

（仉杰　尹燕冬　庞赛男）

新生儿发生药液外渗时的应急处理流程

新生儿发生药液外渗时的应急处理流程见图 20 – 1。

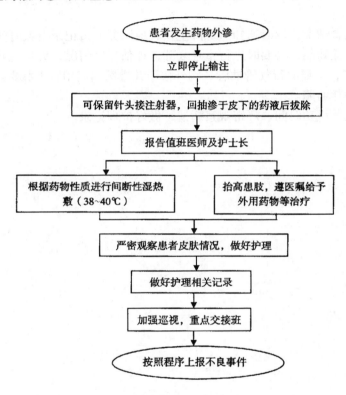

图 20 – 1　新生发生药液外渗时的应急处理流程

（仇杰　尹燕冬　庞赛男）

新生儿窒息的应急预案

一、发现新生儿窒息，立即侧卧或头低卧位，头偏向一侧，拍背，彻底清除呼吸道内的分泌物。

二、评估患者情况，同时通知值班医生及其他医务人员记录抢救时间。

三、准备抢救物品，必要时进行窒息复苏，评估呼吸情况，无自主呼吸遵医嘱给予不同的吸氧方式，必要时行气管插管、胸外按压并遵医嘱应用肾上腺素。

四、建立静脉通路。

五、记录复苏成功时间，严密观察病情，做好护理记录。

（仇杰　尹燕冬　庞赛男）

新生儿窒息的应急处理流程

新生儿窒息的应急处理流程见图 20 - 2。

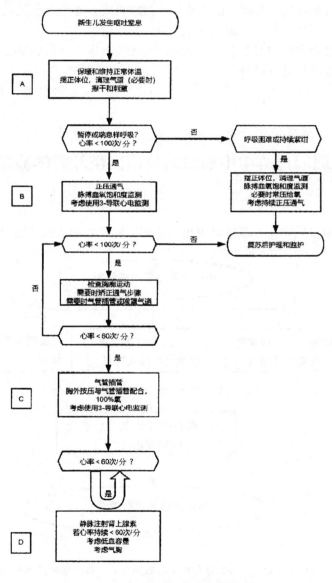

图 20 - 2 新生儿窒息的应急处理流程

（仇杰 尹燕冬 庞赛男）

新生儿吸氧过程中中心吸氧装置出现故障的应急预案

一、立即把患儿和机器分离。

二、立即打开备用氧气袋，试好流量连接吸氧管，继续为患儿吸氧。

三、必要时将备用氧气筒装置推至床旁，给予吸氧。

四、应用过程中密切观察患儿缺氧症状有无改善以及其他病情变化。

五、通知维修班进行维修。

（仉杰　庞赛男　尹燕冬）

新生儿吸氧过程中中心吸氧装置出现故障的应急处理流程

新生儿吸氧过程中中心吸氧装置出现故障的应急处理流程见图 20 - 3。

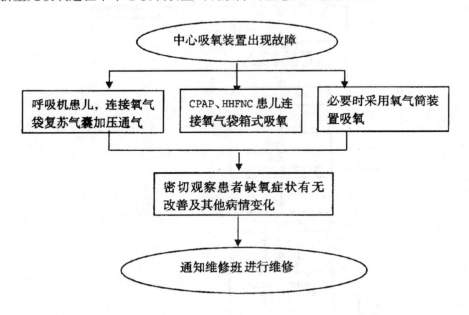

图 20 - 3　新生儿吸氧过程中中心吸氧装置出现故障的应急处理流程

（仉杰　庞赛男　尹燕冬）

使用呼吸机患儿意外脱管应急预案

一、立即用复苏气囊加压给氧，同时通知医生，保证患儿有效通气。

二、根据患儿具体情况，更换气管插管重新置入，连接呼吸机。

三、医护人员应迅速准备好抢救药品和物品，如患儿出现心搏骤停时立即给予心脏按压。

四、严密观察生命体征及神志，血氧饱和度的变化及时通知医生。

五、病情稳定后，应补记抢救记录。

六、上报不良事件，科室分析整改。

七、患儿意外脱管，重在预防，护理人员应注意：

1. 对于烦躁不安的患儿，给予必要的肢体约束，或根据医嘱给予镇静药物。

2. 为患儿实施各种治疗（如翻身、拍背、吸痰等）时应专人固定插管，在病情允许的情况下尽量分离呼吸机管道，以防插管受呼吸机管道重力作用而致脱管。

3. 更换固定物时，应两人操作，一人固定插管，一人更换。

4. 加强巡视，做好评估：观察血氧饱和度是否有下降，听诊双侧呼吸音是否存在及是否对称。

（仇杰 庞赛男 尹燕冬）

使用呼吸机患儿意外脱管应急处理流程

使用呼吸机患儿意外脱管应急处理流程见图 20 - 4。

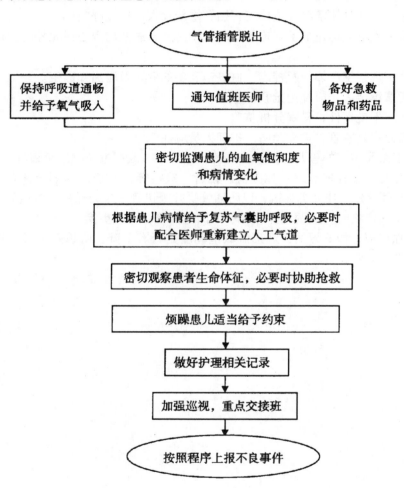

图 20 - 4　使用呼吸机患儿意外脱管应急处理流程

（仉杰　庞赛男　尹燕冬）

新生儿吸痰过程中中心吸引装置出现故障的应急预案

一、先分离吸痰管与中心吸引装置，然后用注射器或电动吸痰器连接吸痰管吸痰。

二、如注射器抽吸效果不佳，连接备用吸痰器进行吸引。

三、密切观察患儿呼吸道分泌物情况，必要时再次吸引。

四、立即通知维修班进行维修。

（仇杰　庞赛男　尹燕冬）

新生儿吸痰过程中中心吸引装置出现故障的应急处理流程

新生儿吸痰过程中中心吸引装置出现故障的应急处理流程见图 20－5。

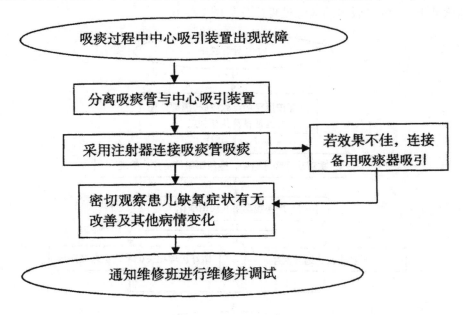

图 20－5　新生儿吸痰过程中中心吸引装置出现故障的应急处理流程

（仇杰　庞赛男　尹燕冬）

新生儿 PICC 导管脱出的应急预案

一、立即停止输液，并按压穿刺点皮肤，消毒处理后，敷贴覆盖穿刺点。

二、建立一条静脉通路，维持液体输入。

三、检查 PICC 导管的长度及完整性，必要时再重新置入 PICC。

四、报告值班医生和护士长。

五、密切观察患儿全身情况及穿刺部位，做好特护记录。

六、上报不良事件，科室分析整改。

（仇杰　庞赛男　尹燕冬）

新生儿 PICC 导管脱出的应急处理流程

新生儿 PICC 导管脱出的应急处理流程见图 20 − 6。

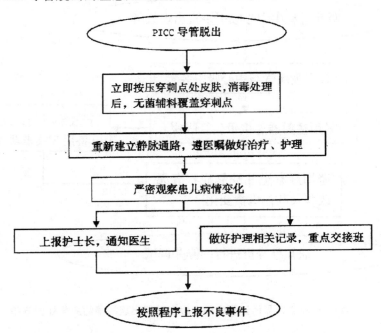

图 20 − 6　新生儿 PICC 导管脱出的应急处理流程

（仇杰　庞赛男　尹燕冬）

新生儿 PICC 导管堵管的应急预案

一、立即停止输液，建立新的静脉通路。

二、查找堵管原因

1. 导管是否有弯折、扭曲，给予更换体位或重新更换敷贴。

2. 不完全堵塞时

（1）速度减慢的初期，及时用生理盐水脉冲方式冲管。

（2）脉冲冲管无法缓解时用 5 000 U/ mL 尿激酶，注入 1 mL，保留 20 分钟。

（3）回抽，然后立即用 20 mL 生理盐水脉冲冲管。

3. 完全堵塞时

（1）负压方式再通，取下旧正压接头，利用三通管将尿激酶吸进导管，保留 5 分钟后回吸可见回血。

（2）如果负压方式再通不成功，取下旧正压接头，给予连接三通接头，一端接 20 mL 空针，另有一端连接尿激酶盐水，关闭空针端，通过负压使尿激酶盐水进入导管腔内并关闭 20 ~30 分钟后，打开空针端回抽尿激酶盐水弃去，如此反复操作直至溶通导管回抽到回血，抽取 3 ~5 mL 血液弃去，取下三通开关，更换新的正压接头。

（3）尽量在 6 小时内处理完成。

三、PICC 再通后，无菌操作下连接使用。

四、上报护士长，做好护理记录，重点交接班。

五、上报不良事件，科室分析整改。

六、预防 PICC 堵管，重在预防，护理人员应注意：

1. 妥善固定导管，避免因导管弯折而发生堵管。

2. 合理安排输液顺序、输液速度 >3 mL/h，严格执行配伍原则。

3. 正确冲封管。

（仇杰 庞赛男 尹燕冬）

新生儿 PICC 导管堵管的应急处理流程

新生儿 PICC 导管堵管的应急处理流程见图 20 - 7。

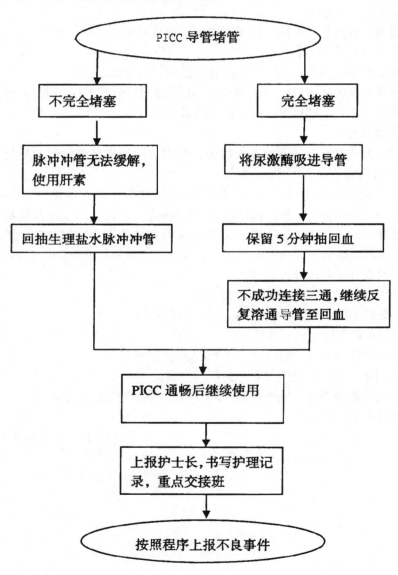

图 20 - 7　新生儿 PICC 导管堵管的应急处理流程

（仉杰　庄英　曲瑞棋）

新生儿科突发停电应急预案

一、编制目的

应对科室突发性停电事件，提高医护人员应对应急停电的能力，保证患者生命安全和减少财产损失，特制订本预案。

二、适用范围

因供电公司原因和医院供电设备、线路故障引起的科室突然停电事件。

三、组织机构与职责

1. 现场指挥组

组长：科室主任

副组长：科室护士长

检查停电范围，了解停电时间原因和恢复时间，统一部署科室停电应急处置工作。

2. 报警组：主班护士或第一发现人。

负责拨打医院后勤服务部停电报警电话并报告科室应急领导小组组长/副组长。

3. 医疗救护组：值班医师、责任护士。

科室 UPS 电源自动开启，维持约 30 分钟，UPS 耗尽后，生命支持类仪器、设备自动启用仪器备用电源（呼吸机、CPAP 维持 30 分钟，监护仪维持 6 小时，输液泵维持10 小时），巡视患儿并做好危重患者的病情评估及病情记录。

4. 物资准备组：辅助护士。

负责取出并开启应急手电筒；负责关闭无备用电源的仪器，以免突然来电损坏仪器。

5. 巡视安抚组：治疗护士和配奶护士。负责看守东西防火门，注意防盗，提醒防跌倒。

四、应急程序

1. 突发停电事件后，报警组通知供电中心或总值班并报告科室应急领导小组组长/副组长。

2. 医疗救护组巡视患儿并做好危重患者的病情评估及病情记录，若仪器备用电源用尽，使用复苏气囊加压通气代替呼吸机工作，严密观察病情变化。

3. 物资准备组打开应急照明设施，同时对各设备进行断电保护。

4. 巡视安抚组巡视病房，同时注意防火防盗。

五、应急终止

供电恢复正常后，应急预案终止。

六、总结评估

应急预案终止、供电恢复正常后，科主任与护士长负责对事件进行总结、评估，对处理过程中出现的问题进行分析整改，提高应急处理能力。

（仉杰　庄英　曲瑞棋）

科室突发停电应急处理流程

科室突发停电应急处理流程见图 20 - 8。

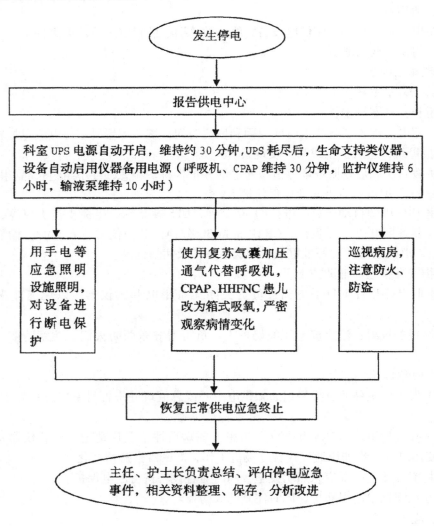

图 20 - 8　科室突发停电应急处理流程

（仉杰　庄英　曲瑞棋）

新生儿科火灾应急预案

一、编制目的

为确保患儿和医护人员的生命财产安全，防范消防安全事故的发生，力保消防安全事故发生时损失少、危害低，并能快速、高效、合理有序地处置消防事故，根据上级有关精神和相关法律法规，结合医院消防环境建设实际，制定本应急预案。

二、适用范围

本科室范围内发生的突发火灾事故的应急处置。

三、组织机构与职责

1. 现场指挥组

组长：科室主任

副组长：科室护士长

职责：负责组织、协调和指挥科室消防安全事件应急处置工作。

2. 报警组：主班护士

发现火情后，负责通过附近的手报报警按钮或电话立即向消防中控室报警，拨打"119"向消防队报警。

火情第一发现人，通过大声呼喊或喊话器等方式，通知工作区域的所有人员。

3. 灭火行动组：值班医生

使用身边的灭火设施和器材奔赴着火点控制火势进行灭火。关闭氧气阀门，必要时切断楼层电源。

4. 疏散引导组：所有责任护士和值班医生。

在科主任和护士长引导下，从最近的消防疏散通道、安全出口迅速疏散到安全地带。

5. 医疗安全救护组

负责重症患儿的安全及受伤人员伤痛的紧急处理和救护。

四、应急程序启动

1. 现场指挥

接到火警后，科主任、护士长或当班组长立即启动本应急预案，现场进行指挥。

2. 报警处置程序

首先发现火情的人员，立即通过附近的手报按钮或电话向消防控制室报警，拨打"119"火警电话，同时用呼喊的方式通知科室内所有人员。

3. 扑救初起火灾的程序和措施

（1）灭火行动组人员（或现场指挥临时指派），要迅速拿取就近的灭火器材赶到着火点实施灭火。

（2）关闭氧气阀门，必要时切断电源，特别是用水实施灭火行动时，防止出现电击事故。

（3）如火灾不能迅速扑灭，而先到达火场灭火的人员与灭火器材较少，处于火强我弱时，应采取"先控制后消灭"的原则，清理着火点周围可燃物，用消火栓水枪射水拦截火势，待后续增援人员来后合力围歼。

（4）在喷淋还未自动喷淋前，可以将着火点上方及周围喷淋头上的玻璃泡打破，使喷淋喷水参与灭火和控制火势及蔓延。

4. 应急疏散的组织程序和措施

（1）火灾发生后，着火点的疏散引导组人员（或现场指挥临时指派），要迅速打开安全出口的门禁系统，清理疏散通道障碍物，确保疏散的整个通路畅通。

（2）疏散组人员要通知到每个病房的每个人，责任护士穿好阻燃马甲，并带领他们依次撤离火场，经疏散通道、安全出口将人员撤离至室外安全地点。疏散组的人员要做好分工、各自负责一块，确保不遗漏下每个病房的每一个人。

（3）疏散路线：选择未受到火情威胁的最近疏散通道和安全出口。

（4）疏散人员要指挥迅速有序的地进行疏散，不要在楼道内停留、观看，要尽快离开火场，楼道内充满浓烟时，要用湿毛巾折叠8层掩住口鼻，弯腰或爬行离开火场以防止有害气体吸入体内使人窒息。

（5）楼道内火势猛烈人员无法离开出门时，应闭紧房门用湿水的毛巾、被单等堵住门缝防止浓烟入室，等候消防人员救援，不可采取跳楼等错误的方法逃生。

（6）为了控制火势，最后一名人员撤离过火区域后要立即关闭门窗，防止火灾迅速蔓延。

（7）知晓、发现有人员被困于火场，要及时向消防救护人员提供情况，以便组织抢救。

五、急终止和总结评估

火灾扑灭后，配合相关部门和科室做好善后及调查工作。

（仇杰　庄英　曲瑞棋）

新生儿科火灾应急处理流程

新生儿科火灾应急处理流程见图 20 - 9。

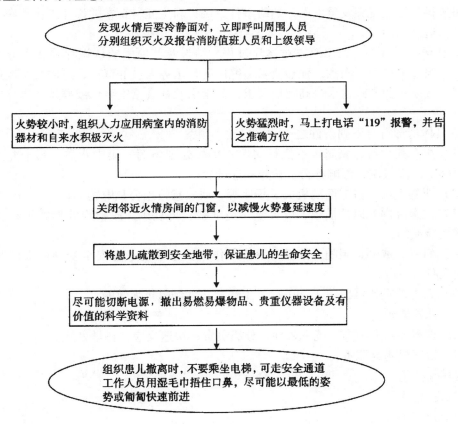

图 20 - 9 新生儿科火灾应急处理流程

（仉杰 庄英 曲瑞棋）

新生儿科医疗纠纷应急处置预案

一、编制目的

快速科学地处置突发重大医疗纠纷事件，维护新生儿科正常的诊疗工作秩序。

二、适用范围

1. 在医疗过程中，医患双方对诊疗过程、结果及其原因的认识存在较大分歧，患儿家属对医疗工作极不满意，强烈要求追究医院、医务人员的责任，造成或可能造成严重危害，或以各种方式追求过高赔偿要求，甚至引发社会治安事件或群体性事件的医疗纠纷。

2. 具体情形符合下列条件之一的，启动本预案：

（1）患儿死亡后，家属拒不执行《医疗事故处理条例》第十八条、第十九条之规定，尸体不送离医院，影响办公、诊疗秩序的；

（2）纠集人员，占据医院机关、场所等，或故意毁损公私财物的；

（3）在医院内外以挂横幅、设灵堂、烧纸钱、鸣哀乐、放鞭炮等形式举行各种示威或祭奠活动的；

（4）侮辱、威胁、尾随、推搡、殴打工作人员，致使人身安全受到极大威胁或非法限制人身自由的；

（5）其他严重扰乱医院正常医疗、工作秩序，经阻止无效的。

三、处置原则

依法管理，以人为本；统一领导，分级负责；快速反应，科学处置。

四、组织机构与职责

现场指挥组

组长：科主任

副组长：护士长

职责：接待患方投诉，尽可能了解患方各项信息转保卫科核实，同时展开纠纷的调查处理，及时向分管院领导汇报。

五、应急启动、处置与终止

1. 应急启动当事科室发生符合突发重大医疗纠纷后，应立即按前述职责报告，科室同时立即向医疗安全科、保卫科双汇报，并召集科室质量与安全管理小组讨论，制定进一步积极救治患者措施，统一科室人员口径和行动并依情形向医疗安全科预警和报告医疗安全（不良）事件，非工作时间向行政总值班报告，同时做好相关记录。

医疗安全科接到报告后，确认符合本预案适用范围的，向分管院领导、应急办报告，获得批准后启动本预案。

2. 应急处置

预案启动后，由现场指挥部所涉各责任科室，按分工积极协作，必要时召集医疗质量与安全管理委员会，涉及护理的突发重大医疗纠纷召集护理质量管理委员会，经讨论并决定存在争议的事项。

3. 应急终止

本预案启动所依据的具体情形解除后，经总指挥批准，终止应急响应。

六、应急评估

终止应急响应后，科室应将情况经过、发现的问题、原因分析及整改措施以书面形式，反馈至现场指挥部。现场指挥部整理通过后，组织对突发重大医疗纠纷进行根因分析，形成评估材料，报医疗质量与安全管理委员会，涉及护理的一并报护理质量管理委员会。评估材料中需要多部门协调处理的事项，现场指挥部可通过责任部门协调落实。不履行本预案职责的，现场指挥部应向分管院领导汇报，按《医院突发事件总体应急预案》第6项规定予以处理。

（仇杰　曲瑞棋　庄英）

新生儿科突发重大医疗纠纷应急处置流程

新生儿科突发重大医疗纠纷应急处置流程见图 20 – 10。

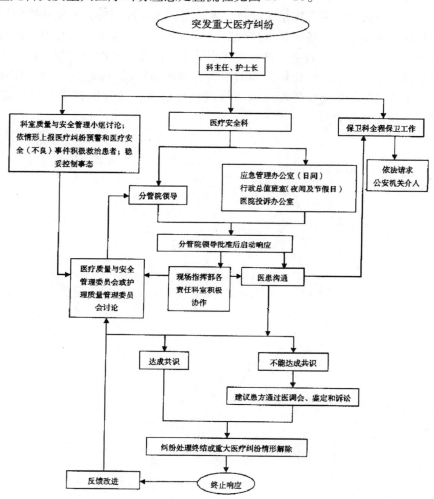

图 20 – 10　新生儿科突发重大医疗纠纷应急处置流程

（仇杰　曲瑞棋　庄英）

新生儿科新冠肺炎疫情突发事件应急处置预案

一、编制目的

为科学精准快速高效处置新冠肺炎病例，防止疫情扩散和反弹，保障患儿、工作人员生命安全和身体健康，结合我科实际情况，制定本预案。

二、编制依据

《医疗机构内新型冠状病毒感染预防与控制技术指南（第三版）》《新型冠状病毒肺炎防控方案（第八版）》。

三、适用范围

科室内出现疑似或确诊新冠肺炎患儿以及新冠肺炎密接者时。

四、现场指挥组

组长：科主任

副组长：护士长

1. 报请医院应急管理工作领导小组启动和终止本预案。

2. 现场指挥部负责应急事件处置的统一指挥和组织协调。在医院新冠肺炎防治工作领导小组领导下，负责启动应急机制后的统一协调工作。

3. 负责落实医院新冠肺炎防治工作领导小组决定的事项。科室要以大局为重，无条件服从并圆满完成医院的指令。

4. 负责组织协调和紧急医疗救护工作。

5. 组建与完善监测和预警系统。

6. 负责对突发事件信息的汇总、分析，适时向医院新冠肺炎防治工作领导小组提出应对建议和策略。

7. 负责领导小组的会议安排和会议纪要。

五、应急响应和报告

1. 响应条件

当科室内出现 1 例新冠病毒核酸检测阳性患儿或经过专家组认定为高度疑似新冠肺炎的工作人员时启动预案。

2. 报告

发现来源不明的本地新冠肺炎疑似病例、确诊病例和无症状感染者时，发生科室立即上报公共卫生科，由公共卫生科报告领导小组，2 小时内完成网络直报。

六、应急处置过程

1. 核实

专家组通过电话问询病例的症状、接触史等，结合核酸检测结果进行核实，并上报领导小组。

2. 判断、启动预案

领导小组经讨论后决定启动应急预案，同时报告泰山区卫生健康委员会和泰山区疾病预防控制中心。

3. 科室处置

遵循"边救治、边调查、边控制、妥善处置"的原则。

（1）所有工作人员减少操作、缩小工作范围，就近取快速手消毒剂进行严格手消毒，检查口罩佩戴是否规范并进行调整，避免直接接触面部。

（2）封闭科室，所有人员不得离开监护室，相互之间保持安全距离，外来人员禁止入内，用门铃对患儿家长进行劝退，注意避免与外部人员接触或距离过近。监护室内区域阻断，不得再串区域活动。

（3）护理缓冲间阳性患儿的人员做好三级防护，拉起隔帘，等待转运至定点医院。同区域其他工作人员带医用防护口罩，远离病例。

（4）患儿转运时暖箱门紧闭，对途经的楼内公共走廊进行暂时封闭管理，待转运完毕，对床单元及途经通道进行消毒后开放，被服等织物用后按照新冠患者处置要求处理。

（5）主任、护士长负责先期进行流调，对与病例有过直接或间接接触的人员进行调查，停止其活动，由他人二级防护后代替。

（6）对全部住院患儿及在院工作人员进行隔离。把监护室临时改造为留观病房，所有工作人员转运至集中隔离点，定期复测核酸，患儿不动，由医院安排的其他工作人员接手。

若病例为工作人员，则

（1）封闭科室，所有人员不得离开，减少操作，缩小活动范围，相互之间保持安全距离，外来人员禁止入内，用门铃对患儿家长进行劝退，注意避免与外部人员接触或距离过近。封闭所有病房，医务人员减少进入。

（2）病例送至定点医院，其他工作人员转运至集中隔离点，科室临时改造为留观病房，患儿不动，由医院安排的其他工作人员接手。

七、标本检测

检验科必须在收到标本后 6 小时内反馈检测结果，越快越好。

八、流行病学调查

医护人员：对调查者发病前 14 天至被隔离前的活动轨迹进行调查，包括调查者的旅行史、所在科室、是否到访其他科室、到访和离开的时间、行走路线、接触人员及联系方式、个人防护情况。重点调查可能感染日期、感染后隔离治疗情况、感染后到过哪些场所、感染后接触了哪些人员及联系方式等。

九、人员管理

发现确诊（疑似）病例、无症状感染者应立即隔离并报告卫生健康部门和疾病预防控制中心，由负压救护车将患者转至定点医院。严格限制科室内人员流动，立即依照有关规定采取停诊等措施，全力避免院内感染的发生。对发病前 14 天内曾到过科室的人员进行追踪摸排，对科室工作人员、患儿、曾到过科室的患儿家属等立即开展全员健康监测和核酸检测等工作。根据暴露风险对重点人群进行分类管理。

十、环境消毒

参照《特定场所消毒技术指南》（中疾控传防发〔2020〕20 号）以及 GB 15982《医疗机构消毒技术规范》、WS/T 368《医院空气净化管理规范》、WS 694《新冠肺炎疫情期间医学观察和救治临时特殊场所卫生防护技术要求》等标准规范进行消毒处理。

十一、预案终止

自最后 1 例病例（或无症状感染者）得到有效管理后，28 天内无续发病例（或无症状感染者），终止预案。

根据新冠肺炎疫情防控形势变化、实施中发现的问题以及人员调整等情况及时对预案进行更新、修订和补充。

（仉杰　曲瑞棋　庄英）

新生儿科新冠肺炎应急处置流程

新生儿科新冠肺炎应急处置流程见图 20-11。

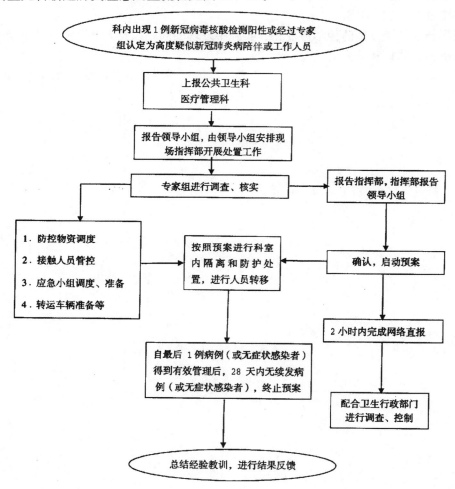

图 20-11 新生儿科新冠肺炎应急处置流程

（仇杰 曲瑞棋 庄英）

新生儿科网络通信故障应急预案

一、编制目的

应对医院可能出现的网络通信故障，避免和减少网络通信故障发生而造成的损失，并在发生网络通信故障后能迅速有效地采取措施，保证全院范围的正常办公及医疗护理工作秩序。

二、适用范围

各种原因引起的医院及各科室网络通信故障。

三、应急组织机构与职责

现场指挥组

组长：科主任

副组长：护士长

职责：保证网络通信故障时科室的业务能得到正常有序的处理。

四、应急启动

医院信息系统发生故障15分钟以上，且值班人员无法自行处理的，启动应急预案。

五、应急处理程序

1. 临床科室应急程序

发生突然网络通信中断时，首先与信息中心联系，说明情况。待信息中心确认网瘫后，科室启动科室应急程序。

2. 科室应急处理程序

（1）科室应急启动后，停止计算机输入医嘱工作，使用科室网络故障应急包维持正常工作；待系统恢复正常后，再补充输入全部的医嘱。

（2）医生手工开具医嘱或申请单，并明确告之患者到相应执行科室做检验（护士手工标注采样编号及时间）、检查。所有住院患者的医嘱用药，凭"借药单"直接到住院药房借药。

六、应急终止

信息系统正常运行20分钟以上，科室接相关管理部门（信息中心）通知后终止本预案。

七、总结评估

1. 应急预案终止、网络通信恢复正常后，科室对应急启动时的所有手工医嘱、检查单、检验单及护士执行单进行汇总整理，并将整理详细记录补录至信息系统；对处理过程中出现的问题进行分析整改，提高应急处理能力。

2. 由科室网络故障应急包责任管理人负责在一周内补全本次网络故障应急处置中使用的纸质版表单。

（仇杰　曲瑞棋　庄英）

科室网络通信故障应急处理流程

科室网络通信故障应急处理流程见图 20 – 12。

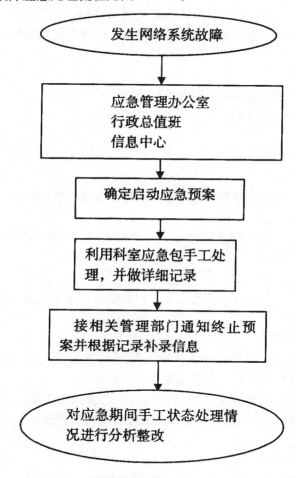

图 20 – 12　科室网络通信故障应急处理流程

（仉杰　曲瑞棋　庄英）

第二十一章 新生儿科常用管路固定方法

一、鼻胃管固定方法

小"一"型固定法

1. 将3M胶带剪裁按4 cm×0.8 cm（一小格为1 cm×1 cm），如下图（图21－1）。

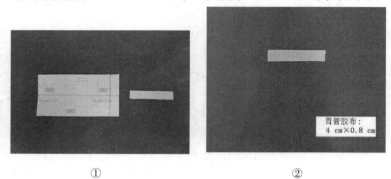

①   ②

图21－1

2. 将安普贴剪裁出椭圆形，为2.5 cm×1.5 cm，如下图（图21－2）。

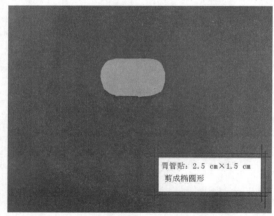

图21－2

3. 无菌敷贴剪裁整张的1/4大小，如下图（图21－3）。

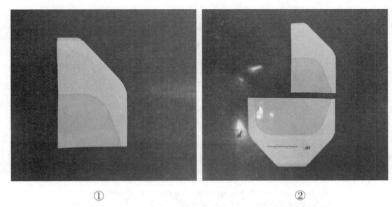

①　　　　　　　　　　②

图 21 - 3

4. 粘贴方法

（1）患儿舒适体位，将安普贴固定于患儿嘴唇下方。

（2）将"一"型胶带粘贴于患儿嘴唇下方的安普贴上，反折固定胃管。

（3）将裁剪好的无菌敷贴完全覆盖安普贴，胃管固定完成。

（4）做好胃管标识。

如下图示（图 21 - 4）。

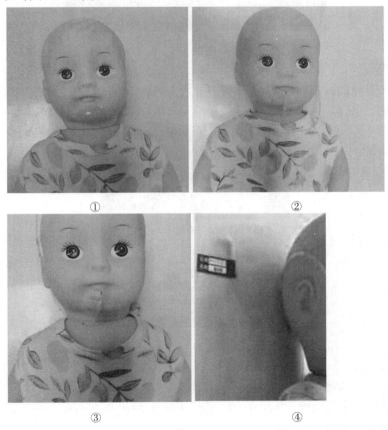

①　　　　　　　　　　②

③　　　　　　　　　　④

图 21 - 4

二、尿管固定方法

大"一"形固定法

1. 将3M胶带沿黑线部分裁剪，裁剪为6 cm×1 cm（一小格为1 cm×1 cm），裁剪完成，如下图（图21-5）。

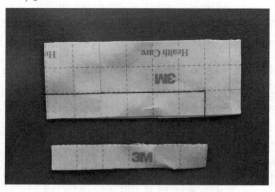

图21-5

2. 二次固定

将3M胶带剪裁按4 cm×1 cm（一小格为1 cm×1 cm），人工皮按3.5 cm×1.5 cm裁剪，如下图（图21-6）。

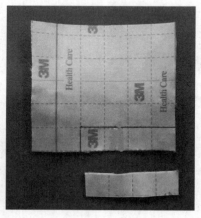

图21-6

3. 粘贴方法

（1）给患儿取平卧位。

（2）用温水清洁局部皮肤或用酒精去除大腿内侧皮肤的角质，待干；皮肤特别薄嫩的患儿可使用液体敷料或透明敷料保护皮肤。

（3）将"一"形胶布，去掉背面离型纸；将去掉离型纸的部分反折固定于会阴部，塑型；二次固定先将人工皮粘贴于大腿内侧，再将第二条胶布高举平台法固定于人工皮上（如图 21 - 7），做好标识，暖箱外用绷带妥善固定尿袋。

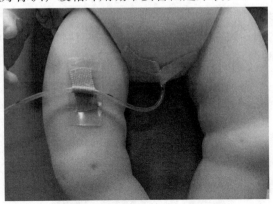

图 21 - 7

三、胸腔闭式引流管固定方法

（一）引流管出口部分固定

"E"形螺旋固定法

1. 将 3M 胶带裁剪为 6 cm×3 cm，4 cm 沿画线部分平均剪成三等份，剩余 2 cm 不要剪开，裁剪完成，如下图（图 21 - 8）。

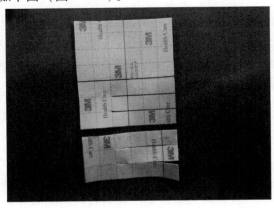

图 21 - 8

2. 粘贴方法

（1）给患儿取舒适体位。

（2）使用无菌敷料固定引流口，用温水或酒精棉签清洁周围皮肤，待干；皮肤特别薄嫩患儿可使用液体敷料保护皮肤。

（3）取裁剪好的3M胶带，先撕开未剪裁部分的离型纸，粘贴于无菌敷料之上，撕除两侧离型纸固定于无菌敷料及边缘皮肤上，中间一条螺旋缠绕于导管，上一层覆盖下一层面积的50%，注意：胶带缠绕导管第一圈时不要有牵拉力粘贴，末端分别打0.3 cm小褶便于更换时撕除。做好管路标识（图21-9）。

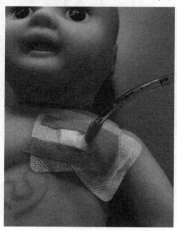

图21-9

（二）暖箱外露导管固定

取适合高度用绷带妥善固定于暖箱下方。

四、气管插管固定方法

"Y"形固定法

1. 将3M胶带裁剪10 cm×2 cm，沿画线部分从一侧向另一侧裁剪，末端保留3 cm不要剪开，需2条，裁剪完成，如下图（图21-10）。

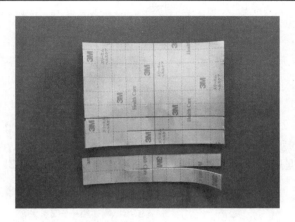

图 21 – 10

2. 粘贴方法

（1）用温水或酒精棉签清洁口周及面颊皮肤，待干；皮肤特别薄嫩的患儿可使用液体敷料或透明敷料保护皮肤。

（2）将第一条"Y"形固定胶带，撕去面颊部分离型纸，胶带分叉处距离嘴角0.5 cm左右处进行粘贴，注意粘贴时不要牵拉皮肤，粘贴后轻轻按压胶带背衬，撕除上唇胶带离型纸，无张力粘贴于上唇；撕除下唇胶带离型纸，螺旋式缠绕气管插管，注意：胶带缠绕导管第一圈时不要有牵拉力粘贴，末端分别打0.3 cm小褶便于更换时撕除。第二条方法同前，撕除下唇胶带离型纸，无张力粘贴于下唇；撕除上唇胶带离型纸，螺旋式缠绕气管插管，如图21 – 11。做好管路标识。

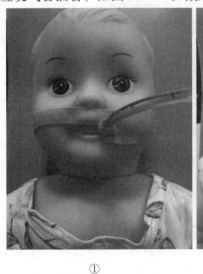　　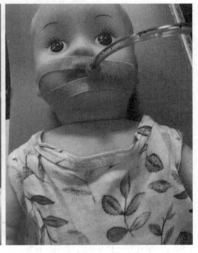

①　　　　　　　　　　　　　　　　②

图 21 – 11

五、CPAP 固定方法

帽子加安普贴固定方法

1. 鼻贴尺寸根据患儿鼻翼大小裁剪，粘贴于患儿鼻部，如图 21 – 12。

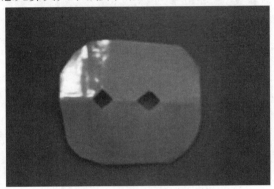

图 21 – 12

2. 帽子佩戴时，前额部先用软纱布保护皮肤，方法如图 21 – 13。

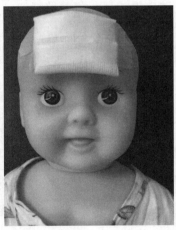

图 21 – 13

鼻塞固定法：将 CPAP 管道固定于帽子上，调整管道适当长度，鼻塞放入患儿鼻孔内，鼻塞与前额之间的管道保持一定弧度。帽子两侧带子注意松紧适中，减轻鼻子压力，防止压伤，如图 21 – 14。

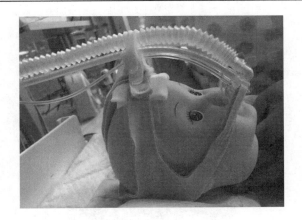

图 21 – 14

鼻罩固定法：用人工皮保护鼻梁鼻翼两侧及上唇皮肤，如图 21 – 15。

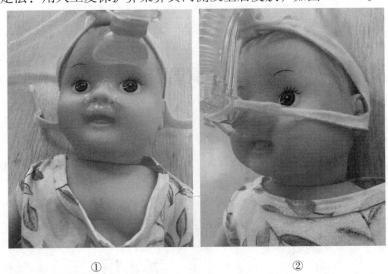

①　　　　　　　　　　②

图 21 – 15

暖箱透风口旋紧再次固定好管道（图 21 – 16）。

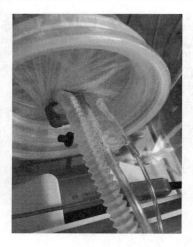

图 21 - 16

六、经鼻高流量固定方法

双"U"形固定法

1. 人工皮剪裁如图 21 - 17①，大小和形状按模型剪，3M 胶带裁剪为 10 cm×3 cm，沿画线部分（约 3 cm×1 cm）裁剪，剪好备用，如图 21 - 17②。

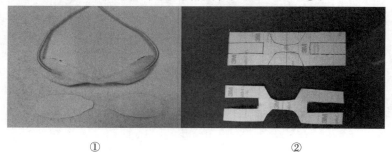

①   ②

图 21 - 17

2. 固定方法

（1）将人工皮自患儿鼻翼两侧粘贴至面颊部。

（2）将高流量鼻导管的离型纸撕去，粘贴固定于人工皮上，如图 21 - 18。

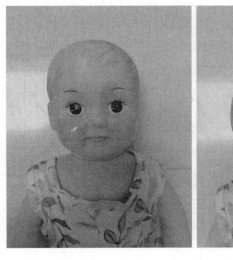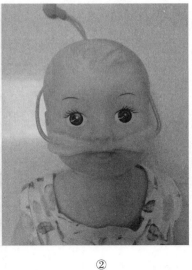

①　　　　　　　　　　②

图 21 - 18

（3）如有鼻导管松动，可用双"U"形 3M 胶带做二次固定，如图 21 - 19。

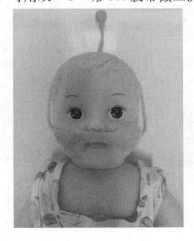

图 21 - 19

七、留置针固定方法

1. 静脉留置针固定方法

（1）患儿取舒适卧位。

（2）洗手后，按静脉留置针操作流程进行穿刺。无张力持膜粘贴敷料，塑形，稳妥固定导管（图 21 - 20）。

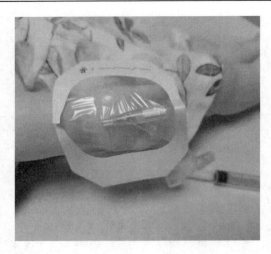

图 21 - 20

（3）抚平敷料，边撕边框边按压（图 21 - 21）。

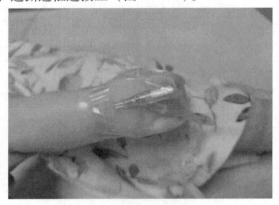

图 21 - 21

（4）将标签横贴在针座尾部，将肝素帽高于导管尖端，高举平台法呈"U"形固定，"Y"形口朝外，反应差的患儿可不用"U"形固定（图 21 - 22）。

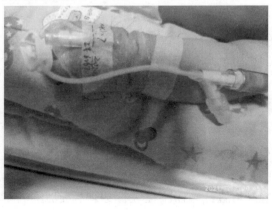

图 21 - 22

2. 动脉留置针固定方法

方法同静脉，用红色笔区分标记（图 21 – 23）。

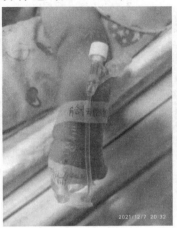

图 21 – 23

八、PICC 导管固定方法

1. 固定方法

（1）患儿取平卧位，胳膊外展。

（2）第一根无菌输液贴固定导管翼部，以穿刺点为中心，透明敷料固定外露导管，无张力粘贴，塑形，取第二根无菌输液贴蝶形交叉固定（图 21 – 23）。

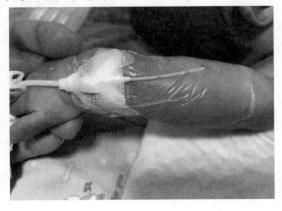

图 21 – 23

（3）取第三根无菌输液贴加强固定，标签上记录操作者姓名和操作时间，如图 21 – 24。

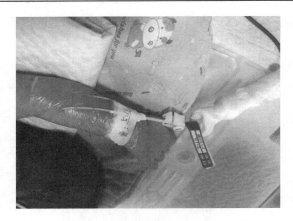

图 21 - 24

九、蓝光眼罩固定方法

1. 将 3M 胶带裁剪为 3 cm×1.5 cm 大小，如图 21 -25。

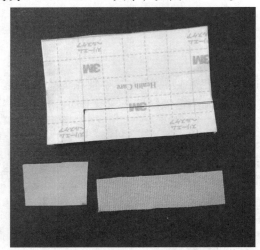

图 21 - 25

2. 粘贴方法：一半粘贴于眼罩，一半粘贴于皮肤，眼罩完全覆盖眼部，位置适中，如图 21 -26。

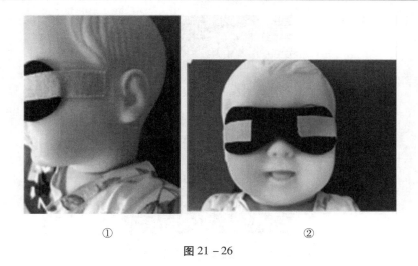

①　　　　　　　　　　②

图 21 - 26

十、脑室引流固定方法

引流管出口部分固定

1. 反折固定：将 3 M 胶带剪裁为 7 cm×1 cm 大小，反折固定在无菌敷料上，如图 21 - 27。

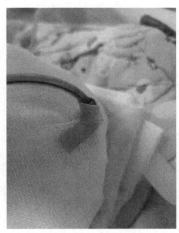

图 21 - 27

2. 二次固定：将 3 M 胶带剪裁为 7 cm×2 cm 大小，高举平台法固定，如图 21 - 28。

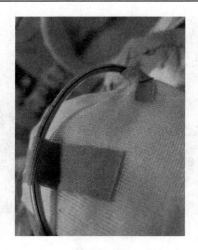

图 21 - 28

（褚忠霞　仇杰　姬生芹）

第二十二章　新生儿药物护理常规

一、静脉药

头孢曲松钠

作用机理：通过抑制细菌细胞壁的合成而产生杀菌活性。

制剂：1 g。

临床应用：对本品敏感的致病菌引起的肺炎、支气管炎、腹膜炎、败血症、脑膜炎等。

不良反应：血栓性静脉炎、过敏反应、白细胞减少症、腹泻、皮疹等。

护理注意点：

1. 对本品过敏者禁用。

2. 头孢曲松钠不得用于新生儿高胆红素症的治疗。

3. 使用含钙的静脉输液时禁止使用本品。

4. 药物配制好立即使用。

5. 配伍禁忌药物较多，宜单独应用。

头孢哌酮舒巴坦钠

作用机理：通过抑制敏感细菌细胞壁的生物合成而达到杀菌作用。

制剂：1 g。

临床应用：适用于敏感菌所致的呼吸系统、泌尿系统疾病，败血症、脑膜炎等。

不良反应：偶见胃肠道不适、恶心、呕吐、便稀等。

护理注意点：

1. 对青霉素、舒巴坦钠及其他头孢菌素类抗生素过敏者禁用。

2. 配伍禁忌：利多卡因、青霉素、氨茶碱。

头孢他啶钠

作用机理：通过抑制细菌细胞壁的合成而产生杀菌活性。

制剂：0.5 g。

临床应用：用于铜绿假单胞菌等其他敏感菌所致的呼吸道、肝胆系统感染，也用于脑膜炎、败血症等。

不良反应：静脉炎、过敏反应、胃肠道反应等。

护理注意点：

1. 对头孢菌素类抗生素过敏者禁用。

2. 配伍禁忌：胺碘酮、阿奇霉素、氟康唑、咪达唑仑、碳酸氢钠、万古霉素。

青霉素钠

作用机理：通过抑制敏感细菌细胞壁的生物合成而达到杀菌作用。

制剂：160 万单位。

临床应用：用于敏感菌所致的各种感染，如脓肿、菌血症、肺炎和心内膜炎等。青霉素为以下感染的首选药物：①溶血性链球菌感染，②肺炎链球菌感染，③不产青霉素酶葡萄球菌感染，④炭疽，⑤破伤风，⑥梅毒，⑦钩端螺旋体病，⑧回归热，⑨白喉，⑩青霉素与氨基糖苷类药物联合用于治疗草绿色链球菌心内膜炎。

不良反应：过敏反应、毒性反应、赫氏反应、二重感染，应用大剂量青霉素钠可因摄入大量钠盐而导致心力衰竭。

护理注意点：

1. 有青霉素类药物过敏史或青霉素皮肤试验阳性者禁用。

2. 现用现配，尽快使用。

3. 配伍禁忌：头孢拉定、万古霉素、地西泮、维生素 B_6、维生素 C、阿托品、多巴胺。

利奈唑胺

作用机理：抑制细菌蛋白质合成。

制剂：0.2 g/100 mL。

临床应用：仅用于非中枢神经系统的感染。

不良反应：

1. 最常见恶心、呕吐、腹泻。

2. 少见骨髓抑制、低血糖、周围神经病变和视神经病变、惊厥、二重感染。

护理注意点：

1. 应在 30～120 分钟输注完毕。

2. 室温下避光密闭储存，避免冷冻。

3. 输注前后应用生理盐水冲管，使用避光输液器输注。

4. 配伍禁忌：乳糖酸盐红霉素。

美罗培南

作用机理：通过抑制细菌细胞壁的合成而产生抗菌作用。

制剂：0.5 g/支。

临床应用：仅用于肺炎球菌脑膜炎以及由革兰阴性菌（对其他抗生素耐药而对美罗培南敏感）所致的严重感染，尤其适用于产超光谱 β - 内酰胺酶肺炎克雷伯菌引起的感染。

不良反应：皮疹、腹泻、恶心呕吐、腹胀、过敏性休克、中枢神经系统症状等。

护理注意点：

1. 药物配制后立即使用，建议在 30 分钟之内完成给药，如有特殊情况需放置，仅能用 5% 葡萄糖溶解，室温下应于 6 小时内使用。

2. 配伍禁忌：阿昔洛韦、甲硝唑、葡萄糖酸钙、碳酸氢钠。

氟康唑

作用机理：抗真菌药物。

制剂：200 mg，100 mL/瓶。

临床应用：用于治疗真菌感染。

不良反应：腹痛、腹泻、恶心、呕吐、皮疹、肝功能变化等。

护理注意点：

1. 对任何一种吡咯类药物（抗真菌药物如克霉唑、酮康唑）过敏者禁用。

2. 用药期间定期检查肝、肾功能。

3. 本品 pH 值：4.0 ~ 8.0。

4. 配伍禁忌：地高辛、葡萄糖酸钙、头孢噻肟、头孢他啶、亚胺培南。

碳酸氢钠（SB）

作用机理：升高血及尿 pH 值。

制剂：0.5 g 10 mL/支。

临床应用：纠酸。

不良反应：代谢性碱中毒、低钾血症、低钙血症。

护理注意点：

1. 监测血气。

2. 下列情况慎用：少尿或无尿，钠潴留并有水肿时。

3. 与肾上腺皮质激素合用易发生高钠血症和水肿。

4. 本品 pH 值：7.5 ~ 8.5，渗透压是 1 190 mmol/L，外周静脉给药，给药时要小心勿引起外渗从而浸润皮肤。

5. 使用时对半稀释，缓慢给药。

6. 配伍禁忌：钙、镁盐及酸性药物配伍。

葡萄糖酸钙注射液

作用机理：钙补充剂，抗过敏。

制剂：10 mL/1 g。

临床应用：低钙血症、过敏性疾患、对抗高钾血症、镁中毒时的解救、心脏复苏时应用。

不良反应：

1. 注射过快可产生心跳停止、呕吐、恶心、血压下降等。

2. 静脉注射时药物外渗可致静脉炎。

护理注意点：

1. 本品 pH 值：4.0～7.5，首选 PICC 输入，不使用外周静脉输入。使用外周静脉输入时，选择粗、直、弹性好的静脉，一次性使用。严禁头皮静脉输注。不宜皮下或肌内注射。使用前注意有无结晶。

2. 慢性肾功能不全、呼吸性酸中毒患者慎用。

3. 药物相互作用：使用强心苷或洋地黄时禁止静注本品；与噻嗪类利尿药同用可增加肾脏对钙的重吸收而致高钙血症；本品 24 小时内不可与头孢曲松合用，否则可能导致头孢曲松钙盐沉降的危险。

4. 输注钙剂过程中出现外渗，应立即停止输注。渗出部位给予 50% 硫酸镁持续湿敷，按局部红肿的范围取 1 块 4 层纱布，浸 50% 硫酸镁溶液，湿度不滴水为宜，覆盖于患处，上面用一层塑料薄膜包裹。每小时更换一次，3～5 小时症状缓解后，改以 4～6 小时更换一次。直至局部红肿消失，组织变软时停止湿敷，观察外渗部位的皮肤颜色，至恢复正常。

5. 配伍禁忌：氟康唑、碳酸氢钠、头孢曲松钠、脂肪乳、多巴酚丁胺、甲泼尼龙。

TPN

作用机理：生长和发育需要补充的能量。

临床应用：

1. 长时间（＞7 天）不能进食，或经肠内途径摄入每日所需热量、蛋白质或其他营养素。

2. 由于严重的肠道功能障碍或不能耐受 NE 而需要营养支持。

不良反应：感染、肝功能损害及胆汁淤积、高血糖、低血糖、脂肪超负荷综合征。

护理注意点：

1. 渗透压不能太高，周围静脉营养时约 550 mmol/L。

2. 暂时不适用，可置于 4℃ 冰箱保存，但不能超过 24 小时，最好现用现配。

3. 不可无氨基酸。

4. 阳离子浓度 ＜150 mmol/L，钙和镁可引起静脉硬化和溶液外渗至皮肤坏死。

5. 葡糖糖最终浓度为 10% ~25%。周围静脉时不超过 12.5%。

6. 本品渗透压：1 400 mmol/L。

更昔洛韦

作用机理：抑制疱疹病毒在活体内的复制。

制剂：50 mg。

临床应用：防止有先天性巨细胞病毒感染征象的婴儿出现进行性听力损害。

不良反应：

1. 常见的不良反应为骨髓抑制。

2. 中枢神经系统症状如精神异常、震颤等。

3. 可出现皮疹、药物热、呼吸困难等。

护理注意点：

1. 本品须静脉滴注给药，不可肌内注射。

2. 本品可引起中性粒细胞减少、血小板减少，并易引起出血和感染，用药期间应注意口腔卫生并经常检查血细胞数。

3. 需充分溶解后缓慢静脉滴注，滴注液浓度不能超过 10 mg/ mL，一次最大剂量为 6 mg/kg。

4. 本品 pH 值：10. 5 ~11. 5。

5. 配伍禁忌：头孢吡肟、脂肪乳。

盐酸溴己新葡萄糖注射液

作用机理：稀化痰液。

制剂：4 g/100 mL。

临床应用：有痰而不易咳出的患儿。

不良反应：震颤，休克，类过敏症状休克，过敏性症状。斑丘疹、荨麻疹、红斑疹、多汗。恶心、呕吐、腹泻。静脉炎、注射部位皮疹、注射部位红肿。

护理注意点：

1. 如发现药液浑浊切勿使用。

2. 本品溶液呈酸性，应单独用药，避免与碱性药品配伍使用。

水溶性维生素

作用机理：防治小儿水溶性维生素缺乏症。

制剂：瓶装。

临床应用：本品是胃肠外营养的一部分，用以补充每日各种水溶性维生素的生理需要。

不良反应：对本品中任何一种成分过敏的患者，使用时均可能发生过敏反应。

护理注意点：

本品加入葡萄糖注射液中进行输注时，应注意避光。

10%氯化钾

作用机理：补充钾离子，纠正低钾血症。

制剂：1 g/10 mL。

临床应用：

1. 治疗低钾血症。

2. 预防低钾血症。

3. 洋地黄中毒引起频发性、多源性期前收缩或快速心律失常。

不良反应：

1. 静脉滴注浓度较高，速度较快或静脉较细时，易刺激静脉内膜引起疼痛，甚至发生静脉炎。

2. 高钾血症，应用过量、滴注速度较快或原有肾功能损害时易发生。

3. 快速静脉输注，可引起心律失常，包括心传导阻滞和心搏骤停。

护理注意点：

1. 见尿补钾，补钾浓度不超过0.3%。

2. 急性肾功能不全、慢性肾功能不全者禁用。

3. 本品不得直接静脉注射，未经稀释不得进行静脉滴注，穿刺肢体注意保暖，做好疼痛护理。

4. 用药期间严密监测患儿的血钾、心电图、血镁钠钙、酸碱平衡指标、肾功能和尿量。

5. 本品渗透压2 666 mmol/L。

6. 配伍禁忌：地西泮、阿莫西林钠克拉维酸钾、美罗培南。

10%氯化钠

作用机理：用于水中毒及严重的低钠血症。

制剂：1 g/10 mL。

临床应用：各种原因所致的水中毒及严重的低钠血症。

不良反应：

1. 输液过多、过快可致水钠潴留，引起水肿、血压升高、心率加快、胸闷、呼吸困难。

2. 不适当地给予高渗氯化钠可致高钠血症，甚至出现急性左心衰。

护理注意点：

1. 下列情况禁用

（1）水肿性疾病。

（2）急性肾功能衰竭少尿期，慢性肾功能尿量减少而利尿剂反应不佳者。

（3）低钾血症。

2. 根据临床需要检查，血清中钠、钾、氯浓度，血液中酸碱浓度平衡指标、肾功能及血压和心肺功能。

中/长链脂肪乳注射液

作用机理：为需要接受静脉营养的患者提供能量来源和必需脂肪酸（多不饱和脂肪酸）。

制剂：100 mL/瓶。

临床应用：肠外营养药，能量补充剂。

不良反应：

1. 速发型反应：呼吸困难、发绀、变态反应、高脂血症、恶心、呕吐、潮红、发热、出汗、寒战、嗜睡等。

2. 迟发型反应：肝脾肿大、胆汁淤积性黄疸、血小板减少、白细胞减少等。

护理注意点：

1. 本品贮存2~8℃，应避免冻结，冻结则丢弃不用。

2. 用前应检查，若药液浑浊、变色、有异物、封口松动、瓶体细微破裂，切勿使用。脂肪乳为一次性使用药品，用剩的需丢弃，不可再用，如瓶内乳液出现油滴，则不能使用。

3. 过快输注会引起体内水潴留，肺水肿。

4. 患儿蓝光治疗时，应避光使用。

5. 配伍禁忌：多巴胺、人血白蛋白。

脂溶性维生素注射液

作用机理：提供每日生理需要的脂溶性维生素，包括维生素 A、D_2、E、K_1。

制剂：10 mL/支。

临床应用：本品为肠外营养不可缺少的组成部分之一，用以满足成人每日对脂溶性维生素 A、D_2、E、K_1 的生理需要。

不良反应：寒战、发热，皮肤及其附件损害，胃肠损害，呼吸系统损害，心血管系统损害，免疫功能紊乱和感染，神经系统损害，血管损害和出血障碍，用药部位损害，视觉损害，肝胆损害。

护理注意事项：

1. 对本品任一成分过敏者禁用。

2. 维生素过多症者禁用。

3. 必须稀释后静脉滴注。

4. 用前 1 小时内配制，24 小时内用完。

5. 过敏体质者及肝肾功能异常者慎用。

多种微量元素

作用机理：微量元素有许多种，每种都有不同的功能，绝大部分是具有生理功能的酶系统和蛋白系统的重要组成部分，对核酸、激素、细胞膜的生理功能和代谢活动发挥着重要的调节作用。

制剂：10 mL/支。

临床应用：肠外营养的添加剂。

不良反应：未进行该项实验且无可靠参考文献。

护理注意点：

1. 不耐果糖患儿禁用。

2. 微量元素代谢障碍和胆道功能明显减退，以及肾功能障碍者慎用。

3. 本品具有高渗透压和低 pH 值，故未稀释不能输注。

4. 不可添加其他药物，以避免可能发生沉淀。

5. 必须在静脉滴注前 1 小时内加入稀释液中，输注时间不超过 24 小时，以免发生污染。

6. 输注速率不宜过快。

7. 配伍禁忌：氨茶碱。

小儿复方氨基酸注射液

作用机理：有保护细胞膜，促进脑发育、维持视网膜正常功能和防止胆汁淤积及增加心肌细胞功能等作用。

制剂：20 mL/1.2 g。

临床应用：肠外营养药，蛋白质补充剂。

不良反应：输注过快易发生心率加快，可引起恶心、呕吐、发热等。

护理注意点：

1. 氨基酸代谢障碍者、氨质血症患者禁用。

2. 肝肾功能严重障碍者慎用。

3. 如发现过敏性皮疹，应立即停药。

4. 静脉滴注速度不宜过快。

5. 药液开启后一次用完，切勿贮存。如发生浑浊或沉淀时，不可使用。

6. 本品 pH 值：5.5~7.0。

7. 配伍禁忌：奥美拉唑。

甘油磷酸钠

作用机理：营养药，用以满足人体每天对磷的需要。

制剂：10 mL/2.16 g。

临床应用：本品为营养药，适用于肠外营养的磷补充剂，磷缺乏患者。

不良反应：长期用药可引起血磷、血钙浓度变化。

护理注意点：

1. 本品系高渗溶液，未经稀释不能输注。

2. 注意控制给药速度。

3. 长期用药时应注意血磷、血钙浓度的变化。

4. 严重肾功能不全，休克和脱水患者禁用。

5. 配伍禁忌：阿昔洛韦、卡泊芬净、葡萄糖酸钙、胺碘酮。

肝素钠

作用机理：抗凝血。

制剂：2 mL/1.25 万单位。

临床应用：

1. 用于防治血栓形成或栓塞性疾病。

2. 各种原因引起的弥散性血管内凝血（DIC）。

3. 某些血液标本的抗凝处理。

不良反应：用药过多可致自发性出血。

护理注意点：

1. 本品过量可致自发性出血倾向，注意观察有无出血症状。

2. 大出血患儿禁用，对本品过敏禁用。

3. 用药期间应定时测定凝血时间。

4. 药物相互作用

（1）与碳酸氢钠等纠酸药物并用可促进肝素的抗凝作用。

（2）肝素可与胰岛素受体作用，从而改变胰岛素的结合和作用。可致低血糖。

5. 本品 pH 值：5.5~7.0。

6. 配伍禁忌：地西泮、地高辛、氯化钾、去乙酰毛花苷、头孢曲松钠、头孢哌酮舒巴坦钠。

维生素 K_1

作用机理：是肝脏合成因子 Ⅱ、Ⅶ、Ⅸ、Ⅹ 所必需的物质。维生素 K 缺乏可引起这些凝血因子合成障碍或异常，临床可见出血倾向和凝血酶原时间延长。

制剂：1 mL/10 mg。

临床应用：用于维生素 K 缺乏引起的出血。

不良反应：全身性损害、呼吸系统损害、心血管系统损害，偶见过敏反应。

护理注意点：

1. 严重肝脏疾患或肝功不良者禁用。

2. 本品对肝素引起的出血倾向无效。

3. 静脉注射给药时应缓慢。

4. 本品应避免冻结，如有油滴析出或分层则不易使用。

5. 应避光保存，使用过程中也要避光。

6. 配伍禁忌：多巴酚丁胺、地西泮、维生素 C、维生素 B_{12}、硫酸镁。

呋塞米

作用机理：强效利尿药，减轻水肿，降低颅内压。

制剂：10 mg/2 mL。

临床应用：水肿、预防急性肾功能衰竭、高钾血症、高钙血症、稀释性低钠血症、急性药物毒物中毒。

不良反应：水、电解质紊乱（低钾低钠血症），体位性低血压，肾毒作用，耳毒性。

护理注意点：

1. 大剂量使用观察患者有无脱水。

2. 禁用于低钾血症。

3. 本品 pH 值：5.5～7.0。

4. 配伍禁忌：氟康唑、咪达唑仑、地西泮、卡泊芬净、米力农、维生素 B_6、万古霉素、维生素 B_1、西咪替丁、多巴酚丁胺、多巴胺、异丙肾上腺素。

静注人免疫球蛋白（丙球）

作用机理：具有免疫替代和免疫调节的双重治疗作用。

制剂：2.5 g/50 mL。

临床应用：辅助治疗新生儿败血症和暴发性溶血性黄疸。

不良反应：一般无不良反应。

护理注意点：

1. 严格控制输液速度，开始滴注速度为 10 滴/分，持续 15 分钟若无不良反应可逐渐加快速度。

2. 本品专供静脉输注使用，单独输注，勿加入药物，如需和其他药物同一管路输注时，前后需用生理盐水冲管。

3. 尽量避免在头部输注，输注期间加强巡视，注意观察输液部位有无外渗。

4. 输注前及输注期间注意体温变化，体温大于38℃时通知医生。

5. 本品需2~8℃避光冷藏。

6. 药液呈现混浊、沉淀、异物或瓶子有裂纹，不得使用。

7. 有严重酸碱代谢紊乱的患者应慎用。

人血白蛋白

作用机理：具有维持血浆胶体渗透压、运输、解毒、营养供给的作用。

制剂：20%25 mL（5 g/瓶）。

临床应用：纠正血容量不足，维持血浆胶体渗透压；治疗新生儿高胆红素血症；低蛋白血症的防治。

不良反应：快速输注可引起血管超负荷导致肺水肿，偶有过敏反应。

护理注意点：

1. 对白蛋白有过敏史禁用，严重贫血、心力衰竭者禁用。

2. 液体出现浑浊、沉淀、异物或瓶子有裂纹、瓶盖松动等情况不可使用。

3. 本品开启后须立即使用，应一次输注完毕。

4. 输注过程中如发现患者有过敏、肺水肿等，应立即停止输用。

5. 配伍禁忌：脂肪乳、万古霉素、咪达唑仑。

硫酸镁

作用机理：抗惊厥药物，新生儿低钙血症用硫酸镁促进钙的吸收。

制剂：10 mL/2.5 g。

临床应用：低镁血症。

不良反应：静脉注射硫酸镁常引起潮红、出汗等症状，快速静脉时可引起恶心、呕吐，连续使用硫酸镁可引起便秘。

护理注意点：

1. 每次用药前和用药过程中应观察呼吸频率、排尿量，监测血镁浓度。

2. 用药过程中突然出现呼吸急促、应警惕肺水肿。

3. 肾功能不全者应慎用。

4. 本品pH值：5.0~7.0。

5. 配伍禁忌：葡萄糖酸钙、多巴酚丁胺、青霉素、氨茶碱、地西泮、地塞米松、更昔洛韦、维生素K_1。

枸橼酸咖啡因

作用机理：中枢神经兴奋药，具有刺激心脏、兴奋大脑神经和利尿等作用。

制剂：1 mL/20 mg。

临床应用：用于治疗早产新生儿原发性呼吸暂停，包括拔管后和麻醉后的呼吸暂停。

不良反应：嗜睡、尿潴留、皮疹、粒细胞减少。

护理注意点：

1. 治疗范围是原发性呼吸暂停，用药之前应排除其他可能造成新生儿呼吸暂停的情况。

2. 咖啡因是一种中枢神经兴奋剂，可能会引发癫痫，因此患有癫痫症的新生儿用药时要特别谨慎。

3. 咖啡因可加快心率，个别非常敏感的婴儿使用枸橼酸咖啡因注射液后可能会引发心律不齐。患有心脏疾病的新生儿使用此药物时要特别谨慎。

4. 配伍禁忌：阿昔洛韦、呋塞米、哌拉西林、头孢唑林、头孢吡肟。

肾上腺素

作用机理：兼有 α 受体和 β 受体激动作用。α 受体激动引起皮肤、黏膜、内脏血管收缩。β 受体激动引起冠状血管扩张、骨骼肌、心肌兴奋、心率增快、支气管平滑肌、胃肠道平滑肌松弛。对血压的影响与剂量有关，常用剂量使收缩压上升而舒张压不升或略降，大剂量使收缩压、舒张压均升高。

制剂：1 mg/1 mL。

临床应用：缓解药物引起的过敏性休克、心搏骤停。

剂量：

1. 气管插管内给药：浓度为 1∶10 000 肾上腺素，0.1 mL/kg（0.1 mg/kg）以 3 ~ 5 mL 生理盐水稀释。

2. 抗过敏：1∶1 000 肾上腺素，0.01 mg/kg，皮下注射（单次最大剂量 0.3 mL）。

3. 持续灌注：1μg/（kg·min），滴速可根据病情设定。

不良反应：心动过缓、血压升高、头晕、心律失常，甚至心室颤动，局部用药可有水肿、充血、炎症。

护理注意点：

1. 外渗可致组织坏死，使用前用生理盐水冲管确保静脉通畅，用后尽可能快速地以生理盐水冲入。

2. 使用时遵医嘱选择正确的药物浓度。

3. 用量过大或皮下注射误入血管后，可引起血压突然上升而导致脑出血。

4. 配伍禁忌：氨茶碱、碳酸氢钠。

多巴胺

作用机理：主要通过 α 肾上腺素能增加全身血管阻力来升高血压。

制剂：20 mg/2 mL。

临床应用：治疗低血压。

剂量：＜5 μg/（kg·min），舒张肾血管；5～10 μg/（kg·min），增加心率，升高血压；10～25 μg/（kg·min），增加外周血管阻力。用量应强调个体化，治疗应从小剂量开始，根据治疗反应及病情调节滴速，以免剂量过大［＞20μg/（kg·min）］致心率加快，周围血管阻力增加，心肌耗氧量增加，停用时应逐渐递减，以免发生严重低血压。

不良反应：呼吸困难、心律失常、心搏快而有力等。

护理注意点：

1. 应用多巴胺前必须首先纠正低血容量。

2. 应用过程中应密切观察心率、血压、尿量及一般情况变化。

3. 选用粗大的静脉滴注，预防药液外溢，产生组织坏死。如确已发生液体外溢，可用酚妥拉明 5～10 mg 加生理盐水在注射部位浸润。

4. 滴注时血压继续下降或调整剂量后仍低血压，应停用。

5. 心律失常未纠正者禁用。

6. 配伍禁忌：碳酸氢钠、青霉素、呋塞米、胰岛素、头孢吡肟、阿/更昔洛韦、地西泮、脂肪乳。

多巴酚丁胺

作用机理：多巴酚丁胺对心肌产生正性肌力作用，主要作用于 β_1 受体，对 β_2 及 α 受体作用较小。增强心肌收缩和增加搏出量，使心排血量增加。能降低心室充盈压，促进房室结传导。

制剂：2 mL/20 mg。

临床应用：可用于治疗心功能不全，具有强心的作用，用于休克患者的抢救，具有升压作用。患儿低血压的情况下多巴胺与多巴酚丁胺联合使用。

不良反应：可有恶心、气短等，滴注过快易引起血压下降。

护理注意点：

1. 用药期间应定时或连续监测心电图、血压、心排出量、尿量等。

2. 静脉滴注时选择粗直的血管，不宜漏出血管外，以免发生坏死。

3. 配伍禁忌：地西泮、氨茶碱、更/阿昔洛韦、地塞米松、氢化可的松、青霉素、头孢曲松、头孢哌酮、碳酸氢钠、呋塞米、硫酸镁、葡萄糖酸钙、胰岛素。

咪达唑仑

作用机理：可产生催眠、肌肉松弛和抗惊厥剂的药理作用。

制剂：1 mL/5 mg。

临床应用：镇静剂。

不良反应：常见呼吸体积减小和/或呼吸频率减少、呼吸暂停、血压不稳定和脉搏变化，偶有尿潴留，新生儿会有低血压发作和癫痫发作的风险。

护理注意点：

1. 密切观察患儿的生命体征。

2. 长期静脉注射咪达唑仑，突然撤药可引起戒断综合征，推荐逐渐减少剂量。

3. 本品 pH 值：3.0。

4. 配伍禁忌：氨茶碱、地西泮、地塞米松、更昔洛韦、人血白蛋白、头孢哌酮、头孢他啶、碳酸氢钠。

地西泮（安定）

作用机理：具有安定、横纹肌松弛及抗惊厥等中枢神经系抑制作用，并能间接扩张小动脉、静脉，使周围血管阻力降低，冠状动脉血流量增加，左心室舒张末压下降，耗氧量减少。

制剂；10 mg/2 mL。

临床应用：镇静剂。

剂量：0.25～0.5 mg/kg，口服、肌内或静脉注射。

不良反应：嗜睡、大剂量时偶有引起共济失调、尿潴留、皮疹、粒细胞减少、长期连续用药可产生依赖性和成瘾性。

护理注意点：

1. 静脉注射速度宜慢、注意呼吸情况；突然停药可出现惊厥、震颤。

2. 禁止用于儿童肌内注射。

3. 本品 pH 值：6.0～7.0。

3. 配伍禁忌：易单独使用，禁配伍的药物太多。

白眉蛇毒血凝酶

作用机理：是一种凝血酶制剂，含有类凝血酶和类凝血激酶，起到促凝和抗凝的作用。

制剂：1 单位。

临床应用：止血，也可用来预防出血。

不良反应：过敏性休克、过敏反应、寒战、发热、呼吸困难、恶心、呕吐、皮疹、瘙痒、潮红等。

护理注意点：

1. 用于患儿肺出血的治疗。

2. 本品溶解后，如发生浑浊或沉淀，禁止使用。

3. 使用期间应注意观察患者的出、凝血时间。

4. 推荐静脉滴注。

5. 配伍禁忌：泮托拉唑。

胰岛素

作用机理：胰岛素是由胰脏内的胰岛 β 细胞受刺激而分泌的一种蛋白质激素。胰岛素是机体内唯一降低血糖的激素。

制剂：400 U/10 mL。

临床应用：治疗高血糖。

不良反应：过敏反应、低血糖反应、胰岛素抵抗，注射部位脂肪萎缩、脂肪增生。

护理注意点：

1. 用药期间应警惕低血糖的发生，用药期间定期检查血糖等。

2. 胰岛素属于高危药品，使用前双人核对。未开瓶胰岛素应在 2～10℃冷藏保存，已开启使用的可在室温（最高 25℃）保存一个月，冷冻后的胰岛素不可使用。

3. 配伍禁忌：地西泮、头孢哌酮、异丙肾上腺素、氨茶碱、苯巴比妥、多巴酚丁胺。

利多卡因

作用机理：本品为酰胺类局麻药，血液吸收后或静脉给药，对中枢神经系统有明显的兴奋和抑制双作用，血药浓度较低时，出现镇痛和嗜睡、痛阈提高；随着剂量加大，作用和毒性增强，亚中毒血药浓度时有抗惊厥作用。

制剂：0.1 g/5 mL。

临床应用：作为局麻药及抗心律失常药，治疗室性心动过速、室颤、洋地黄中毒引起的室性心律失常（不作为首选用药）。

剂量：儿童，0.05 mL/kg = 1 mg/kg。

不良反应：嗜睡、肌肉震颤、呼吸抑制、低血压、心动过缓。

护理注意点：

1. 用药时必须进行心脏监护，输注时必须使用输液泵。

2. 大剂量或快速静脉输注可引起循环衰竭和呼吸停止。

3. 禁忌：室上性心律失常、完全性房室传导阻滞、过敏体质、严重肝病、心力衰竭等。

4. 配伍禁忌：更/阿昔洛韦、地西泮、卡泊芬净、米力农。

去乙酰毛花苷

作用机理：正性肌力药物，增强心肌收缩力，减慢心率，抑制传导。

制剂：0.4 g/2 mL。

临床应用：急、慢性心力衰竭，心房颤动和阵发性室上性心动过速。

不良反应：胃肠道反应，如纳差、恶心、呕吐、腹泻，心律失常、神经系统表现。

护理注意点：

1. 禁用于室性心动过速、室颤。

2. 禁用于低钾患儿。

3. 注射前监测心率，用药推注时速度要慢，边推边观察心率。

4. 禁止与钙剂合用，患儿心率<100 次/分时禁用。

5. 配伍禁忌：不宜与酸、碱类配伍。

甲泼尼龙琥珀酸钠

作用机理：人工合成的糖皮质激素药。有较强抗炎、抗过敏作用，抗毒素作用，抗休克作用。

制剂：40 mg。

临床应用：各种严重细菌感染、支气管哮喘、过敏反应、严重皮肤病、免疫性疾病等。

不良反应：心脏停搏、低血压、血糖升高、精神症状、消化道出血。

护理注意点：

1. 定期检查电解质及血糖变化。

2. 停药时应逐渐减量，不宜突然停药，以免诱发或出现肾上腺皮质功能不足症状，如无力、体位性低血压等。

3. 配伍禁忌：维生素 C、卡泊芬净、溴己新。

氨甲环酸

作用机理：止血作用，抗变态反应、消炎作用。

制剂：0.5 mg。

临床应用：治疗急性和慢性以及全身原发性纤维蛋白溶解导致的各种出血；用于脏器的外伤和手术导致的各种出血。

不良反应：偶有药物过量所致颅内血栓形成和出血，可有腹泻、恶心及呕吐。

护理注意点：

1. 本品与其他凝血因子（如凝血因子Ⅸ）等合用，应警惕血栓形成，一般认为凝血因子使用后 8 小时再用本品较为妥当。

2. 本品一般不单独用于弥散性血管内凝血所致的继发性先溶性出血，以防进一步血栓形成，影响脏器功能，特别是急性肾功能衰竭。

3. 配伍禁忌：青霉素、血液。

去甲肾上腺素

作用机理：激动 α 受体，具有很强的血管收缩作用，使全身小动脉与小静脉都收缩，升高血压。

制剂：2 mg/1 mL。

临床应用：各种休克，低血压、上消化道出血。

不良反应：局部组织缺血坏死，尿少、尿闭，急性肾功能衰竭，头痛、高血压、反射性心动过缓。

护理注意点：

1. 注射时选用直、大、弹性好的静脉，加强观察，严防渗漏。如出现皮肤苍白和疼痛，应立即更换注射部位，并以酚妥拉明5～10 mg加0.9%NS溶液作局部浸润注射，不可热敷。

2. 注射时应从小剂量开始，随时测量血压，保持血压在正常范围内。

3. 遇光逐渐变色，宜避光保存。

4. 配伍禁忌：地西泮、碳酸氢钠、更昔洛韦、氨茶碱、苯巴比妥。

阿托品注射液

作用机理：M胆碱受体阻滞剂（颠茄类药物）。解除平滑肌痉挛、抑制腺体分泌、扩大瞳孔、升高眼压、心率加快、支气管扩张等，大剂量可扩张血管，解除痉挛性收缩，改善微循环。

制剂：1 mg/1 mL。

临床应用：内脏绞痛、有机磷农药中毒、阿—斯综合征、抗休克、麻醉前给药。

不良反应：瞳孔散大、皮肤潮红、心率加快。用量过大会中毒，表现为欣快，谵妄，灼热，体温升高，抽搐甚至昏迷。

护理注意点：

1. 严密观察心率、心律变化。

2. 不宜与碱性药物配伍。

3. 静脉注射时速度宜慢，观察有无过量及中毒（毒扁豆碱对抗）。

4. 配伍禁忌：地西泮。

盐酸异丙肾上腺素

作用机理：β受体兴奋剂，直接兴奋交感神经，加强心室收缩，加快心率、加速传导，增加心输出量（使心室近乎排空）和心肌耗氧量，松弛支气管、肠道平滑肌。

制剂：1 mg/2 mL。

临床应用：心搏骤停、心源性休克。

不良反应：恶心、心率增速等。

护理注意点：

1. 密切监测生命体征、血压、血糖。

2. 甲状腺功能亢进禁用。

3. 密切观察 ECG 等的变化，根据患者的病情调整浓度和剂量。

4. 配伍禁忌：地西泮、碳酸氢钠、更昔洛韦、胰岛素、氨茶碱、呋塞米。

20% 甘露醇

作用机理：脱水药、渗透性利尿药。提高血浆胶体渗透压，导致组织脱水和利尿。

制剂：100 mL。

临床应用：脑水肿，预防急性肾小管坏死，防治急性少尿症。

不良反应：水、电解质紊乱，寒战发热、排尿困难、血栓性静脉炎、过敏反应、疼痛（注射部位）等。

护理注意点：

1. 禁用于肺充血或肺水肿、严重失水者。

2. 使用前仔细检查有无结晶，如有结晶则应在热水中振荡，使结晶充分溶解后使用。

3. 根据病情选择合适的浓度及速度。

4. 本品渗透压：1 098 mmol/L，容易引起外渗，应选择粗直静脉，勿穿破静脉使药液渗出，以免引起组织坏死。

5. 配伍禁忌：地西泮、亚胺培南/西司他丁钠、美罗培南。

50% 葡萄糖

作用机理：机体所需能量的主要来源，供给热量，保护肝脏，可提高组织渗透压，使组织脱水及短暂利尿。

制剂：20 mL。

临床应用：补充营养、血糖过低、胰岛素过量、颅内压增高，眼压增高者。

不良反应：胃肠道反应如恶心、呕吐等，静脉炎发生于高渗葡萄糖注射时。

护理注意点：

1. 葡萄糖为细菌良好培养基。

2. 应缓慢注射，防止外渗引起组织坏死。

3. 本品渗透压：2 526 mmol/L，容易外渗。

4. 配伍禁忌：青霉素、阿莫西林克拉维酸钾。

新生儿科常见易外渗药物一览表

药物	pH 值
头孢哌酮舒巴坦钠	3.5 ~ 6.5
头孢他啶	5.0 ~ 7.5
碳酸氢钠注射液	7.5 ~ 8.5
葡萄糖酸钙注射液	4.0 ~ 7.5
万古霉素	2.5 ~ 4.5
氟康唑氯化钠注射液	4.0 ~ 8.0
盐酸咪达唑仑	3.0
呋塞米注射液	8.5 ~ 9.5
药物	渗透压 mmol/L
10% 氯化钾	2 666
TPN	1 400
20% 甘露醇	1 098
5% 碳酸氢钠	1 190
50% 葡萄糖	2 526
药物	配伍禁忌
地塞米松	硫酸镁、维生素 B_6、呋塞米、酚磺乙胺、氯化钙、葡萄糖酸钙、肝素钠
酚磺乙胺	地塞米松
呋塞米	西咪替丁、维生素 C、维生素 B_6、地塞米松、甲泼尼龙琥珀酸钠、肝素钠
肝素钠	维生素 C、呋塞米、地塞米松、甲泼尼龙琥珀酸钠
甲泼尼龙琥珀酸钠	硫酸镁、维生素 B_6、呋塞米、氯化钾、氯化钙、葡萄糖酸钙、肝素钠
硫酸镁	维生素 K_1、地塞米松、甲泼尼龙琥珀酸钠、葡萄糖酸钙
葡萄糖酸钙	硫酸镁、氨茶碱、维生素 B_6、地塞米松、甲泼尼龙琥珀酸钠
维生素 C	氨茶碱、呋塞米、维生素 K_1、肝素钠、胰岛素
维生素 K_1	硫酸镁、维生素 C
西咪替丁	氨茶碱、呋塞米

静脉炎和渗出分级标准 （美国 INS 指南）

静脉炎分级	临床表现
0 级	没有症状
1 级	穿刺部位发红，伴有或不伴有疼痛
2 级	穿刺部位疼痛伴有发红和/或水肿
3 级	穿刺部位疼痛伴有发红和/或水肿，条索状物形成，可触摸到条索状静脉
4 级	穿刺部位疼痛伴有发红，条索状物形成，可触摸到条索状静脉，其长度 >2.5 cm，脓液流出

药物渗出：静脉输液过程中，非腐蚀性药物进入静脉管腔以外的周围组织。

药物外渗：静脉输液过程中，腐蚀性药物进入静脉管腔以外的周围组织。

儿童外周静脉外渗/渗出分级表

级别	临床表现
0	无症状，容易冲管
1	局部肿（1%～10%）；冲管困难；疼痛
2	局部轻度肿胀：肿胀范围达到该穿刺肢体总长度的1/4或10%～25%；皮肤红，疼
3	局部中度肿胀：肿胀范围达到该穿刺肢体总长度的14～1/2或25%～50%；疼痛；皮肤触冷苍白；远端脉搏弱
4	局部重度肿胀：肿胀范围达到该穿刺肢体总长度的1/2或50%以上；血制品、刺激性和/或发泡剂（任何剂量的渗出）；皮肤触冷苍白；皮肤破溃/坏死；水疱；脉搏减弱或消失；疼痛；毛细血管充盈时间＞4秒

二、口服药

地高辛

作用机理：直接作用于心脏，加强心肌的正性收缩，使心搏量增加；减慢心率，使房室结不应期延长，传导减慢；利尿作用；因心肌收缩力加强，心排血量增加，循环改善，滤过率增加，致尿量增加。

制剂：0.25 mg/1 mL。

临床应用：心力衰竭、室上性心动过速、房扑、房颤。

不良反应：胃肠道反应、中枢神经系统反应、地高辛毒性、心血管系统（室颤、窦性心动过缓）

护理注意点：

1. 按时服药，服药后注意心率及一般情况；法洛四联症禁用。

2. 洋地黄中毒处理：洋地黄治疗量和中毒量很接近，易发生中毒反应，必须密切注意；用洋地黄治疗时同时应补钾盐。

3. 严格计算药物剂量；患儿心率＜100次/分时禁用，用药前、中、后密切监测心率，有条件者可监测地高辛浓度，与钙剂有协同作用，禁止同时应用，以免发生洋地黄中毒，若必须使用应间隔4小时以上。

熊去氧胆酸

作用机理：能够提高肝脏的排泌功能，具有细胞的保护作用，防止胆酸诱导分泌细胞溶液的凋亡功效，主要能够有抗氧化的作用，而且还有免疫调节的作用，熊去氧胆酸能够增加胆汁的分泌，同时导致胆汁酸成分的变化。

制剂：250 mg。

临床应用：胆汁淤积性肝病、胆道闭锁，用于新生儿直接胆红素增高。

不良反应：胃肠道紊乱，如稀便或腹泻，肝胆功能紊乱，过敏反应。

护理注意点：

1. 熊去氧胆酸胶囊必须在医生的监督下使用。

2. 用药期间监测肝脏转氨酶和直接胆红素的浓度。

蒙脱石

作用机理：本品对消化道内的病毒细菌及其产生的毒素有固定抑制作用，对消化道黏膜有覆盖能力。

制剂：3 g/包。

临床应用：

1. 治疗急慢性腹泻。

2. 用于食管、胃、十二指肠疾病引起的相关疼痛的辅助治疗。

不良反应：偶见便秘，大便干结。

护理注意点：

1. 治疗急性腹泻时应注意纠正脱水。

2. 口服时一包需倒入 50 mL 温开水中混匀后快速服用，不能将药物倒入口中冲服或调成稀糊状服用，这样会使药物在消化道黏膜表面分布不均，影响疗效。急性腹泻服用本品治疗时首次剂量加倍，剂量加倍的同时水量也应加倍。

3. 联合用药时，应注意联用药物如抗生素、妈咪爱等需在蒙脱石前 1~2 小时服用，以免影响其他药物的吸收。

右旋糖酐铁

作用机理：右旋糖酐铁是一种补铁的药物。

制剂：5 mL/25 mg。

临床应用：慢性失血、营养不良、儿童发育期等引起的缺铁性贫血。

不良反应：可见胃肠道的反应，如恶心、呕吐、上腹疼痛、便秘。本品可减少肠蠕动，引起便秘，并排黑便。

护理注意点：

1. 对本品过敏者禁用。

2. 不得长期服用，应在医生确诊为缺铁性贫血后使用，且治疗期间应定期检查血象和血清铁水平。

3. 宜在喂奶时或喂奶后服用，以减轻胃部刺激。

4. 性状发生改变时禁止使用。

维生素 C

作用机理：抗氧化，减少色素形成，促进血管功能作用，主要起到辅助治疗的作用。

制剂：100 mg。

临床应用：用于防治坏血病，也可用于各种急、慢性传染性疾病及紫癜等辅助治疗。

不良反应：

1. 长期服用每日 2~3 g 可引起停药后坏血病。

2. 长期服用大量维生素 C 偶可引起尿酸盐、半胱氨酸盐或草酸盐结石。

3. 大量服用（每日用量 1 g 以上）可引起腹泻、皮肤红而亮、头痛、尿频（每日服用 600 mg 以上时）恶心呕吐、胃痉挛。

护理注意点：

大量服用将影响以下诊断性试验的结果：

（1）大便隐血可致假阳性。

（2）能干扰血清乳酸脱氢酶和血清转氨酶浓度的自动分析结果。

（3）尿糖、葡糖糖均可致假阳性。

（4）血清胆红素浓度上升。

（5）尿 pH 值下降。

维生素 AD

作用机理：用于预防和治疗维生素 A 及 D 的缺乏症。

制剂：500 IU。

临床应用：治疗佝偻病、夜盲症及小儿手足抽搐症。

不良反应：长期过量服用可产生慢性中毒。早期表现为骨关节疼痛、肿胀、皮肤瘙痒、口唇干裂、发热、头痛、呕吐、便秘、腹泻、恶心等。

护理注意点：

1. 必须按推荐剂量使用，不可超量服用。

2. 对本品过敏者禁用。

3. 发生不良反应时，应立即通知医生。

4. 药品发生性状改变时禁止使用。

5. 可以与奶同时服用。

螺内酯

作用机理：保钾利尿剂。

制剂：20 mg。

临床应用：与其他利尿剂合用治疗充血性心力衰竭和支气管肺发育不良，低钾血症的预防与噻嗪类利尿剂合用，增强利尿效应和预防低钾血症。

不良反应：高钾血症，胃肠道反应，如恶心、呕吐、胃痉挛和腹泻。

护理注意点：

1. 从最小剂量开始用，以减少电解质的紊乱等副作用的发生。

2. 用药前应了解血钾的浓度，高钾血症禁用。

3. 用药期间如出现高血钾症，应立即停药。

4. 用于进食或餐后服药，以减少胃肠道反应。

氢氯噻嗪

作用机理：主要是抑制远端小管前段和近端小管（作用较轻）对氯化钠的重吸收，从而增加远端小管和集合管的 $Na^+ - K^+$ 交换，K^+ 分泌增多。长期应用本品可引起低钾血症，为利尿排钾过多所致。

制剂：25 mg。

临床应用：治疗各种水肿，尤其对心脏性水肿效果好。当与呋塞米或螺内酯合用时药效增强，可改善支气管肺发育不良患者的肺功能。

不良反应：水、电解质紊乱，低血压，高糖血症，高尿酸血症，皮疹、荨麻疹。

护理注意点：

1. 交叉过敏：与磺胺类药物、呋塞米有交叉反应。

2. 应从小剂量用药开始，以减少副作用的发生，减少全身性肾素和醛固酮分泌。

3. 用药期间监测电解质，如有低钾血症倾向者，应酌情补钾或与保钾利尿药合用。

4. 停药时应逐渐减量，突然停药可能引起水钠潴留。

水合氯醛

作用机理：可以通过近似生理性睡眠来诱导入睡，较大剂量时又有抗惊厥作用。

制剂：10 mL。

临床应用：用于新生儿惊厥，癫痫持续状态的治疗。也可用于新生儿高热、破伤风及子痫引起的惊厥。

不良反应：

1. 对胃黏膜有刺激，易引起恶心、呕吐。

2. 大剂量能抑制心肌收缩力，缩短心肌不应期，并抑制延髓的呼吸及血管运动中枢。

3. 对肝肾有损害作用。

4. 长期服用可成瘾。

5. 偶有发生过敏性皮疹、荨麻疹。

护理注意点：

1. 对它的敏感性个体差异较大，剂量上应注意个体化。

2. 水合氯醛使用剂量是应每千克体重乘以 0.5。

3. 配制品对光有敏感性，必须存贮于黑暗容器中。

左甲状腺素片

作用机理：主要治疗甲状腺功能减退症状。

制剂：50 μg。

临床应用：各种原因引起的甲状腺功能减退。

不良反应：对本品中的成分过敏的患者，可能会出现过敏反应，尤其可能发生皮肤及呼吸道过敏反应。

护理注意点：

1. 对于继发性的甲状腺功能减退症，在用本品进行替代治疗之前必须确定其原因，必要时应进行糖皮质激素的补充治疗。

2. 在极低出生体重早产儿中开始左甲状腺素治疗时，应监测血流动力学参数，因为早产儿的肾上腺功能未发育成熟，可能出现循环衰竭。

3. 一旦确定了左甲状腺素的治疗，在更换药品的情况下，建议根据患者临床反应和实验室检查的结果调整其剂量。

4. 避光保存。

妈咪爱

作用机理：本品含有两种活菌枯草杆菌和肠球菌，可直接补充正常生理菌群，达到调整肠道内菌群失调的目的。

制剂：1 g/袋。

临床应用：用于因肠道菌群失调引起的腹泻、便秘、胀气、消化不良等。

不良反应：无明显不良反应，罕见腹泻次数增加。

护理注意点：

1. 药物相互作用：与抗菌药物同时服用可减弱其疗效，应分开服用，铋剂、鞣酸、药用炭、酊剂等抑制吸附活菌，不能并用。

2. 本品为活菌制剂，需低温服用，溶解时水温不宜超过 40℃。

3. 直接服用时注意避免呛咳，不满 3 周岁的婴幼儿不宜直接服用。

4. 5℃以下避光密闭干燥处保存。

三、雾化药

布地奈德（普米克）

作用机理：本品为肾上腺皮质激素类药物，具有抑制呼吸道炎症反应，减轻呼吸道高反应性，缓解支气管痉挛等作用。

制剂：1 mg/2 mL。

临床应用：用于治疗支气管哮喘。

不良反应：布地奈德一般认为是较好耐受的，大多数副反应都是很轻的和局部的。

护理注意点：

1. 使用后按生产商的要求清洁喷雾器并晾干备用。

2. 布地奈德与生理盐水、沙丁胺醇、特布他林、异丙托溴铵等雾化药物混合后应在 30 分钟内使用。

3. 雾化时避免喷入眼内，雾化结束后注意彻底漱口，温毛巾擦脸，以免药物残留于口腔和面部引起鹅口疮及皮肤过敏。

特布他林

作用机理：本品是一种肾上腺素 β_2 受体激动剂，通过选择性兴奋 β_2 受体扩张支气管。

制剂：5 mg/2 mL。

临床应用：缓解支气管哮喘、慢性支气管炎、肺气肿及其他肺部疾病所合并的支气管痉挛。

不良反应：常见震颤、头痛、低钾血症、心动过速、心悸、肌肉痉挛、皮疹等。

护理注意点：

1. 避光密闭保存，每一个单包装需要打开 24 小时内使用，内袋开封后应在 3 个月内使用。

2. 不可与碱性溶液即 pH 值大于 7 的溶液混合。

3. 由于 β_2 受体激动剂的低钾血症作用，谨慎本品合用利尿剂、糖皮质激素等增加低钾血症风险的钾消耗剂。

4. 大剂量使用可使有癫痫病史的患儿发生酮症酸中毒。

吸入用乙酰半胱氨酸

作用机理：本品是一种肾上腺素 β_2 受体激动剂，通过选择性兴奋 β_2 受体扩张支气管。

制剂：5 mg/2 mL。

临床应用：缓解支气管哮喘、慢性支气管炎、肺气肿及其他肺部疾病所合并的支气管痉挛。

不良反应：常见震颤、头痛、低钾血症、心动过速、心悸、肌肉痉挛、皮疹等。

护理注意点：

1. 避光密闭保存，每一个单包装需要打开 24 小时内使用，内袋开封后应在 3 个月内使用。

2. 不可与碱性溶液即 pH 值大于 7 的溶液混合。

3. 由于 β_2 受体激动剂的低钾血症作用，谨慎本品合用利尿剂、糖皮质激素等增加低钾血症风险的钾消耗剂。

4. 大剂量使用可使有癫痫病史的患儿发生酮症酸中毒。

四、外用药

牛肺表面活性剂

作用机理：X 线检查诊断明确的新生儿呼吸窘迫综合征（NRDS）的治疗。

制剂：70 mg。

临床应用：用于治疗 NRDS，以及预防早产儿呼吸窘迫综合征。

不良反应：临床上给药过程中由于一过性气道阻塞可有短暂的氧下降和心率、血压的波动，发生不良反应时应暂停给药，给予相应处理，病情稳定后再继续给药。

根据临床试验，本品给药过程中由于气道部分阻塞发生临床症状共占 33.3%，其中发生一过性紫癜 21.1%，呛咳 8.8%，呼吸暂停占 3.5%，以上症状在药液注毕，受控通气 1 分钟，药物分布于肺泡内后即消失，未见过敏反应及其他不良反应。

给药后顺应性可在短时间内好转，应及时调低呼吸机通气压力，以免发生肺通气过度或气胸，吸入氧浓度也要根据血氧变化相应调整。

根据本品试验结果，用药三天后血液生化检查，对肝、肾功能无重要影响。

本品（珂立苏）上市后不良反应监测结果未见其他不良反应报告。

护理注意点：

1. 本品仅可用于气管内给药，用药前患儿需要进行气管插管。

2. 本品的应用要在新生儿呼吸急救经验的医师指导下进行，并严格遵守新生儿急救规范的操作规程。

3. 为使本品的混悬液均匀，加水后有时需震荡较长时间（10 分钟左右）但勿用强力，避免产生过多气泡，但有少量泡沫属于正常现象。注意勿将混悬液中的小颗粒注入气管。

4. 给药前要确保气管插管的位置适中，勿插入过深，以防药液只流入右侧，同时要保持起到插管的通常，必要时予以吸引。

5. 应保证婴儿的一般状态稳定。纠正酸中毒、低血压、贫血、低血糖和低体温。给药期间患儿可能会发生心动过缓、肺表面活性物质反流至气管插管，引起阻塞、发绀、气管插管移除或换气不足。如果发生上述任何情况，可中断治疗并采取适当的措施。等患儿情况稳定后仍在监护下使用本品。

6. 准备用本品治疗的 NRDS 患儿，给药前应用呼吸机的参数宜偏低，注意压力勿过深，因表面活性物质缺乏的肺，很容易因肺强制扩张而损伤。给药后呼吸机的调节视病情而定，大致的呼吸频率在 40~60 次/分，吸气时间 0.5 秒左右。

7. 给药后氧合的作用和肺的顺应性（几分钟到 1 小时）很快好转，应及时检查血气，调整呼吸及参数（压力、氧浓度）以免通气过度或血氧过高。

凝血酶冻干粉

作用机理：促使纤维蛋白原转化纤维蛋白应用于创口，使血液凝固而止血。

制剂：500 IU。

临床应用：消化道出血及外伤出血等。

不良反应：

1. 偶可致过敏反应，应及时停药。

2. 外科止血中应用本品曾有致低热反应的报道。

护理注意点：

1. 本品严禁注射。

2. 本品必须直接与创面接触，才能起到止血作用。

3. 本品应新鲜配制使用。

氧氟沙星眼膏

作用机理：氧氟沙星特异性阻碍细菌的 DNA 合成，抗菌作用为杀菌型，MIC 浓度下出现溶菌现象。氧氟沙星的抗菌谱较为广泛。

制剂：3.5 g/10.5 mg。

临床应用：适用于治疗细菌性结膜炎、角膜炎、角膜溃疡、泪囊炎、术后感染等外眼感染。

不良反应：偶尔有一过性刺激症状，不影响用药。

护理注意点：

1. 本品不易长期使用。

2. 使用中出现过敏症状，应立即停止使用。

3. 用药时管口勿接触眼部。

4. 当药品性状发生改变时禁止使用。

5. 开启后最多可使用四周。

妥布霉素滴眼液

作用机理：局部抗感染等治疗。

制剂：24 mg/8 mL。

临床应用：用于敏感细菌所致的外眼及附属器的局部感染。

不良反应：偶见局部刺激症状，如眼睑灼痛或肿胀、结膜红斑等，罕见过敏反应。

护理注意点：

1. 仅供眼部使用。

2. 交叉过敏：对一种氨基糖苷抗生素如链霉素、庆大霉素过敏的患者，可能对本品过敏。若出现过敏反应，应立即停药。

3. 长期应用本品可能导致耐药菌过度生长，甚至引起真菌感染。

复方托吡卡胺滴眼液

作用机理：散瞳。

制剂：10 mL。

临床应用：用于散瞳及检查眼底、屈光度。

不良反应：偶有眼局部刺激症状。

护理注意点：

1. 给药途径：仅用于滴眼。

2. 使用方法

（1）滴眼时原则生患者应仰卧，翻开患者眼睑，滴入结膜内，闭眼并压迫泪囊部 1~5 分钟后睁开眼睛。

（2）为防止污染药业，滴眼时应注意避免容器的前端直接接触眼部。

（3）当药液变色或有沉淀时不得使用。

3. 本品不含防腐剂，使用时避免污染，用完后瓶盖封好，瓶口碰触其他物体，应及时丢弃。

开塞露

作用机理：治疗及改善小儿及老年体弱者的便秘。

制剂：20 mL。

临床应用：用于便秘。

不良反应：外用无不良反应。

护理注意点：

1. 对本品过敏者禁用，过敏体质者慎用。

2. 本品发生性状改变时禁止使用。

氧化锌软膏

作用机理：是一种油包水的外用剂型，因此它是以油性为主，对皮肤有局部的锁住水分、保持湿润的作用，同时氧化锌具有吸附油脂和水分、干燥以及轻度抑菌的作用。

制剂：15%。

临床应用：用于急性或亚急性皮炎、湿疹、痱子及轻度、小面积的皮肤溃疡。

不良反应：偶见过敏反应。

护理注意点：

1. 避免接触眼睛和其他黏膜（如口、鼻等）。

2. 用药部位如有烧灼感、红肿等情况应停药，并将局部药物洗净，必要时向医生咨询。

3. 对本品过敏者禁用，过敏体质者慎用。

4. 对本品性质发生改变时禁止使用。

鞣酸软膏

作用机理：鞣酸软膏主要成分是鞣酸、甘油等物质，可以沉淀蛋白质，减轻外界对神经末梢的作用，能够收敛皮肤，还能止血、抑菌。

制剂：20 g。

临床应用：用于湿疹、新生儿尿布性皮炎（臀红）、压疮等。

不良反应：鞣酸软膏大面积应用时，可由创面吸收而发生中毒，对肝脏有剧烈的毒性，严重时造成肝坏死，并加深创面，延缓愈合，故不能大面积或长时间使用。

护理注意点：鞣酸软膏不要和重金属接触。

（姬生芹　仇杰　褚忠霞）